THE MUSICIAN'S HAND : A Clinical Guide

音楽家の手
臨床ガイド

イアン・ウィンスパー，クリストファー B ウィン・ペリー　編著

酒井直隆．根本孝一　監訳

協同医書出版社

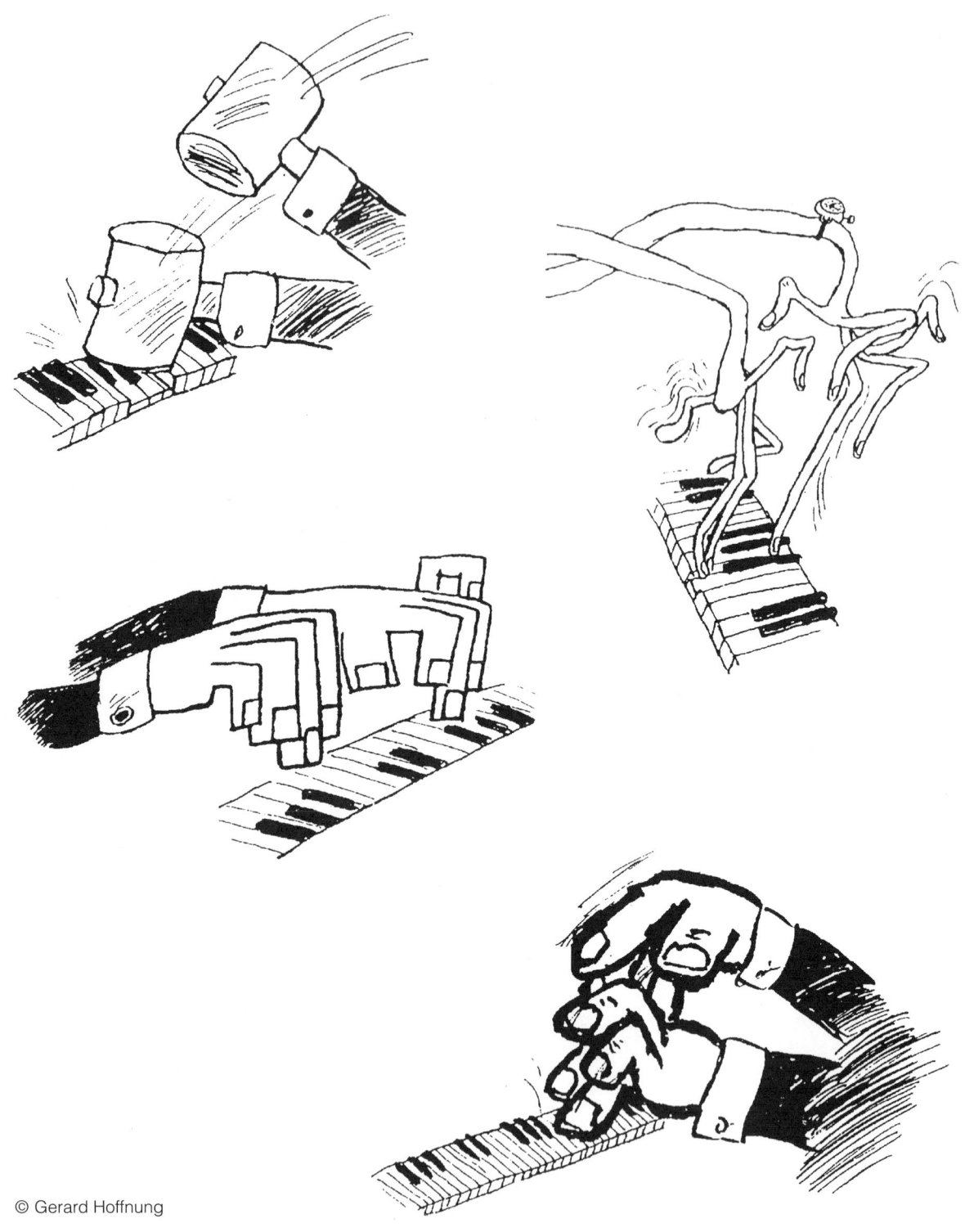

© Gerard Hoffnung

THE MISICIANS HAND : A CLINICAL GUIDE
by Ian Winspur & Christopher B Wynn Parry

Copyright © Taylor & Francis Books Ltd 1998
All rights Reserved.
Authorised translation from English language edition published by Martin Dunitz,
a member of the Taylor & Francis Group.
Japanese translation rights arranged with Taylor & Francis Books Ltd., London
through Tuttle-Mori Agency, Inc., Tokyo

原著執筆者

Yves Allieu
Service de Chirurgie Orthopédique et
Traumatologique II
Hôpital Lapeyronie
F-34295 Montpellier Cedex 5, France

Peter C Amadio
Orthopedic Surgery
Mayo Clinic
200 First Street SW
Rochester, Minnesota 55905, USA

Yolande Baeten
Service de Chirurgie Orthopédique et
Traumatologique II
Hôpital Lapeyronie
F-34295 Montpellier Cedex 5, France

Alison T Davis
Hand Therapy Unit
King Edward VII Hospital
Midhurst
West Sussex GU29 0BL, UK

Andy Evans
Arts Psychology Consultants
29 Argyll Mansions
Hammersmith Road
London W14 8QQ, UK

Simon Fisher
Guildhall School of Music and Drama
Barbican Centre
Silk Street
London EC2, UK

Bernard Gregor-Smith
Cellist of the Lindsay String Quartet
Manchester University
Manchester, UK

Carola Grindea
Performing Arts Clinic
28 Emperor's Gate
London SW7 4HS, UK

Kamel Hamitouche
Service de Chirurgie Orthopédique et
Traumatologique II
Hôpital Lapeyronie
F-34295 Montpellier Cedex 5, France

Geoffrey Hooper
Princess Margaret Rose Orthopaedic Hospital
41-43 Frogston Road West
Edingburgh EH10 7ED, UK

Ian James
Department of Medicine
Royal Free Hospital
Pond Street
London NW3 2QG, UK

Jane Kember
The Elgin Physiotherapy Clinic
4 Elgin Road
Alexandra Park
London N22 4EU, UK

Geoffrey Leader
Department of Anaesthesia
Devonshire Hospital
29-31 Devonshire Road
London W1N 1RF, UK

Robert E Markison
Medical Arts Building
2000 Van Ness Avenue, Suite 502
San Francisco, California 94109-3017, USA

Jean Pillet
32, rue Godot de Mauroy
F-75009 Paris, France

Gabriele Rogers
Hand Therapy Unit
Devonshire Hospital
29-31 Devonshire Street
London W1N 1RF, UK

Jean-Luc Roux
Service de Chirurgie Orthopédique et
Traumatologique II
Hôpital Lapeyronie
F-34295 Montpellier Cedex 5, France

Helen Scott
Department of Occupational Therapy
Princess Margaret Rose Orthopaedic Hospital
41-43 Frogston Road West
Edingburgh EH10 7ED, UK

John Stanley
Centre for Hand and Upper Limb Surgery
Wrightington Hospital for Joint Disease
Hall Lane, Appley Bridge
Wigan WN6 9EP, UK

Hellmut Stern
Ass. Concertmaster and Chairman of The Board of
Musicians (retd)
Berlin Philharmonic Orchestra
Matthäikirchstr. 1
10785 Berlin, Germany

Raoul Tubiana
Isntitut de la Main
6, square Jouvenet
F-75016 Paris, France

Steward Watson
Plastic Surgery Unit
Withington Hospital
Nell Lane, Didsbury
Manchester M20 8LR, UK

John Williams
c/o Harold Holt
31 Sinclair Rd
London W14 0NS, UK

Ian Winspur
Hand Clinic
Devonshire Hospital
29-31 Devonshire Street
London W1N 1RF, UK

Christopher B Wynn Parry
Department of Rehabilitation
Devonshire Hospital
29-31 Devonshire Street
London W1N 1RF, UK

日本語版翻訳者

[監訳者]（五十音順）
酒井直隆（横浜市立大学医学部整形外科，宇都宮大学工学部バイオメカニクス研究室，医師）
根本孝一（防衛医科大学校整形外科，医師）

[翻訳者]（五十音順）
有野浩司（防衛医科大学校整形外科，医師）
天門永春（三浦市立病院整形外科，医師）
尼子雅敏（防衛医科大学校整形外科，医師）
加藤直樹（防衛医科大学校整形外科，医師）
酒井直隆（横浜市立大学医学部整形外科，宇都宮大学工学部バイオメカニクス研究室，医師）
坂野裕昭（横須賀北部共済病院整形外科，医師）
菅尾　優（広島大学大学院保健学科研究科，作業療法士）
根本孝一（防衛医科大学校整形外科，医師）
頼島　敬（頼島外科医院，くらしき作陽大学音楽学部教育音楽学科，医師）

原著図版提供者への謝辞

本書の著者以外の方々のご厚意により多くの図版を提供していただいた.

Gerard Hoffnung
→本扉裏のイラストレーション（Annetta Hoffnung のご厚意による複製）

All Flutes Plus
→第3章の図2, 図3a

G Crawford
→第6章の図6, 第10章の図3, 図6, 図7

Michael Freyham
→第7章の図16

JP Guiver & Co, London
→第3章の図4a,b

K Harrison
→第10章の図9b

Howarth of London
→第2章の図3

L Murray, RGN
→第7章の図20

M de Gori
→第3章の図6から図11

A Narakas
→第9章の図8（R Tubiana 編集『The Hand』第4巻より WB Saunders 社の許可を得て再掲）

D Phelps
→第7章の図22から図24

ABM Rietveld
→第2章の図1, 第3章の図1, 第5章の図1と図3, 第9章の図9

J Riley
→第7章の図1a,b,c, 第8章の図4

R Tubiana, CJ McCullough, AC Masquelet
→第6章の図4, 第7章の図18, 第9章の図6（『An Atlas of Surgical Exposures of the Upper Extremity』Martin Dunitz and JB Lippincott, 1990 より再掲）

I Winspur
→第10章の図2（JA Bostwick 編集『Current Concepts in Hand Surgery』より Lea & Febiger 社の許可を得て再掲）

I Winspur, CB Wynn Parry
→第5章の図2（The musician's Hand. J.Hand Surg 22B:433-40 より）

P Brand
→第13章の図1（Mechanics of individual muscles at individual joints. 『Clinical Mechanics of the Hand』Mosby, St Louis, 1985, pp192-309より）

まえがき
Foreword

音楽家の医学的問題はおそらく音楽や医学それ自体と同様に古いが，なぜ急に関心が持たれるようになったのだろうか？

長い間，音楽家の機能的障害は医師から何の治療もされずに無視され，便宜的に精神的あるいは感情的な不調によるものと見なされてきた．同様に，音楽家自身もキャリアを傷つけるような障害を受けやすいということを長い間話したがらなかった．つい最近になって，器質的あるいは神経学的な原因が認識されてきた．とは言うものの，遭遇するさまざまな疾患の境界はしばしば不明瞭である．

この最近の音楽家の医学的問題への関心は複合したいくつかの要因によって高まった．

1. テレビやメディアの影響によってほとんどの国において音楽活動が盛んになり，これらの問題をかなり増加させた．
2. 楽器演奏者における医学的問題の高発生率を示す疫学的研究が増加した．
3. スポーツ医学や産業医学が発達し，音楽家の傷害に明らかに類似する**使い過ぎ障害**（overuse injuries）が証明された．
4. 新しい医学分野である演奏芸術医学（performing arts medicine）と，音楽家の医学的問題の治療を専門とする医療センターが創設され発展した．

これらの多くの問題は機能的な運動障害によって引き起こされたものであり，演奏家，特に音楽教師は解剖学，生理学の基礎的知識を持つべきであるが，これらは音楽学校の教科になっていない．非生理学的運動に気づくためには運動の正常なメカニズムを学習すべきである．運動選手は多くの点で音楽家と比較され，両者とも能力の限界まで速く複雑な協同運動を含む演技または演奏を行うべく動機づけられている．運動選手はより特化した身体の運動とともに均整のとれた筋肉を発達させることを学んでいる．しかし，ほとんどの音楽家はそうではない．運動選手は常にトレーナーに取り囲まれ，マッサージ師や理学療法士に痛みを和らげられ，スポーツ医学の専門家に管理されている．しかし，音楽家は完全な健康が頼りでありながら，何の忠告も援助も与えられていない．

手や口は音楽家にとって重要な道具であるが，体全体が演奏中の姿勢によって影響される．音楽家は脊椎や胸郭が上肢の運動を安定させる骨格であることを忘れてはならない．骨格の全ての部分は互いに影響し合っており，安静時の肢位から離れた運動はどこかに反応を引き起こす．胸椎の強い後弯は頭部を前方に突出させ頚椎の強い代償的前弯を引き起こすが，これらの全てにさまざまな筋肉と靱帯の緊張が伴う．**良い姿勢**の重要性は音楽の練習中に強調し過ぎることはない．しかし，**良い姿勢**とは何か？それは体全体が生理学的な平衡状態にあり，ある特定の運動に必要とされる以外の筋群に動きのない状態である．良い姿勢は体の機械的ストレスを最小にしつつ特定の反復運動を可能にする．もちろん，演奏中に理想的な姿勢から瞬間的に離れることは避けられない．しかし，習慣となった悪い姿勢は矯正することが難しく重大な障害の原因となるので，長期のアンバランスに陥ることは絶対に避けるべきである．この本の編集者のうち，クリストファーBウィ

ン・ペリーはリハビリテーション医学の先駆者であり，著書『Rehabilitation of the Hand（手のリハビリテーション）』は古典となっている．また，イアン・ウィンスパー（Ian Winspur）は，多年に亘って，演奏家の治療に関して膨大な知識と経験を獲得している．この本は医学的問題を扱うのみならず，演奏家の複雑な人間性に対する著者の強い関心を反映している．この本は医師と理学療法士のみならず，音楽教師と音楽家自身にとっても必ずや大いに役立つであろう．

ラウル・トゥビアーナ（Raul Tubiana）
（根本孝一・訳）

序　文
Preface

　この本に関わった内科医と外科医から初めに言っておきたいのは，私たちが単に音楽を愛するだけでなく，音楽が文明生活にとり極めて重要なものである，ということである．

　プラトンは「音楽教育は最も崇高なものである．それはリズムとハーモニーこそが深遠な魂への道を開くからであり，よく音楽を教育された者には気品が備わるためである．音楽は気分を鎮め，私たちの内なる変革で生じる不協和音を協和音に変える働きがある」と述べている．

　ギリシア人は，歌と竪琴の演奏を習うことが自由市民の教育では必須であると考えていた．この伝統はその後も受け継がれ，ヘンデルは『メサイア』のロンドン初演の後でキノール卿に次のように述べている．

　「申し訳ありません．もしも私の曲が聴衆をただ楽しませるだけであったら，もっと良い作品に書き直します」．

　ニューヨークのアレクサンダー・ブラックマン楽団で演奏する2歳から6歳の子供は，小学校入学後どの学科でも他のクラスメートより優秀であったことがわかっている．ダンスや音楽は全ての伝統文化の根幹をなすものである．ブルース・チャトゥインは彼の著書『The Songlines』(1987)の中で，地域の結束や近隣の仲間の絆を深めるには歌と踊りが最適であり，音楽は社会生活に欠かすことのできないものである，と述べている．

　英国をはじめ多くの国の政治家は，芸術を生活基盤の一部とは見なしていない．英国の学校から音楽教育の予算が削減されているのは嘆かわしいことであり，30年前に優れた音楽教育を受けた世代のような音楽家たちは，今の政府の芸術への態度が続く限りもう二度と現れないであろう．

　アントニー・ストルは「音楽は強力な教育手段であり，有効利用も悪用も可能である．社会の全ての者が，日頃から実にさまざまな種類の音楽に触れる機会があることをもっと認識すべきである」(1992)と述べているが，同感である．英国でもしも全ての子供が教育の一環として楽器を演奏する機会に恵まれたなら，この国に多い実利主義は一世代か二世代の間で変わったものになっただろう．

　本書の核心は音楽家の手の内科的および外科的治療法である．しかし，手に限らず上肢全体について考えなければならない．同様に，音楽家の肉体的な問題は彼らのライフ・スタイルや気質，精神面と切り離すことはできない．したがって，本書では音楽家の手というものをさまざまな側面から捉えて記述している．

　本書の刊行にあたりマーティン・デュニッツ社の皆さん，特にロバート・ペダン氏とクライヴ・ローソン氏に謝意を表したい．また執筆者の皆さんにも感謝している．さらに，本書を完成させるためにインスピレーションと精神的な支援をくださった全ての音楽家——友人，患者，演奏家の全ての人たち——に謝意を表したい．

　1997年，ロンドンにて
　　　　　イアン・ウィンスパー (Ian Winspur)
　　　　　クリストファーB ウィン・ペリー
　　　　　　　(Christopher B Wynn Parry)
　　　　　　　　　　　　　　　(酒井直隆・訳)

日本語版への序

　1997年に本書を執筆した頃，私たちは本書を英語の医学文献に加えるだけでなく医療関係者以外の人々，特に音楽家や音楽教師にも理解できる内容にしたいと考えていた．その目的は少なくとも英文では達成できたと自負している．

　このたび，本書が日本語に翻訳されるという知らせに喜ぶとともに，この仕事に多大な貢献をされた酒井直隆氏と根本孝一氏のお二人に心から感謝したい．彼らはこれまで音楽家の手の治療を続けており，酒井氏はピアノ奏者の手の障害の原因に関する文献により本書の中で重要な示唆を私たちに与えてくれている．彼らのわかりやすく明瞭な日本語訳は，音楽に関わりのない読者でも理解できるであろう．

　本書の日本語版が日本の医師，音楽家，音楽教師に音楽家の手の問題に関する興味を呼び起こし，役立つことを祈念する次第である．

2006年4月19日

イアン・ウィンスパー（Ian Winspur）
クリストファー B ウィン・ペリー
（Christopher B Wynn Parry）
（酒井直隆・訳）

目　次

原著執筆者／日本語版訳者　iii
原著図版提供者への謝辞　v
まえがき　vii
序文　ix
日本語版への序（イアン・ウィンスパー，クリストファー・ウィン・ペリー）　xi

第1章　音楽家の概説　1
第2章　音楽家の手と腕の痛み　5
第3章　インターフェイス　13
第4章　誤用と使い過ぎ　33
第5章　外科的評価：落とし穴の避け方　37
第6章　手術の適用，計画，手技　41
第7章　具体的な疾患　53
第8章　デュピュイトラン拘縮　75
第9章　絞扼性神経障害　83
第10章　音楽家の外傷に対する特別な外科的治療　99
第11章　セラピストの役割　121
第12章　特異的な外科的疾患　141
第13章　楽器のインターフェイスの調整　147
第14章　ジストニア　159
第15章　音楽家の気質　167
第16章　演奏心理学と音楽家の手　173
第17章　薬物と舞台恐怖症　187
第18章　楽器演奏と重度変形の手　191
［付録］熱可塑性プラスチック・スプリント素材　197

用語解説　199
監訳者あとがき　205
索引　207

第1章　音楽家の概説
The musician's perspective
ヘルムート・スターン，イアン・ウィンスパー

オーケストラ
──ヘルムート・スターン

　音楽はすばらしい芸術である．幸運な聴衆にどんなに多くの幸福を与えてくれることか．どれだけ毎日のありふれた日課から逃れさせてくれるだろうか．どれだけ精神をより高いところへ向上させてくれるだろうか．そしてプロとして演奏できることはどれほど幸福で幸運なことか．他の人々は朝早くラッシュにもまれて仕事に行くのに，音楽家は演奏していることができ，10時以前に仕事を始めることはほとんどない．彼らは全生活を演奏に費やすうえにお金まで稼げる．なんとすばらしく，うらやましいことか．しかし，商売としての音楽がある．もし，より正しく見ると，知らない人には絵に描いたように幸せな音楽家が全く違って見える．音楽家の日常生活の一部分を説明しようと思う．私はヴァイオリン奏者なのでその経験やオーケストラのヴァイオリン奏者を例としよう．

　野心的な両親や後には音楽教師も非常にしばしば子供にきらびやかな音楽のキャリアを求める．原則として，成り行きを考えずに，執拗で一方的な負担が子供にかかり，幼い時から偉大な成功が期待される．プロの音楽家になろうとすることへの肉体的，精神的影響はこの時はほとんど考慮されていない．

　最初から子供は演じることのプレッシャーにさらされている．そもそも職業としての音楽を学ぶなら子供たちは小さな頃から学習し始めなければならない．この段階で後の肉体的，精神的な障害や短所のもとがすでにある．子供とともに始めているのに，多くの場合，両親はこのことにうかつにも気がつかない．

　それを職業にするなら，ヴァイオリンは小さな頃から始めなければならない．ヴァイオリンを弾くよりも仲間とフットボールをすることをむしろ好むであろう子供は，絶えず増え続けるプレッシャーにさらされる．子供は非常に多くの練習をしなければならないし，たとえばスポーツなど手をけがする恐れのある多くの活動に参加できない．必然的に，子供の社会との関係は損なわれる．競争的思考や行動が早くから発現する．プロのヴァイオリン奏者としての成功を願う両親や教師の希望は潜在的，精神的プレッシャーになる．さらに学校教育の課程があり，子供の負担をいっそう増大させる．

　多くのレパートリーを学ぶことは絶対に必要なことであり，完璧な技術は進歩と成功の必須条件である（学校や音楽学校の入学試験，コンクール，ソロ・コンサートなど）．長くてしばしば厳しい時間を費やすため，成長期の子供のキャリアはすでに大部分前もって定められ，他のことは考慮されない．実際，たいていの場合はもう進路の変更は不可能である．多くの異なる個人的な理由のため，ほとんどのヴァイオリン奏者はコンクールに入賞するようなソリストにはなれないという現実に直面するが，もはや彼らは子供ではなく現実を直面せざるを得ない．その時，多くの者が目標を"落として"オーケストラに入る．

　部外者にはオーケストラはまとまって調和がとれているように見える．しかし実際は厳しい階級社会の組織で不協和に満ちている．全ての弦楽器奏者は基本的には"Tuttisten"つまりほとんどいつも全員が一塊になって演奏する．唯一の例外は主席ヴァ

イオリン奏者で，ごく稀に皆とは別に彼らの演奏が聴こえることがある．木管，金管，ティンパニー，打楽器とハープなど，他の楽器はそれぞれが個別に聴こえる．それらはオーケストラの"ソリスト"である．この区別は給与に対する態度と同じくらい指揮者の態度に顕著である．この立場による違いがオーケストラのメンバー間に精神的不平等を生み，演奏に影響する．

オーケストラの一員には常に不愉快な環境による抑圧がある．これらの環境は避けられる時と避けられない時がある．多くは不条理である．それぞれの音楽家の感じ方や対処法は異なる．もし精神的ストレスの前向きな変化や解決，単なる軽減さえ得られるとすれば，オーケストラの音楽家の生活と仕事全般の肉体的，精神的分析は極めて重要である．

弦楽器奏者の仕事にしばしば精神的，肉体的不満をもたらすオーケストラの構造の多くの不適切さから一例を挙げるとすれば，それはオーケストラの席順である．弦楽器は腕を動かすための十分な空間を必要とする．仲間の管楽器，金管楽器，打楽器は各自演奏用の椅子と譜面台を持つのに対して，弦楽器奏者は2名で1つの譜面台を共有している．舞台，特にオーケストラ・ボックスでは空間が全く足りず，弦楽器奏者は自由な動きがひどく制限されている．左右に座る同僚に弓が触れるのではないかという恐れからいらいらし集中が妨げられる．

楽譜を横から見なくてはならず，特に視野が異なる時にしばしば譜面台を共有する者の間で譜面の見え方に違いが生じる．これとは対照的に弦楽器奏者以外の他の全ての同僚は彼ら自身の楽譜を真ん前に置き，お望み次第で快適に席に着くことができる．視野が悪いということには大きな作用があり，このために肉体的，精神的な不満が生じる．たとえば，もし指揮台やオーケストラ・ボックスの光が弱ければ，楽譜や指揮者の動作が示すボウイング（弓使い）の指示を見落としてしまうのではないかという恐れが増加する．個々の，またはまとまった音符に"手間どり"，その瞬間，柔軟性や必要な迅速な反応が失われる．

照明に反射して見えにくいボウイングのメモや譜面台を共有している者のメモもまた，大きな苛立ちとなる．私はここで楽譜の印刷がしばしば低品質であり，非常に多くの音符を見なければならないヴァイオリン奏者の負担になっていると言わなくてはならない．まちまちな高さということもまた別の問題となる．弦のパートの後列が高くなっていなければ，背の高い同僚の後ろに座る背の低い音楽家は指揮者を見るのに明らかに困る．このような場合，指揮者と視線を合わせられないという不安が増す．もし座席が制限されていれば単に椅子を動かすだけではくっきりした視野を得られるとは限らない．隣りに近過ぎて譜面がどうしても動くため譜面台の共有者と意見が合わなくなる（私の苦い経験から）．

第一ヴァイオリンの最終列の演奏者は第二ヴァイオリンの後ろに座らなくてはならないということがある．しばしば2つのグループの弓の動きが異なるのでこれが非常に不愉快で集中することを妨げる．

込み合ったオーケストラ・ボックスの中では，弦のパートの後ろの譜面台は木管楽器のすぐ横や前であり，時に金管楽器や打楽器に非常に近い位置となる．2, 3の例をあげるとワグナー，シュトラウスやベルクの作品で聴覚の負担が非常に大きいために，弦楽器奏者は自分自身の楽器の音が聴けない．耳痛，頭痛が吐き気となるまで起こる．このような場合に多くのオーケストラの演奏家が耳栓を使う．高いレベルの演奏が期待されるほど，これは不合理である．つまりヴァイオリンを弾くことは大槌を使うことよりも繊細さを求められる．

これまで述べてきたいくつかのことが同時に起こると，破壊的な状態が結果として起こり，聴力消失や耳鳴りを伴う重篤で持続する聴力障害に至る．これらの傷害はオーケストラの音楽家にはよくある．このことはプロの音楽家としてのキャリアの終わりを意味する．

こうした例はオーケストラの全ての弦楽器奏者によく知られている．通常，これらの問題に光が当てられても，それらは避けられないものであり，重要な問題ではないとして忘れられる．しかし，オーケ

ストラの長いキャリアのうちに起こる精神的，肉体的負担や被害に気づいている者は少ない．音楽家，指揮者，経営者が善意を示そうと準備し，避け得る欠陥を改善するために一緒に建設的に取り組もうとするならば，多くのストレスのある状況はなくなるだろう．

カラヤンはベートーベンの全交響曲を初めて映画にした時，映像効果のために譜面台を10cm一様に低くしてヴァイオリン奏者の頭が高い位置にくるよう要求した．当然，演奏者にとっては下方を斜めに見ることを強いられることになり，大変不快であった．それに加え，全ての弓を一致して上げ下げしなければならなかった．髪の毛が薄かったり全くない楽団員は全員かつらをつけなくてはならず，ヴァイオリン・グループに直接1000ワットの撮影用ライトが当てられたため，皆がひどい汗をかいた．こうした不合理な実例にはいろいろな問題が示されているだけではなく，特に全能の指揮者が君臨するオーケストラでの生活の多くの奇怪で複雑な側面を示している．

編集者の注釈

公平のために言うと，オーケストラはほとんど好かれず尊敬もされない指揮者にはやる気を失わせると知られていることに注目すべきである．才能のある指揮者が思いやりのないオーケストラによって駄目にされてきた．

ポップとロックの音楽家
——イアン・ウィンスパー

ヘルムート・スターン（Hellmut Stern）はオーケストラの演奏家を取り囲む精神的または肉体的問題への機知に富んだ，しかし鋭い洞察を与えてくれた．しかし，ポップとロックの音楽家も全く同じではないにせよ，起源が異なるが似たような肉体的，精神的問題に悩んでいる．

子供に関して，ポップ，ロックの音楽家に憧れている子供はクラシックの楽器を学ぶ子供と同じプレッシャーを感じない．しかし，十代では，特に成功した場合，彼らは大きな困惑と精神的重圧を受ける．英国のポップ歌手であるサンディー・ショー（Sandie Shaw）は，彼女自身の十代のアイドル・ポップス歌手としての経験，また後日の若い音楽家たちと働いた心理学者としての経験から，最近，感動的な講演をヨークで行われた音楽家医学会議で行った（Shaw 1998）．彼女は偶像化された十代のスターは精神的にも音楽的にも大人に成熟することが難しいことを強調した．憧れをもったファン，媚びへつらうエージェント，レコード会社の役員，巧妙なマネージャーに囲まれた彼らの人生は偽りのものである．彼らの世界には真の価値はない．ふざけることさえ称賛される．彼らは未熟であることを求められる．大人の世界の冷たい光が当たり，おそらく流行が変わり，成功が終わる時に，彼らがそれからもうまくやっていくすべがないことは驚くことではない．精神的衰えの後に肉体的障害が続くだろう．

ショーはまた，若いポップ・スターが音楽家として大人になるよう努力することに直面する難しさを指摘した．もし彼らのレコードが売れていれば，たとえ彼らの現在の音楽演奏が彼らの技術の進歩や成熟に合わなくても，その確立された決まったやり方や営利的成功に集中する音楽業界は全ての実験的なものや変化を制限しようとする．彼女は非常に成熟し確固とした自我をもった例として，ジョージ・マイケル（George Michael）が経済的な保障と早期の成功に支えられた根気強い意志によってレコード業界で成功し，契約の制限なしに，彼自身のやり方で音楽的に発展したことを強調した．大多数の若いポップ，ロック・スターはこの変化がうまくできず，音楽的に実力を出せずに不満足に終わり，精神的，肉体的問題が増加する終わりのないツアーの苦痛を強いられる．

実際ツアーを行うロック，ポップの音楽家はオーケストラの音楽家よりもむしろ肉体的に過酷だろう．雑音は大きく高音難聴や耳鳴りも多い．演奏は遅い時間まで続き，設備も悪く，音楽家自身で何時

間もかけて重い音響装置や楽器を運ぶ．演奏ははるか遠方で行い，多くの時間，車やバスや飛行機の中で眠り，あたふたと遅い軽食をとる．アルコールや薬は人為的なエネルギーの高揚や多幸感をもって一時しのぎの偽りの休息を与える．調律の悪い楽器，特に過度に張ったギターや機器の問題は機械的ストレスを増す．

　結局，多くのポップ，ロック・ギター奏者は自己流で演奏技術に欠点がある．演奏が限られている間は困難さはないが，成功するにつれ演奏への要求は増大する．これは特に長いツアーの時に顕著で，こうした環境の中で腕，肩，首の痛み，関節や指の痛みといった上半身の症状が現れ始める．下手な演奏法のままだと問題を生じ，実際，フォーカル・ジストニアまで起こることがある．バンドには彼らの仕事を取って代わろうとする交代要員がいるので，仲間やマネージャーに助けを求められない．不運な若いスター戦士はダメージを受ける限界を越える．精神的，感情的余裕が少なく，周りからの支持や援助がないと，彼らが落ちぶれるのは速い．

——Hellmut Stern, Ian Winspur（有野浩司・訳）

文献

Shaw S (1998) Proceedings of the International Congress on Musicians: Health and the Musician. York 1997. British Association of Performing Arts Medicine: London.

第2章　音楽家の手と腕の痛み
The musician's hand and arm pain

クリストファーB ウィン・ペリー

英国でより深刻であるが世界的に芸術の危機があり，後援が減り国の芸術への援助も減少し，多くのオーケストラで音楽家は将来の生活設計や年金をもっていない．多くの音楽家は余分に演奏することや教えることで足りない収入を補い，多くの時間をレコーディング，リハーサル，音楽学校の移動に費やし，夜遅くラッシュの中を帰宅して不十分な食事を摂り，余暇や十分な休日を満喫する健康的な生活を送る時間がない．さらに，健康管理や賢明な生活を維持するための教育を学校や大学でほとんどまたは全く受けていない．概して教師は生体工学や体の働きについて全く無知で，音楽に関わる生活をどのようにして正しく送るかについて助言をしない．さらに圧倒的大多数の人は運が良くてオーケストラの一般団員になるのに，たいていの音楽院や音楽学校はソリストになるための教育を行っている．

オーケストラの支配人は，学生は十分な準備もせずにやってきて，レパートリーについて何も知らず，練習法や演奏の習慣も悪いと言う．オーケストラ内の緊張や個人的問題はよく知られているが，オーケストラの音楽家の生活は肉体的，精神的，感情的問題に満ちている．もっと多くの人がストレス関連の病気や重篤な筋骨格系の症状で倒れないのが驚きである．実際，種々の調査によると多くの音楽家はこのような問題を抱えているが，音楽による生活手段は不安定なので，痛みがあっても文句を言わずに演奏する．どの音楽家も他の音楽家と問題を共有しようと思わない．この業界ではよく知られた秘密がある．オーケストラの支配人や代理人はこのような問題を少しも知らないことが音楽家にとって重要である．

弦楽器や鍵盤楽器の演奏者は驚くべき数の繰り返し動作を短い間に非常に正確に行わなければならない．パジェ（Paget）はジェノータ嬢（Mademoiselle Genotha）がメンデルスゾーンのプレストをピアノ演奏するのを調査した．4分3秒間に5,595の音符が演奏された．つまり，1秒間に72の両手動作が記録された（Critchley and Henson 1977）．このような器用さと正確さを獲得するには多くの年月にわたる練習を要する．大部分の音楽家は何時間も練習しなくてはならない．それゆえに見かけ上多くの音楽家が上肢，特に手や肩に痛みを訴えるのは驚きではない．

音楽家の問題に関する興味が，1986年に米国で行われたInternational Convention of Symphony and Orchestra Musicians（交響楽団と管弦楽団の音楽家に関する国際会議）による調査発表で急増した（Fishbein et al 1988）．全部で4,000の質問表が送られ，56％が回収され，ある気がかりな統計結果が出された．全体で66％の弦楽器奏者，48％の木管楽器奏者，32％の金管楽器奏者に筋骨格系の問題があった．弦楽器奏者では特に肩，首，腰が問題の部位であった．このグループの中で16％が右肩に，14％が左肩に，14％が両側頚部に，14％が右腰，12％が左腰に重篤な問題があった．左手と左指には当然問題が多かった．全体で弦楽器奏者の12％に演奏に支障が出るほどの筋骨格系の問題があった．ヴァイオリン奏者では男女差がなかったが，チェロ奏者では女性ではるかに問題が多かった．

他に多くの健康に関する問題が報告された．10％が喫煙について，21％がアルコール摂取について，20％が服用薬についての問題であった．27％の音

楽家がベータ遮断薬をある段階で服用し，特に金管楽器奏者が多用している．全体で24％が舞台恐怖症を経験したと報告され，舞台恐怖症は筋骨格系の問題に次いで飛び抜けて多く言及された問題であった．精神的問題では13％の不安発作，17％のうつ，14％の睡眠障害が報告された．このように全体ではオーケストラの76％の音楽家は演奏に影響するという点で重大な少なくともひとつの医学的問題をもっていると報告された．

この時期に，有名な米国のピアノ奏者，ゲリー・グラフマン（Graffman 1986）は，彼自身のジストニアの経験を『Medical Problems of Performing Artists（演奏家の医学的問題）』という雑誌に発表した．彼は，自分が受診した多くの医学専門家の理解不足と著しい無知を生々しく書いた．この論文のため，彼のところに重大な問題を抱え医学専門家に満足できなかった米国中の仲間から電話が殺到した．さらに音楽家は，手術は別としても医師に対して病的とも言える恐れをもっており，代替医療の施術者にいつも相談し，正統な医師の元へ行くのに数カ月から数年を要したようである．

こうした評判の結果，世界中のいろいろな所，特に米国，英国，フランス，オーストラリアでクリニックが開設され，問題の発生や性質に関して報告されるようになった．特に米国では，音楽家の抱える臨床的な問題は，紹介する他科の専門家の領域にもしばしば関連した．たとえば，神経内科はジストニアの高い発生率を，整形外科は絞扼性神経障害の高い発生率を，リウマチ科は関節炎，線維筋痛症，過度可動症候群に加え，今まで反復過労傷害と言われた体全体のうずきと痛み，すなわち上肢の痛み症候群をしばしば報告した．

フランスの尊敬すべき手の外科医であるトゥビアーナ（Tubiana and Chamagne 1993）は，234名のピアノ奏者のうち52名が使い過ぎ症候群，43名が外傷の結果，21名が腱鞘炎，88名がジストニア，25名が技術的間違いに基づく問題があると報告した．98名のヴァイオリン奏者のうち33名が使い過ぎ症候群，19名が外傷の結果，10名が技術的誤りによる問題があった．

ランバートが包括的な概説（Lambert 1992）で，種々の公表された調査では50から80％の音楽家が上肢の痛みをもっていると報告した．フェッター（Fetter）は1993年に全ての公表された調査で3分の2のオーケストラの楽団員は上肢に疼痛があることを明らかにし，このことは彼自身のボルティモア交響楽団の研究で確認された．

The British Association of Performing Arts Medicine（英国演奏芸術医学会）とThe Féderation Internationale de Musique（国際音楽連合）によって世界中の55のオーケストラで行われた近年の調査では，オーケストラの音楽家が直面している肉体的，感情的，精神的問題を強調した．このデータは，1997年ニューヨークで行われた第1回国際音楽家医学会で報告された．質問表に対して1,600以上の返答がされた．27％が週に1度以上の上肢の痛みを，16％が週に1度以上の演奏上の不安を，70％が演奏時の不安を示した．上位10のストレスは以下のとおりである．

・自信を奪う指揮者
・無能な指揮者
・楽器の問題
・オーケストラでソロを演奏すること
・読みにくい楽譜，特に何度も複写されて加線がほとんど失われたもの．視力の落ちた人は前傾し，首の慢性疼痛を引き起こさずには読むことができない．
・ずさんなリハーサル
・うまが合わない譜面台の共有者
・仕事に影響する医学的問題
・演奏中に失敗すること
・不十分な報酬と病気の時の経済的不安

不安と上肢の疼痛には強い相関があり，不安と心配が筋肉の緊張を起こし，それがまた逆に首，肩，腰の痛みを起こすことを再び強調しておく．41％が時々指が言うことをきかないと述べており，ひとりは慢性的疲労や過度の演奏を休止できないと本当のジストニアに発展する初期の症状かもしれないと

思っている.

　さらに意味深いことに，83％が学校や音楽学校での学習が音楽家になるための機械的ストレスに対して役立たなかったと思っていた．これは全般的に正しい姿勢や正しい演奏技術，賢明なライフ・スタイルを指導する音楽教師の役割の重要性を強調するが，今日まであまりに少なかった.

　ヨークの会議に出席していたある指揮者が質問表での酷評に反対して彼の職を擁護した．彼は指揮者の役割は正確な指導をし，はっきりした方向を示し，期待されることを説明し，音楽家と緊密な関係をつくり，ストレス対処に前向きになることだと指摘した．不幸にも多くの指揮者は，音楽家の健康に関する責任について気づいていない．遺憾にも，オーケストラがなければ指揮者の存在理由はない．もちろん，指揮者自身が故意ではないにせよオーケストラに押しつけたようなストレスをもっていることは認めねばならない．指揮者は音楽，音楽家，管理，聴衆を知る必要があり，自信，能力，確実さを必要とする．この指揮者は，一般に指揮者はより良い訓練，オーケストラの問題についてのより良い理解，対人関係のより良い対処能力が必要であることを認めている.

　同じ会議でオーケストラの不満足な音響効果も討議された．ロンドンの The Royal Festival Hall（王立フェスティバルホール）のひどく乾いた音響効果は弦楽器奏者に問題を起こし，特に音のためにより息継ぎの時間が要るのでボウイングが厳しくなった．たとえば王立フェスティバルホールと他の録音スタジオ間といったように，同じ日に音響環境の良いところと悪いところを移動することはそれ自体が問題である.

　音楽科学生の問題も報告された．マンチェスター（Manchester 1988）は246名の音楽科学生で100名につき8.5件の演奏に関係した上肢の問題があり，それは，男性は女性に比べて2倍の頻度で発生すると報告した．50％は原因が判明しており，多い原因は演奏時間の増加，方法の変更やレパートリーの変化であった．原因が判明したもののうち41％が手または手関節，38％が首，35％が肩，11％が前腕，10％が肘であった.

　ハグランド（Hagglund 1996）は137名の音楽科学生で61％が上肢に症状があり，それらは長時間，過度の練習，技術を要する作品や技術の変更によると報告した.

　ラーソン（Larsson 1993）は，600名の音楽科学生で50％が演奏中に筋骨格系の症状があると報告した．弦楽器奏者の77％に症状があり，耐久性の減少が25％，流暢さの減少が18％，強さの減少が18％であった．一般に罹患部位は母指以外の指，母指，肩であった．やはり，練習時間を減らすことと技術の変更が症状を和らげる最も良い方法であった.

　ニューマークとレダーマン（Newmark and Lederman 1987）は，アマチュア・オーケストラの音楽家は通常毎日1時間演奏するが，1週間毎日6～7時間集中コースに行くと報告した．彼らのうち72％に新たな演奏に関係する問題が生じ，明らかに練習量を増やしたものの81％に著しい症状があった.

　1997年にウィンスパーとウィン・ペリー（Winspur and Win Parry）は，300名以上の音楽家の経験について公表した．今では特別の音楽家クリニックに通っている者は600名以上になった（表1，表2）.

表1　音楽家の上肢の問題（n＝617）

明確な診断	257	41％
有症候性過度可動性症候群	17	10
真の腱鞘炎	38	6
腱板損傷／凍結肩	39	6
古い外傷	68	9
変形性関節症	26	4
胸郭出口症候群	14	2
関節リウマチ	8	
腰痛	23	4
ガングリオン	13	
手根管症候群	3	
テニス肘	8	
技術的原因		40％
感情的／精神的原因		19％

表2 手の外科手術を受けたプロの音楽家34名の診断名

デュピュイトラン拘縮	8	25%
腫瘍（6ガングリオン，2巨細胞腫）	8	25%
外傷	7	20%
手根管症候群	5	15%
変形性関節症（関節固定術）	3	
肘部管症候群	2	
変形性関節症（滑膜切除術）	1	
	計34	

これらのクリニックはThe British Association of Performing Arts Medicine Trust（英国演奏芸術医学協会トラスト）の一部である．芸術演奏家が相談できるよう，ロンドンの中心街に電話のヘルプ・ラインを設置した．経験ある音楽医学の医師の診断が妥当と判断された場合には，内科医，リウマチ科医，整形外科医，手の外科医，耳鼻咽喉科医，産業医（Occupational physician）を含むさまざまな専門家との無料診察の予約がとれる．それに加えて，技術や演奏練習に関して助言できる演奏家の広いネットワークがある．また精神的ストレス，舞台恐怖症や演奏上の不安について多くの経験がある芸術心理学者に相談できる．また，筋骨格系全般の問題について助言できるセラピスト，特に理学療法士やアレクサンダー（Alexander）・テクニックの教師，フェルデンクライス（Feldenkreis）・テクニックの専門家など，ほとんどの患者は彼らを担当する一般開業医（general practitioner：GP）から紹介されるが，多くの者がGPにかかるのが難しかったり，GPでは助けにならないために，直接電話相談を行う．

私たちの症例は，音楽家が遭遇する全ての問題を可能な限り無作為に示していると思われる．私たちの症例のうちわずか41％に器質的損傷があり，そのうちわずか4％が手術を要した．40％は広い意味で技術上の問題からと見なされ，19％は筋骨格系の症状を伴う精神的ストレスや不安に苦しんでいると思われた．

ありふれた病気の診断名には頸椎症，頸肋，胸郭出口症候群，明らかな肩腱板損傷，テニス肘またはゴルフ肘，ドケルバン病，ばね指，母指CM関節症，有痛性ガングリオン，明らかな手根管症候群や腱鞘炎などがある（第7章参照）．過度可動性はありふれており，音楽家の上肢の問題で最も重要な所見なので別に検討する．

音楽家の医学的評価

上肢の痛みを訴える全ての音楽家に対して全身を診察することは欠かせない．また彼らを演奏中に診ることが重要である．脊柱側弯や後弯，異常な脚長，脊柱の可動性の減少，首や肩のこりに気づくことは重要である（第11章参照）．言うまでもなく，どこであろうと可能ならば音楽家を楽器とともに観察し，姿勢と演奏法を観察できるよう服を脱いで観察するべきである（図1）．オランダのリートヴェルト博士（Dr Rietveld）は，楽器を持参できない場合に備えてクリニックにピアノを備えている．彼のクリニックでの演奏中の観察はしばしば意外な事実を発見する．たとえば弦楽器奏者の肩の内旋制限を見つけることは珍しくないが，これは演奏に深刻に影響する．これは治療に反応しない古い肩腱板の損傷や初期の凍結肩のためかもしれない．近位部に問題をもつ患者が遠位部に症状を呈することは稀ではない．たとえば肩が凝って痛い患者は緊張を緩めるために弦楽器の運指の技術を変え，今度はこの変更が遠位部の筋肉の緊張や疲労となって症状を起こすかもしれない．

全身的な疾患

オーディション前に猛練習をしている若い学生ではうずきと痛みを起こす全身的疾患があることを忘れてはならない．筋肉疲労の原因は過度の練習だけでなく隠れた初期の甲状腺疾患，糖尿病や貧血の症状かもしれない．高名な音楽家にアルコール依存は珍しくなく，如才なく慎重に調べるべきである．疲労と筋肉痛はうつの症状かもしれない．うつ病は一

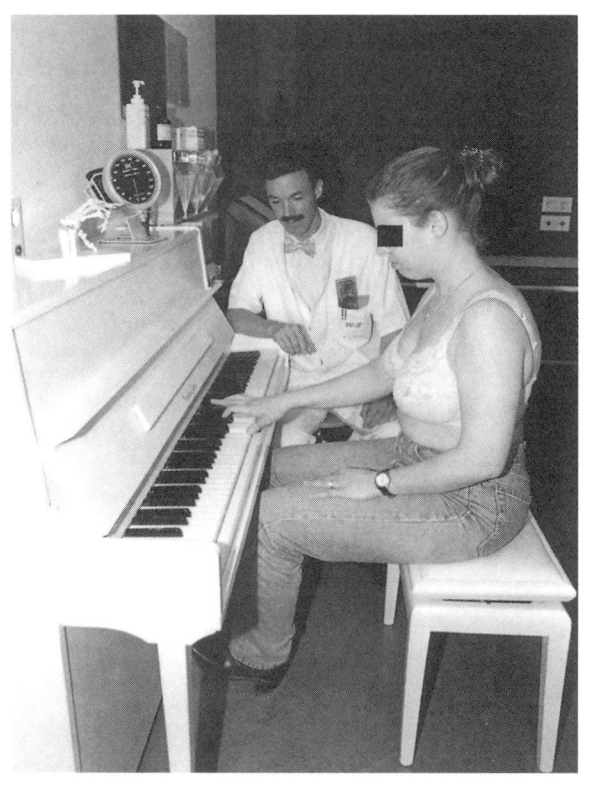

図1 音楽家の医学的評価のために設備が整ったクリニック
ピアノと音楽家が裸であることに注意（リートヴェルト博士の厚意による）．

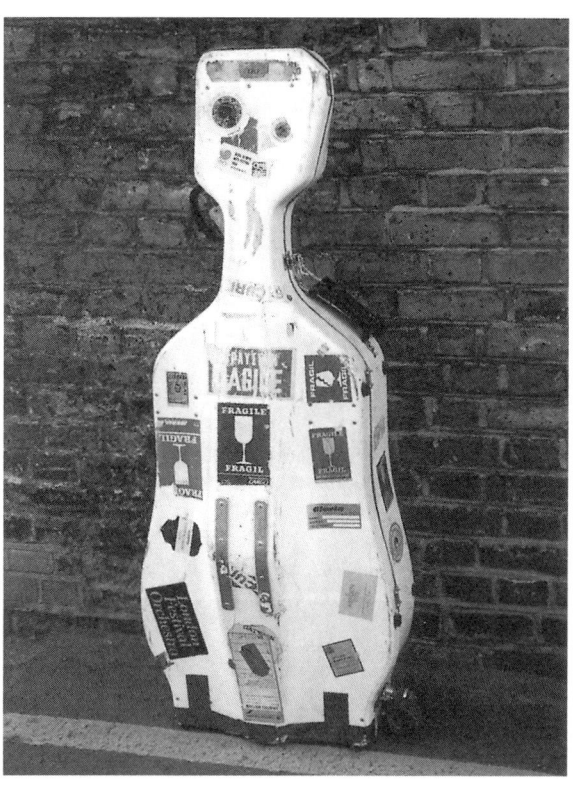

図2 車輪のついたチェロケース，運ぶのではなくひっぱっていく．

般の人々では珍しくない．音楽家も例外ではなく，難しいライフ・スタイルはうつ病になるのを早めたり悪化させたりする．慎重なうつ状態の評価や治療が大事である．抗うつ薬で気分や態度が劇的に改善し，そのセロトニン増加作用が慢性疼痛をしばしば和らげることができる．ジストニアは第14章で詳細に論じられるが，これは重要な疾患であり常に念頭に置くべきである．患者は特に初期に無痛性の協調運動障害を呈する．空間占拠病変を見逃さないように神経学的に十分スクリーニングしなければならない．

技術的問題

楽器と共に音楽家を診察すると即座に音楽家の体と楽器の不適合が見つかるかもしれない（第3章参照）．背が低く楽器を運ぶのに大きな問題があったが，チェロケースに車輪をつけることで肩や腕の痛みを申し分なく解決したチェロ奏者がいる．腕が短い患者にとってヴィオラは難しい楽器となることがある．約1m80cm以上の非常に長身の患者は首と肩の間が広いためヴァイオリンは難しい楽器となる．ヴァイオリン奏者の肘外偏角の増大は長時間，肘を屈曲しなければならないので尺骨神経を刺激するだろう．

全身の診察は非常に重要であり，特定の関節のこわばりや弱さがわかるかもしれない．たとえば，古い外傷の後，明らかな脊柱側弯や後弯，予想外の軽度の先天性片麻痺である．これら全ての疾患は楽器を支えた時に筋肉疲労や痛みを起こす．賢明なリハビリテーション・プログラムは機能を回復させる．一般的な技術的問題によるうずきと痛みの原因は時に微妙であり，演奏中の音楽家の慎重な評価を必要とし，1回以上の受診を要する．演奏中の音楽家を撮影して，医師と患者が時間のある時に一緒に検討できるようなビデオが最も役立つ．音楽家はしばしば実際の演奏技術を見て驚愕を示し，どのように症状が生じたかをすぐに察する．過度可動性の発見は非常に大切である．明らかな過度可動性の存在と支配筋の相対的弱さがあると筋肉疲労と疼痛がよく起こる．これは適切な筋力と耐久力をつくる集中的で段階的なリハビリテーション・プログラムで改善される（第11章参照）．

明らかに楽器の正しい演奏法と間違った演奏法がある．レス・ライト（Les Wright）という英国空軍軍楽隊のドラム奏者は，全ての初心者は監督者のもとで日々ドラム・スティックで手関節の力強さと柔軟さを養う基礎的な練習をすると私に語った．彼は軍楽隊の中で手関節や手に問題があるドラム奏者を知らない．有名なサロード（インドの弦楽器）奏者のワジ・カーン（Wajit Khan）はインドの弦楽器奏者に手関節，前腕に痛みがあることは稀だと言った．たいていは早い段階から技術を学ぶ．ワジ・カーンは8世代にわたる演奏家の末裔であり，演奏は"血統"である．適度に休みながらのたゆまぬ練習とゆっくりとした進歩は問題を未然に防ぐ．長時間続けなければならない姿勢による背部痛はより問題である．ゆえに，良い姿勢，バランス，強さに対する厳密な注意は全て重要である．同様に，彼らが達成した速さとリズムで魅惑的な複雑な手の動きにもかかわらず，タブラ（インドの打楽器）の演奏家にはあまり問題がない．さらに，進歩する練習にかける長い時間が症状を予防するが，長時間真っ直ぐ座る姿勢による腰痛は問題である．

強過ぎる緊張や，不適切な筋肉や関節の使用などの間違った方法はそのうち筋肉疲労や痛みにつながる．この急な技術の変更や痛みを避けるための順応は問題の部位から離れた筋肉や関節の二次的な問題を生む．たとえば，ヴァイオリン奏者で肩に異常な緊張があると手関節や手指の過度の使用により痛みを避けようとし，原因はもっと近位にあるのに手関節や指の痛みを生じる．

過度の緊張を起こすものは許容できない．ヴァイオリン奏者は駒に平行に適切に弓を引かなくてはならず，手関節はあまり過屈曲したり回旋し過ぎてはいけない．手関節の過度の緊張は前腕からの屈筋に緊張を与える．ヴァイオリンの重さは左手か左の鎖骨と顎またはその両方で支えられなければいけない（Blum and Ahlers 1994）．たいていのヴァイオリン奏者は顎で支えるほうを好むが，首と肩の間の緊張がないことが極めて重要である．しかし，首とか適切な肩当てがないと背中を丸くすぼめ首を前に突き出し過ぎることになり，僧帽筋の緊張やひきつれを起こす．レヴィーら（Levy et al 1992）は，ヴァイオリン奏者が2つの作品を演奏する間に上腕二頭筋，僧帽筋，胸鎖乳突筋の電気的検査を行った．首が長くなると肩当てはすぐに被験筋の電気的活動を減少させた．検者は肩当てがヴァイオリンを支えていた筋肉に大きな効果があり，適切な肩当てが筋骨格系の傷害を減らすことを示した．また左肩をすぼめることは悪いボウイングの大きな原因であり，これらの筋肉のひきつれは近位と遠位の両方の痛みを起こす．肩当てはしばしば1箇所だけに置かれるので，肩当ての有効性を注意して評価することが大切である．首が長い弦楽器奏者は，特に背が高いと，市販で満足できる肩当てを見つけられない．アレクサンダー・テクニックの教師でプロのヴァイオリン奏者ウィリアム・ベンハム（William Benham）は，特に首が長い人用のあつらえの肩当てをデザインした．私たちは肩と首の問題を完璧に解決したあつらえの肩当てのことで彼に感謝している．全ての弦楽器奏者で弓をきつく握り過ぎることは，痛みの原因になりやすい．

チェロ奏者で人間工学の長老であるジョーン・ディクソン（Joan Dickson）は，チェロ奏者の動きにバランスがとれて緊張がなければ上肢の痛みはないだろうと言った．彼女は弛緩と収縮を交代する腕の動きの一定の流れの大切さを強調した．緊張した前腕は痛みを生じる．母指を強く握り過ぎると母指の伸側から肘，肩までの痛みの原因となる．多くのチェロ奏者の学生は必要な時だけでなく常に力を入れ過ぎている．前腕ではなく上腕をできるだけ回旋することが大切であると強調した．なぜならば，より自由により強く，よりリラックスできるからである．一般にチェロに対して緊張して屈曲し過ぎた姿勢はやっかいな首や腰の症状を起こす．

　医師による全身の姿勢や楽器への取り組みの観察により多くのことがわかる．楽器や弓の変更はよく問題の原因となる．長年かけて音楽家は特定の楽器を特定の方法で使えるようになるので，形，大きさ，または緊張の変更があれば全体の方式も再コードされなければならないことを意味し，この変更は微妙な筋関節の力学的な変化を起こし疲労と痛みを引き起す．

　鍵盤楽器奏者にはいろいろな問題が起こりがちである．古典的な障害は手関節の力を抜く代わりに伸展して演奏する時に起こり，指の伸展機構に著しい機械的過労を生じる．ピアノ上の前かがみ姿勢は肩や首の痛みになる．

　サカイ（Sakai 1992）は，40名の使い過ぎによって手と前腕に痛みのある日本人ピアノ奏者について検討した．原因はテニス肘，ゴルフ肘，前腕の筋肉痛，橈側または尺側手根屈筋の痛み，伸筋支帯の痛み，ドケルバン腱鞘炎，母指球筋と小指球筋の痛みであった．このうち30名の原因はオクターブやコード，フォルティッシモの一節など特別な鍵盤技術の練習にあった．これら3つの技術は全体の77％を占めた．母指と環・小指の外転が症状の多くの原因であった．適当な手法の変更や筋力の増強が多くの例で助けとなった．しかし，あるピアノ奏者の手，特に若く小柄な日本人女性の手は演奏上の要求に対して実際小さ過ぎるので，障害は治せないだろうと指摘した．

　木管楽器はしばしば問題を起こす．クラリネットやオーボエを支える時に母指と示指の指間にかかる静的荷重はよく知られたことであり，フルート演奏は力が左母指の橈側指神経にかかりよく感覚異常（paraesthesia）を起こす．今日では，支持する部分にかかる圧力を除くためのいろいろなサポーターやストラップやハーネスがある．音楽家はその人独自の問題に対する正しい助けを得るために店を見てまわるべきである（図3）．

――Christoper B Wynn Parry（有野浩司・訳）

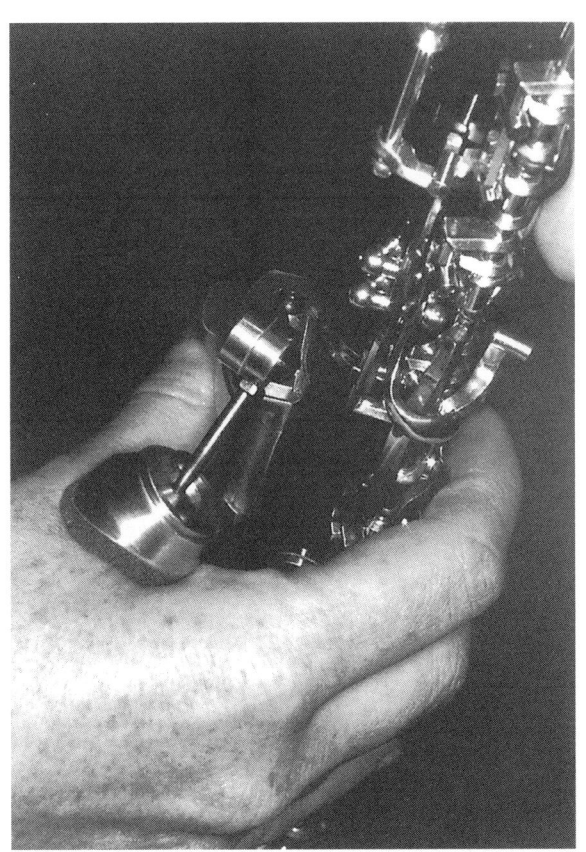

図3　大部分の荷重が中手骨頭に直接伝わるオーボエに合わせた調節可能な"Kooiman"母指当て．長い柄のため中手指節関節や指節間関節に力がかからない．（ロンドンのHowarthの厚意による）

文献

Blum J, Ahlers J (1994) Ergonomic considerations in violists' left shoulder pain. *Med Probl Perform Artists* **9**:1.

Critchley M, Henson RA, eds. (1977) Music and the brain: studies in the neurology of music. Charles C Thomas: Springfield, Ill.

Fetter BN (1993) Life in the orchestra. *Md Med J* **42**: 289–92.

Fishbein M, Middlestadt SE, Ottati V, Strauss S, Ellis A (1988) Medical problems among ICSOM musicians: overview of a national survey. *Med Probl Perform Artists* **3**:1–8.

Graffman G (1986) Doctor can you lend an ear? *Med Probl Perform Artists* **1**:3–4.

Hagglund KL (1996) A comparison of the physical and mental practices of music students. *Med Probl Perform Artists* **11**:99–107.

Lambert CM (1992) Hand and upper limb problems of instrumental musicians. *Br J Rheumatol* **31**:265–71.

Larsson L-G, Baum J, Mudholkar GS et al (1993) Nature and impact of musculoskeletal problems in a population of musicians. *Med Probl Perform Artists* **8**:73–6.

Levy CE, Lee WA, Brandfonberner AG et al (1992) Electromyographic analysis of muscular activity in the upper extremity generated by supporting a violin with and without a shoulder rest. *Med Probl Perform Artists* **7**:103–9.

Manchester RA (1988) The incidence of hand problems in music students. *Med Probl Perform Artists* **3**:15–18.

Newmark J, Lederman RJ (1987) Practice doesn't necessarily make perfect. Incidence of overuse syndromes in amateur instrumentalists. *Med Probl Perform Artists* **2**:93–7.

Sakai N (1992) Hand pain related to keyboard technique in pianists. *Med Probl Perform Artists* **7**:2.

Tubiana R, Chamagne P (1993) Les affections profesionelles du membre supérior chez les musiciens. *Bull Acad Natl Med* **177**:203–16.

Winspur I, Wynn Parry CB (1997) The musician's hand. *J Hand Surg* **22B**:433–40.

第3章　インターフェイス
The interface

クリストファー B ウィン・ペリー，サイモン・フィッシャー，ジョン・ウィリアムス，バーナード・グレゴリースミス，
ジェーン・ケンバー，キャロラ・グリンダ

緒言
——クリストファー B ウィン・ペリー

　楽器演奏において，演奏者と楽器のいわゆるインターフェイスにおけるミスマッチが多くの問題を引き起こしている（Markison 1990）．演奏者の体の構造は特定の楽器にぴったり合うとは限らない．ハープ奏者の手は最も遠い弦に十分届かない場合がある．ヴァイオリン奏者の腕は，ヴァイオリンよりも大きなヴィオラを支えるには短過ぎるかもしれない．ヴァイオリン奏者の首は顎と首で楽器を楽に支えるには長過ぎる場合がある．ピアノ奏者はピアノを弾きやすくするために猫背になり過ぎることがある．チェロ奏者やファゴット奏者で背が低かったり，痩せている者は重い楽器を運ぶ際に難渋する．ピアノ奏者は手が大きくなければオクターブを楽に弾くことができない．頚肋や斜角筋走行異常のような先天異常は弦楽器演奏時に頚髄神経根部において神経や血管を圧迫する可能性がある．関節の異常可動性があってしかも筋肉が強靭でない関節は，緊張や機械的ストレスに弱い．肘の外偏角が大きいと，弦楽器演奏の際に尺骨神経を刺激しやすい．

　古い外傷が原因で，しかも不適切なリハビリテーションの結果，関節可動域制限や筋力低下が起こった場合，演奏に深刻な影響が出る．神経原性筋萎縮などで肩甲骨周囲筋の筋力低下が起こった場合に見られる肩の内旋制限は，弦楽器で弓を弾く際に大きな障害となる．前腕の回内制限はピアノで和音を演奏する際に障害となるし，母指の母指球筋の筋力低下は弦楽器でのヴィブラートや管楽器保持の際に障害となる．患者に"全て"衣服を脱いだ状態で演奏させ（図1），上肢関節と脊椎の可動域や側弯・亀

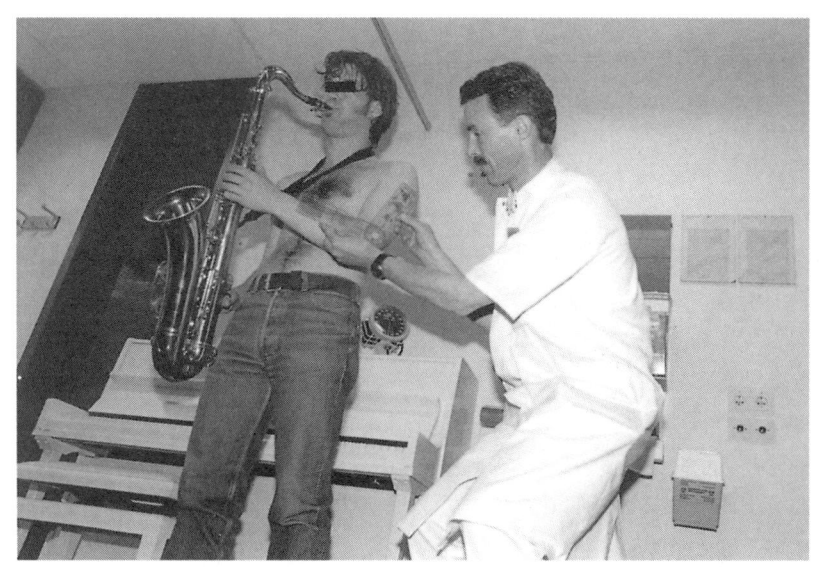

図1　患者を裸にして演奏中の運動を注意深く観察する．（リートベルト博士の厚意による）

背・脊柱前弯の有無，肩腱板損傷による肩甲上腕リズムの異常，疼痛や奏法異常による上部胸椎の緊張，それまで気づかれなかった先天性片麻痺や分娩麻痺によるわずかな筋力低下などをチェックすることが必要である．

音楽家は誰でも，首，肩，肘，手関節，指，脊椎，膝関節の異常可動性をチェックしてもらうべきである．関節の異常可動性は全身，局所を問わず筋肉症状の要因となるからである（第7章を参照）．ガーデニング，スポーツ，タイプなど音楽家の日常生活における演奏以外の動作も，障害の要因となり得る．私たちの患者の中には自転車のハンドル操作で母指痛が増強した例があるし，過去の頚椎捻挫が首・肩甲帯の違和感をきたした例もある．外傷の後でジストニアが発症することもある．楽器に関連する病歴に注意すべきである．

- 最近楽器を変えなかったか？　リュートとギターを変えると，これらの楽器は柄の部分の形状が違うため，演奏者は再コードせざるを得ず障害が発生する．
- 新しい楽器に替えた場合，大きさと重さが以前のものと異ならないか？
- 新しい楽器は体に負担にならないか？　たとえば四弦ギターと五弦ギターでは弦の張りの強さが異なるし，新しいピアノはアクションが固い．
- 奏法が変わらなかったか？
- 演奏曲目が変わらなかったか？
- 新しい技術に挑まなかったか？　あるトップランクの演奏家はハープシコードの奏法を取り入れようとして，一時的なジストニアを発症した．

音楽家の演奏の様子はどこででも検討することができる．必要なら演奏をビデオで撮影して，痛みが起こる時の様子を記録することが可能である．リハーサル会場やスタジオに足を運んで演奏の様子を見ることができれば理想的である．練習の開始とともに，終了時の様子を見ることも重要である．

結局，演奏者の体が楽器に適合しているかどうかを，筋力や筋肉の持久力，心血管機能を含めて評価することが必要である．体が楽器にフィットしているというのは，演奏行為そのものだけでなく，演奏会，レコーディング，教育，演奏旅行などで辛く厳しい練習に耐え得ることも含めている．こうした点について学生が注意を受けることはほとんどないが，彼らは診療所で演奏時に体と楽器がフィットしているかどうかについて，説明を受ける機会をもつべきである．

管楽器
——クリストファー B ウィン・ペリー

フルートは肉体にとっては悪魔と言えるほど問題の多い楽器である．左示指のMP関節は楽器の重さを支えるために過伸展しなければならない．フルートを肩より低い位置で保持するのは，肩，首，左前腕の緊張を減らして長時間楽器を水平に保つためである．しかしこうすると右手が次第に落ちてゆき，フルートが傾いて頚部の右側の筋肉に機械的ストレスをかけてしまう．ノリス（Norris 1993）はフルートの吹き口部分を曲げることでフルートの保持姿勢を安定させ，右肩をリラックスさせている（図2）．彼はまた，フルート奏者の母指がフルートの重量を支えるだけでなく，他の指がキーを押さえる力に抗したり，全てのキーを押さえず開放したまま演奏するオープン・ポジションでフルートが不安定になるのを防いでいる，としている．フルートはキーの軸になっているロッドのオフセット・ポジションで不安定になる．この不安定性は，右の母指と小指がフルートを把持する力を増して，楽器と顎の間の圧力を高めることで防止できる．ボーペップ（Bopep）サム・サポートは，フルート底部の母指の当たる部分を凸面から凹面に変えることにより，母指に加わる力を広範に分散させる．しかしノリスはオープン・ポジションでキーが開放になる際にフルートが回転してしまうことに気づき，これを防止するための装具を工夫している．この装具は滑り止めのコルクが付いた金属製クリップでフルートに固定され，金属の柄に付いたスポンジ状のパッドが母指にフィット

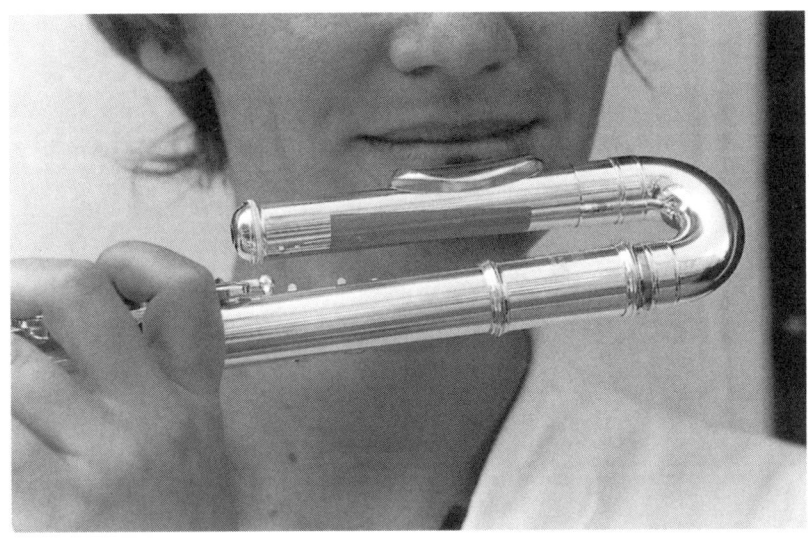

図2 弯曲したフルートの頭部管は首や肩の緊張を和らげ，短い腕にかかる負担を減らす．（All Flute Plus, London の厚意による）

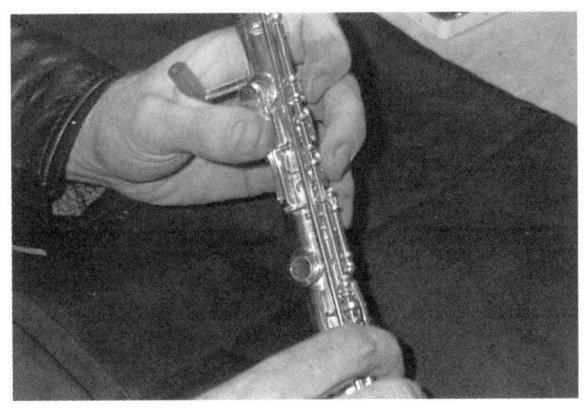
a

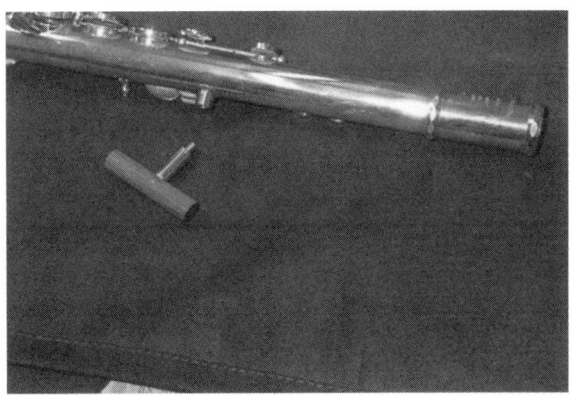
b

図3 フルートの補助具は示指の橈側指神経への圧迫を和らげ，示指 MP 関節の位置を変える．（All Flute Plus, London の厚意による）

して圧力を分散させるとともに，フルートの回旋を防止するものである．左示指は過伸展位のまま突起部でフルートを支えるため，指神経を圧迫することが珍しくない．ノリスはスポンジ状パッドが左示指の基底部を支えるフックによって指への圧迫を和らげ安定性を増しているが，他のタイプの装具も有用である（図3）．

ヴァイオリン

ヴァイオリン演奏で最も問題になるのは，（楽器保持のために）左肩を前方に突き出す動作が僧帽筋をはじめとする肩周辺の筋肉を疲労させるだけでなく，左腕や左手の痛みの引き金になることである．ヴァイオリンの肩当てと顎当ての使用は，肩を突き出して首をヴァイオリンにもたれかけさせる傾向を

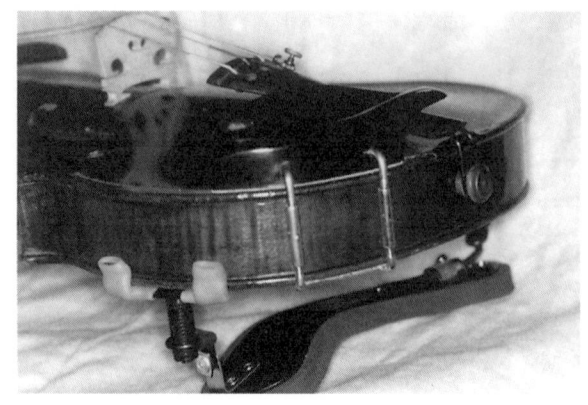
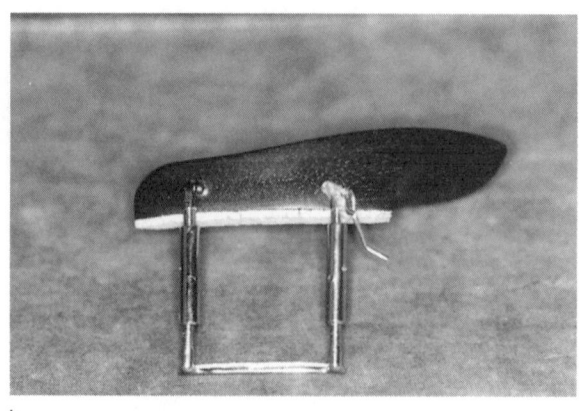

図4 長い首をもつヴァイオリン奏者のための肩および顎当て補助具（JP Guiver & Co., London の厚意による）

和らげる一般的な方法である（図4）．長い首のヴァイオリン奏者が顎と鎖骨部分の距離が長いために，上肢の問題を起こしやすいことはよく知られている．ヴァイオリン奏者は楽器が自分の身体にフィットするまで，さまざまなことを試みるべきである．長身のヴァイオリン奏者には，市販の肩当てや顎当ては適さないことが多い．そうした場合には本人の体型に合わせた特注品が薦められる．ヴァイオリン奏者でアレクサンダー・テクニックの教師でもあるベンハム（Benham）は，こうしたグッズについて解説している．私たちのクリニックでも，カスタム・メイドの肩当てと顎当てを装着したところ，症状が劇的に改善した例を経験している．左手関節の過度の伸展は手指および手関節の屈筋を緊張させる．同様に，左肘の内側へのスイング動作は手指と手関節を緊張させる．ヴァイオリンの駒に平行（つまり弦に垂直）な弓の動きを続けると，過度に右腕の緊張を強いることになる．ヴァイオリンを弓で弾く際に右肩を突き出すと，首や肩の筋肉の緊張や疼痛を起こしかねない．

弦楽器の初心者は弓を必要以上に握る傾向があり，これが母指痛や，手指および手関節の屈伸筋の起始部の疼痛を起こす．次の節では，サイモン・フィッシャー（Simon Fischer）が両腕のバランスの必要性を強調している．弦楽器の優れたボウイング・テクニックは，腕の機能を余すことなく自由に使用させるものである．窮屈な弓の技術は汚い音を出すだけでなく，腕に緊張をもたらし疼痛を起こす元となる．

ヴァイオリンを楽に演奏する技術
——サイモン・フレッシャー

多くの演奏家は，楽に弾けてしかも良い演奏ができるはずだと思いながら，どうすればそれが実現できるかがわからぬまま苦しんでいる．ただひたすら毎日練習を重ねてもその答えが得られず，袋小路に入り込んだまま抜け出せずにいる者もいる．

ヴァイオリン奏者が腕や手指に緊張を感じる場合，多くの互いに関連した要因によることが多い．これらの要因は漠然としていてはっきり目に見えるものではないが，演奏の中で連鎖反応のような緊張を生み出している．また原因は異なっても，緊張の連鎖反応が同時に起こるため，総体的に著しい緊張が生まれてしまう結果となる．多くの場合，身体に過度の緊張を強いる技術は矯正されるべきだが，演奏のための技術が素晴らしいものであっても身体には説明できない緊張を強いることがある．

ヴァイオリンの奏法は"技術"のモザイクである．

鍵盤楽器での5つの音を出すためには，事実上同じようなキーの押し方をすればよい．しかしヴァイオリンで同じ5つの音を出すためには，おのおの全く違った音の出し方をしなければならない．最初の音を出す際には弓を弦にそっと当て，弓の動きの緩急や圧力の強弱を調整しながら弦を弾く．2番目の音を出す際には，弓の動きよりも弦を押さえる指の位置を変えることに集中しなければならない．3番目の音では弓を違う弦に移動させると同時に弓の方向も変え，左手の弦を押さえる位置も変えなければならない．このように，ヴァイオリンでは音が移るたびに違った動作が続いてゆく．

ヴァイオリン奏者の初心者でもプロでも，簡単な曲でも難曲でも，ヴァイオリンを弾く技術そのものはほとんど変わらない．普通の弾き方をしないヴィルトゥオーゾ（名人）を別にすれば，"簡単な"曲では同時に連続して異なる技術が使われることは少ない．しかし"難しい"曲では多くの技術は同時に，しかも素早い動きの中で使われる．

世界的なヴァイオリン教師のドロシー・ドゥレイ（Dorothy DeLay）はかつてこう語った．「どうして人々が，単純に見えることにこうも興味を抱くのかわかりません」．彼女が弾くヴァイオリン曲には協奏曲などの大曲も小品も含まれるが，いずれも初心者用小品と同じ"基礎的技術"で成り立っている．協奏曲は初心者向け小品より一千倍も難しいだろうが，基本的にはどちらも同じ言語で書かれているのである．

演奏のメカニズムは，音楽的表現のように漠然としたものではない．"芸術性""音楽性""表現""コミュニケーション""才能"といったものは，数量化や定義が困難な，不明瞭な世界に属している．しかし演奏における身体運動に関しては——現実に手と弓と弦がどのように関連して演奏されるかについては——全てを明確に述べることができるし，教えることも改善することも可能である．

弦楽器の奏法の鍵はバランスについて考えることである．レオナルド・ダ・ヴィンチ（Leonardo da Vinci）の言う"神がかった均整"こそが音の強弱，イントネーション，テンポなどの音楽の基本要素にとって重要なのである．演奏のひとつの動きについてさまざまな点でのバランスを考えるようにすれば，実に多くの考えが洪水のように溢れ出て，たとえ奏法の解決策など知っていなくても教師に教わるよりずっと多くのことをひとりで学ぶことができる．演奏のどんな側面も，音楽の内容でも奏法でも，バランスという言葉で表現することができる．あらゆる点が常に問い直されなければならない．あるテンポで弾くには指の上げ下げの速度をどうすればよいか，弦への圧力と弾く位置に応じて弦を弾く速さをどうすべきか，ヴィブラートの速度と幅はどのように違えるか，スピッカートの高さと長さはどうか，等々である．ヴァイオリンの持ち方，手指や弓の楽器における位置は新たな問題であり，次の項で述べる．

実際の例

楽器の練習と筋力訓練はほとんど無関係である．筋肉は脳の指令どおり動いているだけなのだから，演奏に関して罪はない．文学的表現を借りれば，演奏は"全て心の中にある"．ここで楽譜を読む場面を想像してみよう．楽譜を読んだだけではイントネーション，音，リズムなどに多くの間違いを犯してしまうだろう．そのあと2時間練習すれば，かなり流暢に演奏することができるようになるはずである．そこで何が変わったか？　肉体的には何も変わっていない．1カ月ジムに通って筋力訓練を行った場合とは全く違うはずである．変わったのは，どう演奏するかという心象が形となって現れたことである．このようにして演奏技術は形成され，改善されてゆく．変わるのは筋肉の強さではなくて，筋肉の陰にあってこれを動かす思考回路なのである．

自分の演奏を変えたければ，演奏に関する考えを変えることである．教師の重要な仕事は，演奏に役立つ考えを教えたり示したりするだけでなく，有害な考えを止めさせることである．問題はこうした有害な考えがすでに捨て去られたと思い込んでも，実際には演奏に影響し続けていることであり，教師や

生徒がどんなに注意深くしていてもどこかに潜んでいたり，単に顧みられないだけのことが多い．

私の初期の生徒である9歳の男子は，8年間でpoor Grade 1 から poor Grade 5 に進歩した．彼は常に弓を持つ腕を"木偶（でく）の棒のように"固くしており，才能ある弦楽器奏者のようにボウイングに注意を払うことをしなかった．彼のボウイングは何の進歩も見せなかったが，難しい曲を弾けるようにはなった．しかし相変わらずボウイングも演奏も木偶の棒のままであった．

しかしついに彼は演奏がなぜ上達しないかに気がついた．**彼はいつも弓はまっすぐに動くものだと思っていたのである**．そのために本当の意味でのヴァイオリンの弓のストロークができていなかった．弓のストロークは曲線的で弧を描き，たとえ演奏者が自覚しなくても弦の**周りを動く**ものなのである．

おそらく彼が最初に目にしたヴァイオリンの演奏で実際に弓が直線的に動いていたため，そのように弾くものと誤解したのであろう．あるいは彼の最初の教師が，弓をヴァイオリンの駒と平行に動かさせるために，弓を直線的に動かすよう教えたのかもしれない．原因はどうであれ，この誤った考えが彼の心の陰に潜んでいて演奏のためのどんな努力をも無駄に終わらせていたのである．

ボウイングが緊張したり不具合であればどんなことが起こるか．これを示したければ，弓を"まっすぐに"動かしてみればよい．そうすれば驚くほど不自然な演奏となることは一目瞭然である．多くの演奏者はたとえ直線的なボウイングでも自制力と注意力によって，高いレベルの演奏ができるだろう．しかしその演奏にはどこか緊張していて，"何かおかしい"印象がついてまわるはずである．

最近，おかしな左手の動きをする別の生徒がやってきた．指の動きが遅いのでいろいろ指導してみたが，才能がないように見えるだけだった．やがて，彼女が左手の指同士は決して接してはならないと思い込んでいたことが判明した．このために彼女の左手はおかしな格好をし，指も速く動かなかったのである．彼女は指同士が接してはならないという思い込みと，私の指導とを同時に実行しようとしていたのであった．

音色づくりには，発想を転換して右手をリラックスさせる必要がある．驚いたことに，弓の毛を張った部分が弦を擦る際，弓の速さと圧力のバランスがどれほど音に影響するかを知る演奏家はほとんどいない．これは彼らが美しい音を出せない，ということではない．優れた演奏家は弦楽器に関する生来の勘をもっており，演奏のためにそうした知識は必要ないからである．しかし，もしも彼らが弓の速さと圧力のバランスに注意を向けて演奏すれば，演奏面でも安全面でも驚くほど有益なことがわかるだろう．

もうひとつ重要なのは弛緩ということである．筋肉は収縮と同数の弛緩を繰り返している．これはコンピュータにおける2進法を考えるとわかりやすい．コンピュータでは全ての情報が1か0，つまり"オン"か"オフ"で表現される．同様に，演奏時の左手指の使い方は筋収縮を表わす"1"という数字と，筋弛緩を表わす"0"で表現することができる．

たとえば"10101010"といったパッセージを例にとって見ると，これはひとつひとつの筋収縮がその直後の弛緩を挟んでつながっていくことを表現している．それとは別のパッセージ，たとえば"101110111110"と表現されるものを見てみると，弛緩の頻度が十分かどうかという問題が出てくる．しかし"11111111"のように1だけがあまりに長く続き過ぎるようになると，手の緊張は避けられない．どこで弛緩するかを見つけること，あるいはもっと言えば，演奏のどこで弛緩したり"演奏しなかったりするか"という観点からヴァイオリン演奏に対するアプローチを始めることは，演奏者がリラックスして演奏することを助ける近道であると言うことができる．

意識的制御と自動制御の相違

演奏者が楽器演奏時にどれほど腕や手指を"意識的に"コントロールできるかは，その奏者の達している音楽および技巧レベルによって異なる．ヴァイ

オリンのように複雑で微妙な楽器を全て意識的コントロール下で弾くことは不可能だが，私たちの体はうまくできていて，実際には（無意識的に）弾くことが可能である．自律神経はスーパー・コンピュータであり，私たちの中の音楽的イメージに瞬時に反応して，意識下ではとても真似できない筋肉の素早い動き，あるいは滑らかで流暢な動きを実現してくれる．

簡単な実験をして見よう．多くの人は口笛を吹いた直後に，同じ音符を声で歌うことができる．（短時間に）1/100 mmのスケールで唇や声帯の形を変えることができるのは奇跡的でさえあるが，これは"私たちが"意識的にそれをコントロールしようとしてもとうていなし得ぬことである．

偉大なピアノ奏者のアルトゥール・シュナーベル（Artur Schnabel）は，演奏家というものは100%"内なる人"であると同時に100%"外なる人"でなければならない，と語っている．演奏で意識下のコントロールが残っていたり，1音1音慎重に奏法を確かめたりする時でも，同時に私たちは音楽の中のドラマや表現に集中し，身体運動によって自分の思い描く音楽を演奏で表現しなければならない．

演奏のわずか1秒間であっても，脳は弓を持つ手の筋肉に数千の指令を送っている．同じ間に意識下ではひとつか2つの信号しか送れない．演奏者は自律神経の命令によって弓を持つ手を制御しているのであって，そうした調整を意識的に抑えたりはしない．演奏者は音楽に集中しなければならず，技術が劣っていたとしても右手の（自動的な）反応が対応してくれるものである．

肉体面では努力は報われる．釘をハンマーで打ちつける時，力強くしかも速く打てば仕事はそれだけ早く終わる．精神面では逆が真実になる．努力は損である．熱心にやろうと"しなければ"しないほど，全てが実現する．1997年のウィンブルドン大会準決勝でマイケル・スティック（Michael Stich）が全英チャンピオンのティム・ヘンマン（Tim Henman）に圧勝した時のテレビ解説は，スポーツとヴァイオリン演奏がいかに似ているかを語ってくれた．ヘンマンはそれまでの試合で素晴らしいプレイを見せた．彼のテニスには風格があり，頭脳的プレイと大胆なショットで着実に得点を重ねた．この試合でも彼は同じショットを見せたが，長いか幅広いミスショットを繰り返した．コメンテーターはこう指摘した．「ティム・ヘンマンは頑張り過ぎている．テニスには感覚的に動くレベルがあるにもかかわらず，彼のように頑張ったら全てのプレイが意識的に動くレベルになってしまう．彼は我を忘れるべきだ．彼はひたすらボールに向かい走って打つべきで，結果を気にせずに打球を楽しむ感覚を思い出さなければならない」．

メンタル・リハーサル

メンタル・リハーサルは，最初から最後まで自分の思いどおりに演奏できることを思い浮かべるもので，この間身体は本人が内面のビデオを見ているかのように実演さながらの反応を示す．単なる"意欲"や楽観的態度だけでは不十分である．詳細を映し出す映像が必要で，そこに身体の動きや音楽のドラマ，表現，音色，リラックスの状態などが記録されていなければならない．

メンタル・リハーサルの魅力は，演奏者の内なる目で本人の演奏の長所と短所を実演同様に正確に知ることができる点にある．たとえばある特定の音符やフレーズを演奏すると決まって手がこわばってしまう場合，演奏をイメージするだけで自分が緊張するのがわかる．これは演奏を"実行する"脳の"コンピュータ・プログラム"のようなものに直接アクセスできるからである．メンタル・リハーサルで演奏のイメージを変えれば，実際に楽器を手にとった時に演奏が変わっていることに気づくはずである．

演奏家として成功している者のほとんどが，メンタル・リハーサルを行っている．彼ら自身はそれがメンタル・リハーサルという名の行為であるのを知っているとは限らないが，列車の中でも，風呂場でも，ベッドの上でも，通りを歩いている最中でも，ことあるごとに心の中で演奏することを楽しみ，自分の演奏像を調整し洗練させてゆく．このため本番

直前の演奏家はしばしば，ちょっと冷淡でうわの空のように見え，ひとりにしておいて欲しいと要求するのである．

ヴァイオリンおよびヴィオラ奏者はなぜ緊張の危険にさらされるのか？

1. おそらく楽器固有の問題として，左手を柄の部分に置かなければならないためである．ヴァイオリンおよびヴィオラ奏者は，（指が弦に届くために）左前腕を外旋させるという，異常な姿勢を強いられる．これに比べると，オーケストラの他の楽器は腕も手もずっと自然なポジションでいられる．ヴァイオリンを前に出すと前腕の外旋はますます大きくなる．手が楽器の正しい位置に置かれ，楽器の身体に対する角度も適切であれば，演奏はずっと楽になるはずである．ヴァイオリンが不必要に前に突き出され，前腕が過度に外旋すると，手関節と手指に緊張が生じる．

2. ヴァイオリンとヴィオラのもうひとつの特有の問題は，楽器が鎖骨と顎の間で支えられることである．顎を押し下げてヴァイオリンを支えようとすると（同時に肩を押し上げているが）単純きわまりない罠にはまってしまう．首がアンバランスな状態で固定されると，緊張は肩に広がり，さらに腕や背部にも及んでゆく．首を自由に保つことはアレクサンダー・テクニックの基本的教義である．首が自由でなければ，これだけでバランスのとれた姿勢やリラックスした楽な動作を続けることが困難になってしまう．

3. 指で弦を押さえる際は，緻密さと高い感受性をもって行い，（適切な音を出すのに必要十分な）できるだけ弱い力で押さえることである．弦はフィンガー・ボードに指が触れるまで押さえつける必要はない．弦を強く押さえ過ぎると，楽器の柄の部分を締めつけるように握る結果となる．これは必然的に母指の圧力を増す結果となり，母指と他の指とが不合理に作用し合うことで自然な動作が失われてしまう．

ヴァイオリンやヴィオラ奏者に緊張をもたらす要因は他にもあるが，上記の3つの例だけでも問題がどこにあるかが容易にわかるであろう．ヴァイオリンを前方に出し過ぎて左前腕を過度に外旋したり，顎当てに顎を強く押しつけて頸部に潰瘍や膿瘍を発症したり，指で弦を強く押さえ過ぎて胼胝（タコ）ができる等々，毎日多くの問題が発生し続けている．

障害を起こし得る技術の領域

以下に挙げるのは演奏者に緊張を強いる一般的な技術である．ほとんどの演奏者はこのリストにあげたいくつかの項目が自分にも当てはまることがわかるだろう．むしろ自分に"当てはまらない"項目は極めてわずかしかない者のほうが多いであろう．

- **基本姿勢**：姿勢に欠点のないヴァイオリン奏者は稀である．年齢を問わず，また有名無名にかかわらず以下の点が重要である．
  ―体重を床や坐骨に自然にかけ続ける"グラウンディング"を行う．
  ―股関節を前方に開き過ぎないこと．これは多くのヴァイオリン奏者に見られる．
  ―前方に"屈み"過ぎないこと．横隔膜の高さで前屈すると，上背部の前屈と肩を後方へ引き込む動作を誘発する．
  ―頭部が頸椎上で安定した位置にあること．固定したままではいけない．
- **ヴァイオリンと演奏者の角度**．多くの演奏者は腕の長さに不釣合いな角度で弾いている．腕が長い場合はヴァイオリンを左寄りに持つ．短い場合は右寄りである．
- **ヴァイオリンと床の角度**．もうひとつの問題はヴァイオリンの上端（うず巻き部分）を低くし過ぎて，楽器が床に対して大きく傾くことである．
- **ヴァイオリンの傾き**．ヴァイオリンがその軸を中心に時計回りに傾き過ぎると，高音弦が弓で

弾きにくくなり音が弱くなる．ヴァイオリンが水平になり過ぎると，低音弦を弾くのに余分な労力が必要になる．

- **顎当ての位置**．腕の長い演奏者が顎当てをヴァイオリンの中央に置くと，右上腕の動きが制限される．短い腕の奏者が顎当てをヴァイオリンの左寄りに置き過ぎると，弦の端が届かず右腕を緊張させる．
- **顎当てを顎に正しく当てること**．顎当てに顎を正しく当てるかどうかは大した問題ではないように見えるが，この影響は極めて大きい．
- **ヴァイオリンの柄における手の位置**．手の小さい演奏者がフィンガー・ボード上で低音域に手を置き過ぎるというのは稀だが，手の大きい奏者が高音域に手を置き過ぎることはよく見受けられる．
- **フィンガー・ボードにおけるMP関節の屈曲角**．指尖部が弦に触れる際，MP関節の屈曲角は大きくなる．指尖部が手掌側から離れるほど，つまり指尖部が母指に近づくほどMP関節はますます屈曲してゆく．指尖部が手掌側に近づくほど，MP関節の屈曲角は減少する．
- **MP関節と肘の屈曲角を不良にする指尖部の不良な位置**．指尖部が弦を押さえる位置は他の要因に直接関連するので，最も重要な問題のひとつである．
- **母指の知識**．多くの演奏家にとって，母指に関する知識を見直すことは症状改善のいとぐちになる．実際には母指が最も長く，他の指同様3つの関節をもっていることが理解できれば，手を自然にリラックスさせることは容易である．
- **母指と示指による握り**．左母指のIP関節と示指MP関節の間をあけることは極めて重要である．どんな握り動作も手を固定することになるからである．
- **左手のポジションを低音ではなく高音を弾く指に合わせて決める**．これは矯正が難しいが，実現すると演奏者に多大な利益をもたらす．
- **指をMP関節から動かす**．左手指は手掌部を固定したままMP関節から動かすべきである．
- **指先の圧力**．指が弦を押さえる圧力は**必要最小限にすべきである**．弦を押さえた直後に多少力を抜くとよい．指を弦に当てたら"押さえつける"のではなく，"力を抜く"のである．指を強く押えつけ過ぎることはしばしば見られるが，演奏の障害になることが多い．
- **指を一緒に握ること**．人によって手は違うのだから，指の間の距離もさまざまである．演奏中ほとんど指同士を離している者もあれば，指をくっつけて演奏する者もある．休止中に指同士が押し合うのを止めることは重要である．指尖部のどの部分で弦を押さえるかは，指同士の距離を決めるので重要である．
- **指の高さ**．速いパッセージを弾くほど，指は弦に近づいたままとなる．指を高く挙げるとエネルギーが2倍も3倍も余分に必要になって，速いパッセージが弾けなくなってしまう．オーケストラ奏者が指を高く挙げ過ぎたまま，1日6時間も交響曲の速くて難しい部分に費やすと，極度の疲労で障害の危険が高まる．
- **ヴィブラートのメカニズム**．ヴィブラートの技術で最も問題になるのは以下の点である．
  ーヴィブラートでは手が一方向のみの運動を行うこと．
  ー指が弦を押さえる圧力は，手が奏者から離れる方向に動く場合は強く，近づく方向では弱くなる．
- **左手関節**．低音域を演奏する場合は，左前腕と手背がPIP関節に至るまで一直線となっているのが理想的である．弦から指が離れて開放されたら，手関節は素早く元のポジションに戻らなければならない．
- **左上腕**．左肘の最良の位置は**手指が弦に届くために決まるものであり，それ以外にない**．
- **左肩**．首が非常に短い奏者は別として，ヴァイオリン単体で鎖骨と顎の間のスペースを埋めることはできない．ヴァイオリンを保持するために左肩を挙げ，そのための緊張を持続させるこ

とが上級奏者でも一般的である．左肩を長時間挙げておくことは，顎に加わる圧力同様に左上腕の緊張を高める．
- **弓における右母指の位置**．弓を持つ時の母指の位置は，演奏者から見て母指の左側（橈側）が弓の木の部分に当たり，右側（尺側）が母指当てに当たった状態である．母指の圧迫力は常に必要最小限とすべきである．
- **弓の把持法**．示指と母指の位置関係．合理的な弓の把持法では中指は母指と相対する位置にあるが，演奏者から見て手の中央線よりわずかに左寄りで，その結果示指が母指から離れた位置にくる．
- **弓における小指の誤った位置**．小指は弓の重量バランス，特に弓の下半分と上半分の重量バランスをとる役割がある．
- **弓の傾き**．弓の毛のどの部位が弦に当たろうとも，弓の傾きに注意を払う演奏家はほとんどいない．毛の平坦な部分を弦に当てて弾くと，半分の力で2倍の音を出すことができる．
- **前腕の回旋**．ひとつの弦から他の弦に移動する際に，上腕の垂直運動が重要な役割を果たすが，手と前腕も作用している．
- **全ての動作を最小にする**．これは両手の動きを最小限にとどめる，という意味である．身体のある部位で動作が行われる場合は，他の部位が不必要な動作をすべきではない，ということである．

回復のための第一歩は演奏技術を詳細に徹底的に調べることである．演奏の衰えに苦しむ演奏家の多くは，単なる技術の問題，つまり身体運動の問題が原因であり，すぐに矯正できるものである．技術の矯正に遅過ぎるということはなく，どんな年齢でも，どんな演奏レベルでも，技術を磨き直して合理的な奏法に近づくことができるのである．

ギター
――クリストファー B ウィン・ペリー，ジョン・ウィリアムス

世界的ギター奏者のジョン・ウィリアムス（John Williams）は，ギターの演奏技術を矯正することでいかに筋肉の問題を解決し，美しい音を出せるかを力説してくれた．彼は父親に感謝している．その父親はオーストラリアと英国で有名なクラシック・ギター奏者兼教師であり，少年時代のジョンに正統的な奏法を教えてくれた．彼は日常生活の動作同様にギターを演奏して，リラックスしたまま最小限のエネルギーで思いどおりの演奏ができた．

ギターの演奏技術は長年工夫されてはいるが，基本的には不自然なものである．ここに技術と自然な動作との矛盾がある．たとえば音階演奏は自然な運動だが，三度の和音は不自然である．ギターをかき鳴らす場合，手は自然な形で上下する．1本の指が伸展した後に屈曲して1本の弦を弾くのは自然な動きである．しかし数本の指が1本の弦を同じように弾くとなると，不自然になってしまう．右手を上下させてさまざまな音色と音量で弦を弾くために，あるいは左手がフィンガー・ボードのどの部位にも楽に届くために，演奏者は左脚でギターの太い部分（バット butt）を乗せて楽に弾けるように座る（図5）．

左手指の弦に沿う運動や，右手指が上下に弦を弾く運動を除くと，ギターにおける手指，手関節，腕の運動は音楽と関連してはいるものの不自然なものである．この点は他の楽器と異なっており，たとえばヴァイオリンは弓が左右に動くし，ピアノでは腕全体が運動するが，ギターではほとんど体は動かない．ヴァイオリン奏者やチェロ奏者の左手のポジションはギター奏者より楽である．ギターの太い部分（バット）に右肘を置いて休めることは音楽と無関係で，静止した状態である．

指の運動は極めて小さく限定されている．サイモン・フィッシャーが指摘しているように，どのような演奏でも不自然な姿勢や手のポジションが見られる．心理学的背景も存在することが多い．ルネッサンス期には単音が母指と示指と中指以外の指で演奏されたため，母指を降ろして他の指を上げる動作が一体となって自然なリズムで行われた．しかしクラシック・ギターの奏法には自然なリズムはなくなっている．この技術は音のコントロールや均一さを保

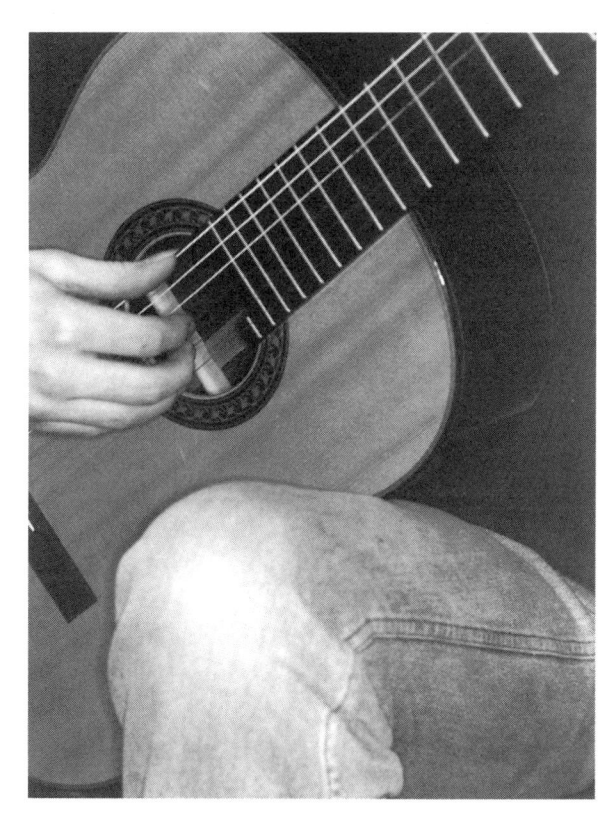

図5 ギターを弾きやすい位置に据えるために左脚を上げたポジション

つにはよいが，手関節の静止したポジションは不自然であり，指の運動はPIP関節が主体でDIP関節がわずかに屈伸し，MP関節はほとんど動かない．ピアノやヴァイオリンと違い，ギターでは上肢も胴体もほとんど動きがない．

　ギターでリラックスしたポジションを得るためには，技術だけでなく精神的なアプローチも必要である．ジョン・ウィリアムスは少年時代に，肘を曲げたまま腕を固定し，首と肩を丸め，大人に飛びかかりそうな姿勢で座っていた．父親がなぜそんな座り方をしているのかと聞くので，音楽を聴いているのだと答えた．そこで父親は，そんな座り方はネガティブで緊張を減退させてしまうものだと言った．今でもジョンは自分がこのポジションをとっていることに気づくと，直ちに姿勢を正してもっと自然なポジションに変えてリラックスするのである．

　ジョンは自分がこれまでの演奏生活で筋肉の問題を起こしたことがないのは，こうした姿勢を自ら正すことを続けた結果，精神的にも肉体的にもリラックスすることができたからだ，としている．ギター奏者は左膝の上にクッションを置く場合でも，左足を足台に乗せることが多い．楽器の位置に応じて胴体をやや捻らなくてはならない．ギター演奏におけるこれらの特徴のために，練習や演奏の合間にこまめに姿勢を変えることが不可欠である．ジョンは一度に30分以上の練習はしない．最後の1小節を練習し終えると，彼はギターを置いて腕，首，胴体のストレッチ体操を行い，演奏で静止していた間のストレスを和らげるとともに演奏中とは逆の姿勢をとる．それから歩き回り，参考資料を読み，コーヒーを飲み，電話をかけてから楽器に戻る．彼によると2時間半の練習に合計4時間を費やし，1時間半の練習の場合は3時間を使うという．緊張を避けるため，彼は計画的に練習することをしない．15分間音階を練習し，15分間ストレッチ体操を行い，2時間曲中の難しい部分を一定速度で繰り返し練習するなどという方法は間違っており，事態を悪くするだけである．練習はさまざまなヴァリエーションがあり，しかも楽しいものでなければならない．もしも今の練習がそうでなかったら，楽しく練習できる方法を見出すべきである．毎日4時間も地獄のような練習をすべきではない．練習をもっと柔軟で楽しいものとする重要性は，音楽家が一生の間練習に明け暮れることを考えれば明らかである．肉体的および精神的問題は，不合理な奏法やウォーミング・アップおよびクーリング・ダウンの不足，一度に長時間練習すること，精神面でリラックスしきれないこと，演奏への恐怖感，積極的思考の不足からくるものである．私たちはスポーツの体操メニューについても検討した．ジョンは，ギター演奏で重要な協調運動は，スポーツのゲームでも養うことができる，としている．彼によればコンタクト・スポーツは慎むべきで，彼自身はウォーキングやテニス，卓球を好むという．天気の悪い日に限って10分間ほど自

転車式のトレーニング・マシーンで過ごす．ルネッサンス時代の彼の先祖は，長い回廊で運動や談笑をしたのであろう．ジョンは教師たちが彼の父親を見習うべきだ，とも言う．ギターが不自然な楽器であるため，教育が演奏技術に集中しがちであるが，このことが解決よりもむしろ問題を生じている．ジョンの父親は2本の指の動きを，自然なリズムに乗った自転車をこぐ運動のようにイメージすると良いと述べた．ギター奏者はピアノ奏者や管弦楽器奏者同様，ジストニアに苦しんでいる．指が屈曲したまま戻らないのである．他の指は同時に伸展している．ジョンはジストニアを発症した3名のギター奏者を知っており，そのうちのひとりは演奏活動の初期に発症したという（第14章参照）．

演奏者の位置は重要である．この位置は練習と本番で異なり，本番では聴衆が低い位置にいるので演奏者をよく見ることができる．演奏者側からは聴衆を見下ろすことになり，首や肩に機械的ストレスをかけるので，演奏する音も悪くなる．

姿勢は以下のとおりである．左膝は90°屈曲する（図5参照）．股関節は90°以上屈曲し，足は平たいままである．右下肢が邪魔にならないようにする．ギターの弯曲部を左側に，バットの部分を右側にする．右肘は軽くギターを支え，楽器を左胸に押しつけるために胴体を捻る必要がある．特に静かなパッセージでは，肘の筋肉の緊張をわずかにすべきである．左手関節は軽度屈曲だが，第5ポジションでは伸展する．ジョンの父親は弦を弾く指は自然な形をとり，屈曲気味の手関節に抗さなければならない，としている．手関節の屈伸による機械的ストレスを避けるべきなのである．

最後に，演奏における不安はある種の自負心からきているとジョンは言う．自分のイメージを守り不評を避けるために，常にベストを尽くさねばならないという信条から，神経質になってしまうのである．ギター奏者がとるべき態度は，音楽の演奏を楽しみ，聴衆とそれを分かち合うことに喜びを見出すことであり，独りよがりな旅を続けることではない．

チェロ

チェロ教育界の長老であるジョアン・ディクソン (Joan Dickson) は，体の運動が自由で制限されることなく，バランスのとれた姿勢で首や背中に緊張がなければ，チェロの演奏は全く問題なく行える，と述べている．全ての筋肉が必要以上に緊張しないからである．運動では常に筋肉の収縮と弛緩が繰り返される．チェロの上部と演奏者の胸の間には拳がひとつ入る空間をとるべきである．弓を母指で強く握り過ぎると，母指だけでなく肘に広がる痛みを起こすことがある．多くのチェロ奏者，特に学生は弾いている間中必要以上に力を入れ過ぎており，このことが手関節や肘の痛みを起こしている．チェロ奏者の中には感情の起伏に応じて肩を高く挙げたまま，長時間引き続ける者もいる．他のチェロ奏者はチェロを全身で覆い隠すような姿勢をとるが，こうした姿勢は首，肩，腰の痛みを起こす．全ての弦楽器奏者は最小のエネルギーで最大の腕の運動効果をあげるよう努め，橈骨よりも上腕骨を回旋させることを好む．この姿勢の方が腕の運動を力強く自由にでき，しかも肘屈筋の緊張が小さくて済む．

技術
——クリストファー B ウィン・ペリー，バーナード・ゴレゴリースミス

バーナード・ゴレゴリースミス (Bernard Gregor-Smith) はリンゼイ四重奏団のチェロ奏者として世界的に知られている．彼は長らく，筋骨格系の問題を避け美しい音を出すための，正しい奏法の教育にも関わってきた．

[一般的な姿勢]
椅子に座ってチェロを弾く際にまず重要なのは，椅子の座り方を知ることである．チェロ奏者は平穏な姿勢と，感情が高ぶって力がみなぎっている姿勢の中間の，バランスのとれた姿勢を見出さなければならない．忘れてならない重要なことは椅子の高さであり，これは演奏者の身長に関係する．椅子の座面は水平であるべきで，前方傾斜は良いが後方傾斜

はいけない．座面の高さは膝の高さを超えないようにする．

バランスのとれた姿勢は脊椎にとり最も自然で，胸郭を最大限自由にして規則的な無理のない呼吸を可能にする．胴体をチェロに向かって傾け，胸で楽器の重さを支える姿勢は自然に感じられるが，悪い姿勢はチェロ奏者の腰痛の最大の原因である．

チェロの床からの高さと，床への角度には未だに議論がある．多くのチェロ奏者がチェロのエンド・ピンで調整するが，身体に機械的ストレスをかけないバランスのとれた姿勢にはいくつかのヴァリエーションがある．

人間の腕は器械の結合したレバーに喩えることができ，互いに異なる軸と運動面をもっている．手と前腕は上腕の動きで移動するため，腕の運動の自由は上腕の動きにかかっている．腕の運動は筋肉の作用によるが，興味深いことに関節を動かす筋肉の多くは隣の関節にもまたがっている．上腕は強さと高い自由度の双方をもっている．この素晴らしいメカニズムがレバーをさまざまな平面と角度で動かすのだが，その運動パターンは数えきれないほどある．弓を持つ腕の作用を理解すれば，どんな練習が必要で，どんなものが不要であるかがわかるものである．

[右腕]

右腕の動かし方は弦楽器の演奏で最も難しく，しなやかさやリラックス，腕の重量と密接なつながりがある．全ての演奏技術は腕の自然法則に基づいて，すぐれた芸術表現を目ざしている．筋肉の強さではなく腕の重量自体を調整することが可能である．肩の筋肉の作用によって，腕の重量を重くも軽くもできるからである．大きな音量を出したければ肩の筋肉をリラックスさせて，腕の重量を弦にかければよい．ピアニッシモのような小音量を出したければ，腕を中吊りにして"離陸している"かのような感じで腕の重量を支えればよい．腕や肩の問題の多くは，目に見えないこうした要因によって起こる．演奏で最も重要なのは絵筆を持つ側の右腕である．腕の重量が緊張下に長時間支えられたうえに大音量のために筋力が使われた場合は，運動の自由が失われて腕や肩の痛みを起こす結果となる．これは上腕を肩に固定し関節運動の自由を奪い，弓による表現の可能性を制限してしまうという，"最悪のシナリオ"に至る危険がある．

腕や手のどの部分も同程度に重要であり，手関節が弓の運動における主役というわけではない．手関節は弓を握って指や前腕を緊張させた時に緊張するもので，生来柔軟性のあるものである．私が思うに，手関節は腕のレバー・システムに属した関節であり，腕と弓の運動を仲介する役割がある．腕の動きがぎこちないものでも，弓の動きは滑らかになる．手関節の余計な動きが大きく輝かしい音色を台無しにし，弓の方向を変える動作を不安定なものにしてしまう．このことがヴァイオリン奏者に余計な力と動きを強いる結果，肘や上腕の痛みを起こすのである．

ロック・ギター
── クリストファー B ウィン・ペリー，ジェーン・ケンバー

ジェーン・ケンバー（Jane Kember）はロック・ギター奏者の治療を続けてきた理学療法士である．彼女はロック・ギター奏者に多い障害が，演奏中か演奏後の前腕と手関節の疼痛であることを見出した．こうした障害の原因の多くが，悪い姿勢と下手な技術であることに気づいた．特に印象深いのは，頚椎捻挫などの既往症が症状を悪化させることだという．首と肩の痛みが多いが，これは肩甲帯の筋群のアンバランスによるものだそうである．彼女は自分の身体に合ったギターを選ぶことが重要だとも述べている．弦の長さについては，弦が長いほど駒の間が開き，その分指を大きく広げなければならない．

ギターの柄のサイズは薄くてやや弯曲したものから，厚くて平たいものまでいろいろあり，ギター奏者の手や指のサイズに合わせて適切なサイズのギターを選ぶことが重要である．ギターの形は弾きやすく演奏者の体にフィットしたものがよい．ギターが大き過ぎると弦に手が届くようギターを低い位置

に持つので，演奏姿勢が悪くなる．非常に重要なのはギターを吊り下げるバンドの幅を広くして重量を分散させて，頸椎と胸椎の椎間関節への機械的ストレスを軽くすることである．独学のギター奏者の多くはこうした人間工学的な知識なしにギターを貰ったり買ったりしているため，ギターが彼らの体に合っていない場合が多い．

姿勢

多くの学生はベッド上に座ったり脚を組んだ姿勢で長時間練習する．正しい座位姿勢や立位姿勢は頸椎，胸椎，腰椎の弯曲を矯正する意味で重要である．悪い姿勢で長時間弾くと手関節や手に痛みが起こる．肩甲骨を引き上げると腕全体が悪い姿勢となり，演奏を維持するために手関節を屈曲し過ぎ肘がこわばったままとなる．演奏動作がリラックスしてバランスのとれたものにするには，肩も肘も自由に動かせることが重要である．ウォーミング・アップや練習時間，ギターの位置を注意させることは不可欠だが，その内容は個人によってさまざまである．難しい曲の練習は分割して，簡単な曲の練習の間に分散させるべきであり，そうすることで繰り返しの連続である練習が障害を引き起こすのを防ぐことができる．

ギター奏者を治療する際に理学療法士は，ライフ・スタイルや旅行，楽器の運搬方法についても尋ねるべきである．彼が大きなプロ集団に属していない場合は，アンプなどの重い音響機器を自分で運ばなければならない．アンプをセットしたり運搬車に積んだりする際には注意が必要である．リハーサルがよく計画され機器のセッティングや演奏を慌てて行わずに済めば，演奏者は音に集中でき結局は本番演奏のストレスが軽くなる．ギター奏者たちはアルコールや麻薬がリラックスをもたらし，演奏前のストレスを解消してくれると思うかもしれないが，長い目で見ればそれらは悲惨な結果をもたらすものであり，そうなる前にカウンセリングを受ける必要がある．公演から公演へ旅行する場合，食事も睡眠も不規則になる．スケジュールの合間に休憩を入れて疲労が蓄積するのを防ぎ，規則正しく栄養バランスのとれた食事をとることが非常に重要である．

ピアノ
―― キャロラ・グリンダ

「左肩を挙げたままで首を左へ捻り，顎を斜めに傾けて前腕を外旋したまま腕を緊張させた格好で，1日6～8時間歩き回ることを何年も続ければ，ヴァイオリンを弾かない者であっても必ず極端に悪い姿勢となってしまうだろう」．

The New South Wales Music Teacher's Assoation（ニュー・サウス・ウェールズ音楽教育者協会）の『Quarterly Magazine（季刊誌）』に掲載されたアール・オーウェン（Earl Owen）博士の論文は，こうした文章で始まっている．ピアノ奏者もヴァイオリン奏者同様，毎日長時間練習することを長年続けなければならず，その間に肩，上腕，肘，前腕，手関節，首，腰を緊張させたまま悪い姿勢をとっている．こうした事実がピアノ奏者の心身に問題を引き起こしているのである．

鍵盤楽器奏者の問題

International Society for the Study of Tension in Performance（演奏時の緊張に関する国際研究会：ISSTIP）の演奏家クリニックにおいて，私はさまざまな障害や医学的問題に遭遇し，専門家たちによって治療されるのを見てきた．音楽家の精神面の問題は芸術家専門の心理学者のカウンセラーが担当し，助言を与えている．

私の経験では，演奏による痛みの多くは過度の緊張や悪い姿勢，人間工学的に不合理な楽器の奏法によって引き起こされる．これらの要因は筋肉の協調性や楽な呼吸を阻害するが，ひとたび矯正されると痛みはたいてい消えてしまう．音楽家は障害の原因を理解し，練習や演奏活動にどう対処してゆくかを検討すべきである．私が以下の数節で述べるのはごく単純なアプローチであり，それは筋肉に不要な緊張をかけず，自然な運動のみによる合理的なピアノ奏法を学ぶことである．

身体の問題と障害の原因

すぐれた演奏に緊張は不可欠だが，この場合の緊張はポジティブなもので，演奏家が芸術家として真の音楽を生み出すための感情の高ぶりと捉えることができる．しかし緊張にはネガティブな側面もあり，心身に破壊的なダメージを与えることがある．緊張による問題を検討するためには筋肉と神経双方の緊張について研究する必要があるが，それは容易なことではない．これら2種類の緊張は同時に現れ，互いに影響し合う．心の中の悩みは身体を緊張させ呼吸パターンを障害する．音楽家は練習時よりも聴衆を前にした本番演奏の方が腕や関節が緊張し，完璧な演奏ができないと言って，彼ら自身の"神経"の弱さを嘆いている．逆もまた真実である．身体の緊張が精神の緊張をもたらすこともあるからである．

姿勢

医療関係者も音楽関係者も，良い姿勢が重要な役割を果たすとしている．アレクサンダー・テクニックやフェルデンクライス・テクニック，太極拳，ヨガなどの訓練が多くの人々を惹きつけ，ある音楽大学ではカリキュラムに組み込まれてさえいる．どの訓練も背筋を伸ばして頭から腰までのアライメントが完璧となるよう勧めている．身体のこの状態は練習でも本番演奏でも持続しなければならない（図6）．

悪い姿勢は手関節，肘，肩，頚部および腰部の痛みを引き起こす．肩と肩甲帯の姿勢は重要である．演奏家によっては一方の肩を他方より高くしたり，片方か両方の肩を数cm前方に突き出す者がいる．こうしていると，"針で刺されるような"痛みや痺れが指に見られるようになる．この障害はアンバランスな姿勢を矯正することで治せるので，全ての関節が正しい姿勢であることを確認することが必要であり，たいていは関節のどれかが矯正を必要としているものである．胸骨を引き上げるようなつもりになると，どんな肩の姿勢でも矯正することができる（図7，図8）．

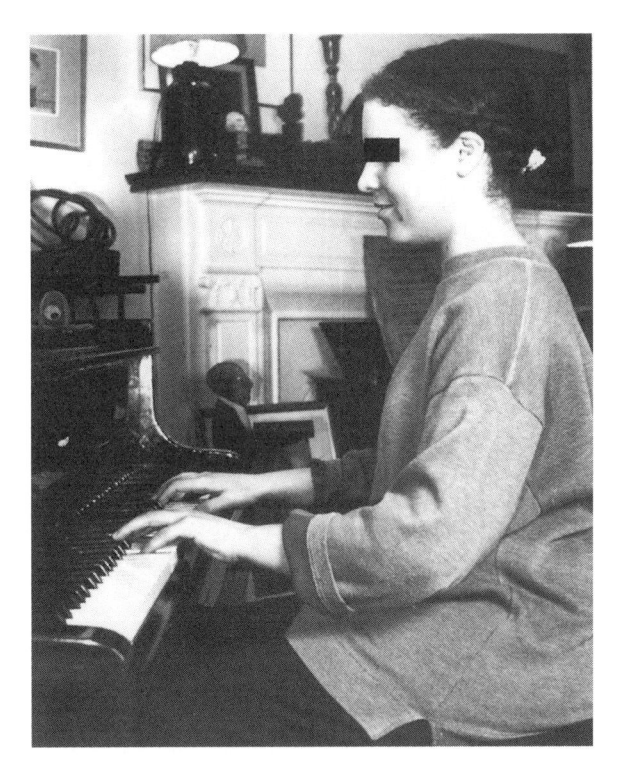

図6 姿勢：頭，首，背中のアライメント．胴体から離れた両腕の正しいポジションに注意．（M de Gori の厚意による）

多くのピアノ奏者は腕をリラックスし過ぎているが，それが上手なピアノ演奏に必要だと思い込んでいる．両腕は（脱力の結果）肘の重みのために胴体の両側で低く垂れ下がっている．両肘があまり胴体に近過ぎると，前腕の内側と母指が一直線になるアライメントが崩れ，鍵盤に沿った動作が困難になる．両腕はバランスがとれ，胴体からわずかに離れ，肘から前腕，小指までが直線状となる姿勢であれば，どんな奏法にも対応できる．

演奏者と楽器の間の誤った人間工学

人間工学的に不合理な奏法は，身体に別の問題を引き起こす．演奏者は楽器を演奏する時に気分が休まるだろうが，そんな時の彼は"音楽と一体になっており"，すぐれた演奏をするために奮闘するなどということはない．練習から本番演奏まで一貫して

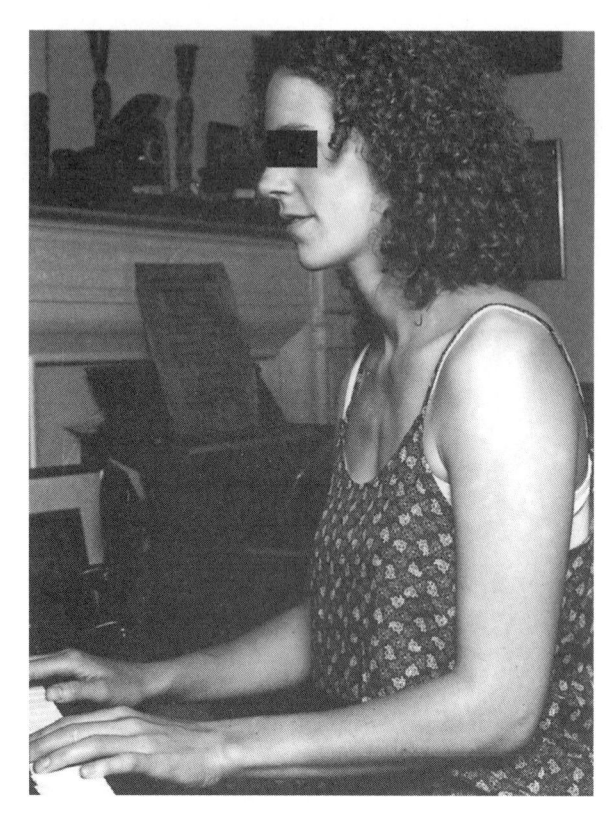

図7 不良姿勢では肩が前に出て，手首は内方に向かい，両腕が胴体に近過ぎて，頭と首が前方に突き出ている．（M de Gori の厚意による）

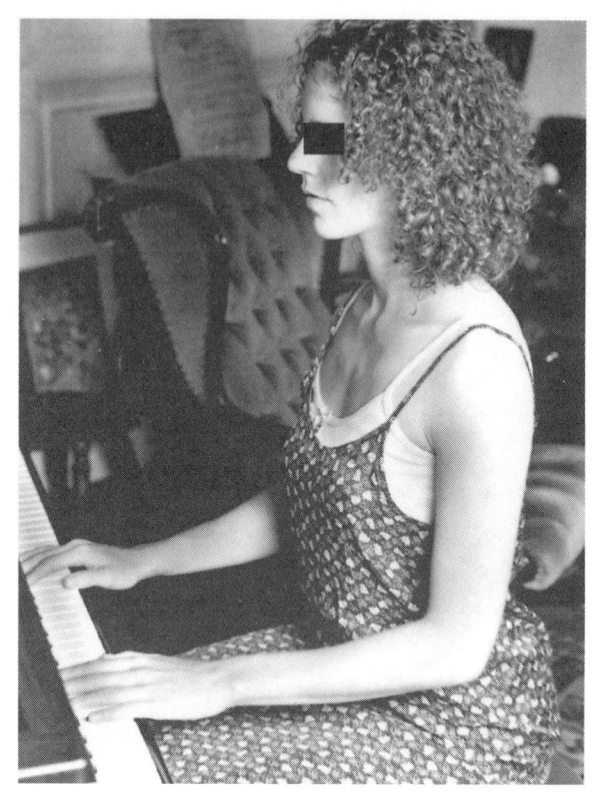

図8 両肩（肩甲帯）の正しいポジション．胸骨はリラックスしたままやや引き上げられて肩のラインを矯正しており，頭，首，背中のアライメントが完璧である．両腕は胴体の両側で垂れ下がっていて，両手首は小指の線で一直線となっている．（M de Gori の厚意による）

筋肉の協調性が保たれているが，このようなレベルに達するには高度な訓練が必要である．コンピュータの計算によると，手関節から指先までにある 22 の筋肉の中には，$2.4 \times 1{,}018$ 個の筋細胞の結合がある．これらの協調性を保つにはどうしたらよいのだろうか？　楽器で音を出す際に筋肉が収縮するが，音が出た後も収縮し続けてはいけない．そのためには"選択的な筋弛緩"が必要だが，これはある運動に必要な筋肉だけが収縮し，残りの筋群はバランスがとれたまま収縮の待機状態でいることである（Lehrer 1985）．

ピアノ奏者は問題にどう対処し解決したか？

問題の多くは過度のネガティブな緊張がもたらすものである．"緊張"は無意識的に心身に作用する生理学的現象なので，意識的にコントロールすることはできない．したがって私は緊張というものを姿勢，手指，手関節，前腕，肘，上腕，肩，頚椎，腰椎などの身体の要因だけでなく，生理学的プロセスを含むもの，たとえば運動感覚や身体と筋肉のバランス，ピアノ演奏における腕の重量と筋エネルギーの利用法，楽な呼吸法などを検討する．私は"リラクゼーション"について語るつもりはない．陸上競技の選手がリラックスした状態で走り得ないよう

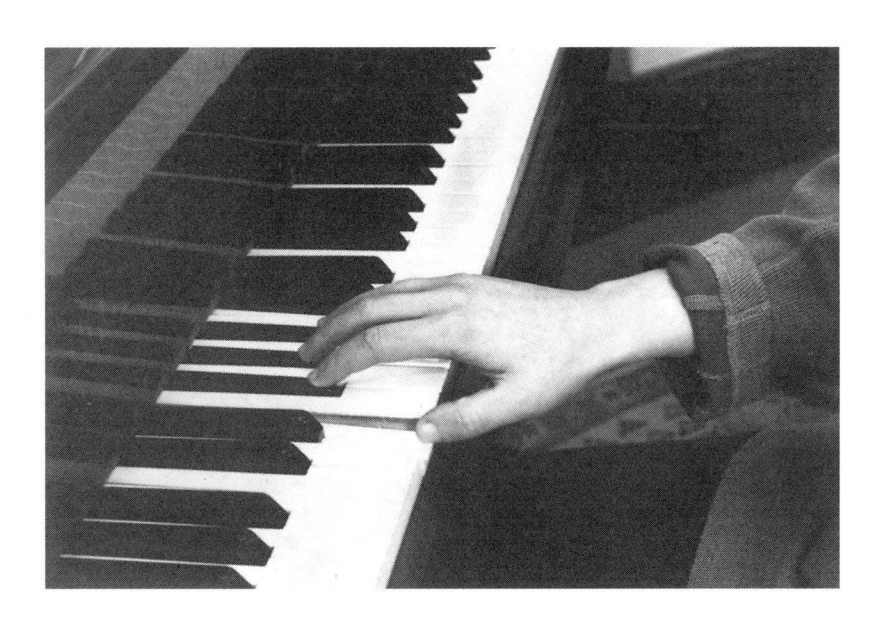

図9 指が伸長し手首がリラックスして，小指の線で一直線になった，手の正しいポジション（M de Goriの厚意による）

に，リラックスしきった身体が楽で自由な演奏ができるとは思えないからである．

[心身を全ての緊張から解放する方法]

　障害を抱えてクリニックを訪れる音楽家は，身体や筋肉をネガティブな緊張から解放することを第一に学ぶべきである．鏡の前で演奏させると，姿勢や肩および肩甲帯のラインを観察することができる．これらは胸骨を引き上げさせるだけで簡単に矯正することができる．以下に私自身の「グリンダ・テクニック（Grindea technique）」を紹介するが[注]，これはメンタルな指示に数分間集中するだけで，身体のどんなアンバランスも矯正できる方法である．

演奏者は楽な気分で鏡に向かう．

・脊柱に注意を集中し，これを伸ばすよう努める．これは一瞬だけでなく，メンタルな指示が出されている間中続ける．頭部が静かに引き上げられ環椎上で後方へ移動するようイメージし，頭部，頚椎，腰椎が完璧なアライメントとなるようにする．

・静かに息を吐きながら，「ハアアアア」とできるだけ長く呻き，肩を下げ，横隔膜をリラックスさせて，両腕が長く伸びて腕の重量が手に移動してゆくようイメージする．次いで息を吸うが，この時，背中をできるだけ広げるようイメージする．この運動を2，3回繰り返す．

・膝と足関節に注意を集中して，これらが柔軟である，しなやかであるとイメージする．すると不思議なほど体が軽くなり，まるで宙に浮いているような気分になることだろう．

　演奏者は爽快となり浮き立つような思いになるだろう．「グリンダ・テクニック」は肉体と精神の双方に効果がある．肉体的には身体のどんな緊張も解放し，精神的には数分間の技術の練習中に安静が得られる．つまり心身両面で同時に緊張から解放されるのである．

　心身両面でバランスがとれた状態を会得する方法は簡単であり，誰でも数分間で学ぶことができる．しかしこの状態を練習から本番演奏まで何時間も維持するには，速度の遅い練習で筋肉を意識的にコントロールする特殊な訓練が必要である．この技術を日頃から頻繁に練習すれば，心身ともに常に良好な

[注] グリンダ・テクニックの教材ビデオと解説書が出ている．

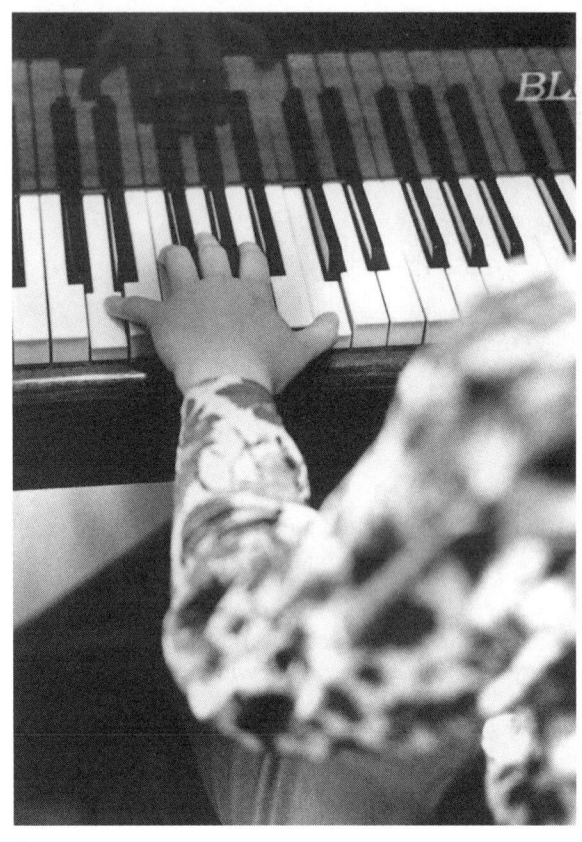

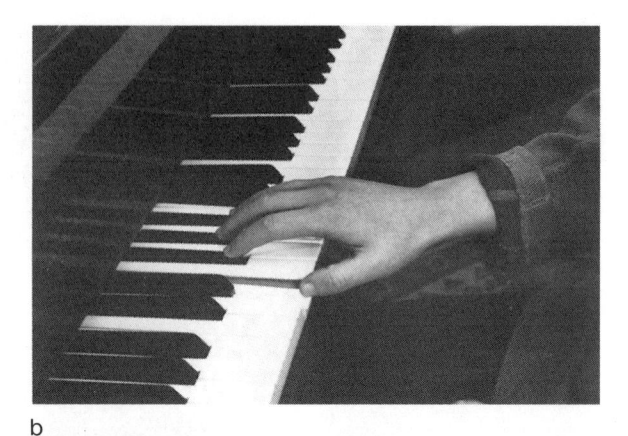

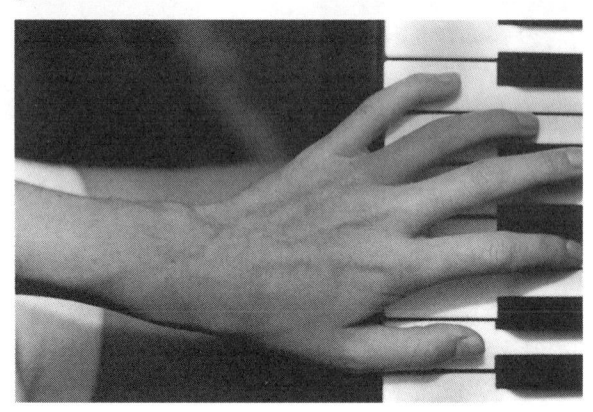

図10 (a) 母指の正しいポジションは手首，肘，肩の良好なポジションをもたらし，両腕はどんな方向にも完璧に自由に動くことができる．
(b) 母指の正しいポジションの側面写真
(c) 手首，肘，肩に悪影響を及ぼす母指の不良ポジション（M de Goriの厚意による）

状態を保つことができる．

自然な運動に基づいたピアノ奏法

ひとたび演奏家が肉体的緊張から解放され正しい姿勢を会得し痛みも消失すると，楽器を演奏できる準備が整う．

演奏者は楽な姿勢で座り，背筋を伸ばしたまま頭部と頸部，右足とペダルが直線状になるようにする．次いで指を伸ばしたまま手をリラックスさせて，自然な運動ができる状態で鍵盤上に手を置く（図7）．鍵盤上の手がリラックスすると，手関節は自然に下がるものである．ピアノ奏者が両手をリラックスさせたまま鍵盤に沿って動かすと，手関節は次第に上がってくる．このように，手関節の上下運動はピアノ演奏の基本であり，身体からのメッセージである．ほとんどのピアノ演奏技術は，この上下2種類の手関節運動を駆使しているのである．鍵盤楽器奏者は自分が用いている奏法が身体に調和しているか，調和していないか，自然則に反する不合理な奏法なのかを認識できることが重要である．

身体からの最も重要なメッセージは，手関節が固定されず，音を弱くする場合と速度を速める場合においても肩が柔軟で，両腕のバランスがとれていることである．ピアノ奏者は大音量が必要で（リラッ

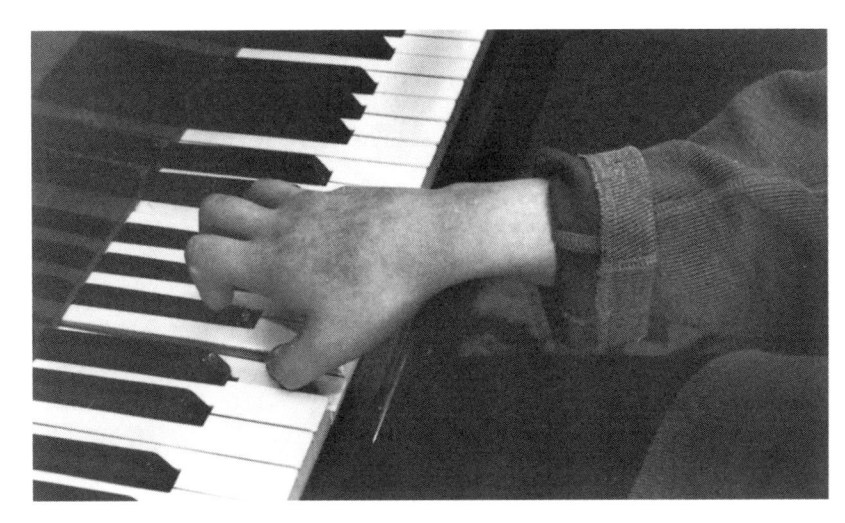

図11 手首と指の不良ポジション．このようなポジションは演奏時間にかかわらず腱炎を引き起こし激しい疼痛をもたらす．（M de Goriの厚意による）

クスして）腕の重量をかける場合と（緊張して）筋肉エネルギーを消費する場合，これら2つの生理学的要素が一緒になった場合を区別しなければならない．これには特殊な学習が必要だが，ピアノ奏者なら誰でも1，2回学べば会得できるものである．ほどなくピアノ奏者は上記の2種類の基本的な運動パターンが，練習や演奏で生じる緊張から解放してくれることに気づくであろう．この2つは緊張とリラックスのバランスを実現してくれるのである．

楽な呼吸法

これは楽器演奏者にとって重要な生理学的要因である．すぐれた演奏家は音楽とともに呼吸するが，それは腕から手，最後には鍵盤へと伝わってゆく．曲のパッセージによってはピアノ奏者は呼吸を止めてしまうこともできるが，そんなことをすれば後で困ってため息をつくことになる．やってしまった後では遅い．わずかに口を開けたままで演奏すれば，音楽に合わせて呼吸ができる．これは重要なうえに非常に便利な方法であり，"息を吐き出す"ことは不安に対する生理的な反応を中和することが知られている．長い呼気は精神や肉体の緊張を和らげる自然の特効薬である．

以上述べたアプローチはクリニックに来院する多くの音楽家に役立つだろうが，これだけがピアノ演奏の重要なアプローチというわけではない．筋肉の協調性が自由に作用できれば，どんな流派のピアノ奏法もこれまで同様有用である．このことは多くのピアノ奏者が何世紀もの間，独学であっても肉体的な問題なしに素晴らしい演奏を行ってきた事実によって裏づけられる．彼らがそうできた理由は，全ての筋肉と関節の調和がとれ，身体のどこもこわばっていない状態で演奏したからである．彼らは直感的に，体も腕も自然な方法で演奏する方法を知っていたのである．

——Christpher B Wynn Parry, Simon Fischer, John Williams, Bernard Gregor-Smith, Jane Kember, Carola Grindea（酒井直隆・訳）

文献

Fischer S (1997) *Basics One*. London: Peters.

Grindea C, ed. (1978) Tensions in the performance of music – a symposium. Kahn & Averill, London; Pro Am Music Resources, New York.

Kember J (1995a) You and your guitar. Part 1. *Classical Guitar* **14**(3):24–5.

Kember J (1995b) You and your guitar. Part 2. *Classical Guitar* **14**(4):16–18.

Kember J (1995c) You and your guitar. Part 3. *Classical Guitar* **14**(5):16–18.

Kember J (1995d) You and your guitar. Part 4. *Classical Guitar* **14**(6):26–7.

Kember J (1995e) You and your guitar. Part 5. *Classical Guitar* **14**(7):31–2.

Kember J (1995f) You and your guitar. Part 6. *Classical Guitar* **14**(8):26–7.

Kember J (1995g) You and your guitar. Part 7. *Classical Guitar* **14**(12):26–7.

Lehrer S (1985) Beyond Ortman and Schultz. *ISSTIP Journal* **3**:26.

Markison RE (1990) Treatment of musical hands: redesign of the interface. *Hand Clin* **6**:525–44.

Norris R (1993) *The musician's survival manual: guide to preventing and treating injuries in instrumentalists.* St Louis: MNP Music Inc.

第4章　誤用と使い過ぎ
Misuse and overuse
クリストファー B ウィン・ペリー

　私たちは有名な教師に，どうして音楽家に下手な技術のために疼痛が起きるのか，そしてどうすれば防げるのかと尋ねたことがある．読者はできるならどこでも直接音楽家の仲間の助けとなれるように，どのように問題が起こるかを理解すべきである．

　音楽家クリニックで最もよく見られる臨床上の症候群は，いわゆる上肢の痛み症候群である．これは反復過労傷害と呼ばれたが，幸いなことに現在ではこの言葉は用いられない．というのは症状は必ずしも繰り返しの運動によらず，けがや緊張の証拠はないからである．患者は概してうずきと痛みを訴える．これらは手掌部や母指球の隆起部や手背，手関節の掌背側にある．後に前腕の筋に拡がり，ひどいものは上腕，首，肩，胸腰椎にまで及ぶ．一般に最初の痛みは時間が長くなった練習の後や，非常に集中した少しの間の演奏の後に起こる（Sakai 1992）．症状は通常手や手関節に感じられる．後にこれらの症状は演奏の途中でも起こり，状況が悪くなるにつれ，だんだん早く出現し，楽器を持った途端に起こるほどひどくなる．結局全ての種類の家事ができなくなりほとんどいつも痛みがある．この状況の目立った特徴はひどい症状にもかかわらず理学所見がないという矛盾である．実際軽い筋肉の圧痛以外に身体の徴候はない．腱の腫脹は全くない，つまり真の腱炎はなく，色調変化，関節摩擦音，可動域制限は全くなく，知覚低下，真の筋力低下は痛みによる抑制以外は稀である．病的所見の報告はなく，近年，タイピングによるひどい痛みを訴えるタイピストの患者にMRIをとったが異常は見つからなかった．

　私たちの意見では，この状況は筋肉疲労であり，生化学的根拠がある．生化学的変化は可逆的であるが，もし慢性的になれば，患者は痛みに対していろいろな対応をし，これが原因で二次的障害が起こる．全身の状態は非常に複雑になり，詳しい問題の要因を明らかにするために，音楽家が演奏をしている間に非常に慎重な評価が必要となる．こうした状況は学生にも共通であり，彼らはストレス下にあり時間にしばられながら能率の悪い，過度な練習をする．感情的であろうと，心理的であろうと，不満足な生活の結果であろうと，音楽家がストレス下にあると疲労は増加し，疼痛は増悪するので，疼痛，不安，緊張，そしてさらなる筋の緊張と疼痛の悪循環が成立する．

　慢性疼痛症候群は現在，実際に存在するものと見なされている．継続する侵害受容体性疼痛の脊髄への刺激は神経活動と神経のネットワークの変化を伴った重大な中枢の変化を起こし，このようにしてどうして長い休憩にもかかわらず学生が演奏を再開するとすぐに痛みが起こるかが説明される．中枢神経系の中に待機する痛みの鋳型がある．先行するどの要因にも非常に慎重な評価がなされなければならない．最も共通する要因は明らかに増加した練習時間，レパートリーの増加，楽器の変更，新しい技術の採用，オーケストラの音楽家の場合はライフ・スタイルの有害な変化などである．しかし，最も共通する原因は未熟な練習技術だろう．数日，数週間の間休みなしに一日に数時間続けて練習する学生は非常に多い．これは特定の筋肉に慢性疲労，不快感，疼痛をもたらす．

　有名なギター奏者のジョン・ウィリアムス（John Williams）（第3章参照）は一度に20分以上練習すべきでないと主張している．楽器を放してストレッ

チ運動を行い，普通の呼吸運動を行い，使った方向と反対の方向に筋肉を伸展させる．

音楽家のライフ・スタイルの慎重な評価は局所や全身の疲労の有力な原因を明らかにする．平均的なオーケストラの音楽家は，英国では間違いなくひどいスケジュールをもっている．ヨーロッパ大陸の同じ立場の人に比べてたいていの仕事は3倍の量で半分の収入であり，その他の演奏活動でオーケストラの収入を補足しなくてはならない．しばしば長時間のラッシュ状態で，不十分な食事で，リラックスしたり休息をとることができない遠距離での移動を伴う．それに加えてオーケストラ・メンバー内で頻繁に緊張状態があり，感情的，精神的問題も稀ではない．オーケストラの音楽家が直面しているストレスや緊張については他の章で詳述される．音楽家のライフ・スタイルについて説明をよく聞くことが重要であり，症状の原因の手がかりになるだろう．賢明な助言を受けることで，ライフ・スタイルを変えたり緊張やストレスにうまく対処することができる．芸術心理学者の助けは非常に重要である（第16章参照）．肉体的，精神的にできるだけ健康に維持しようとすることは賢明である．この点で，学校や音楽大学では音楽科学生に対して正しい体のケアや楽器にフィットすることの重要性について，たとえあるとしても，ほとんど教えていないことにはいつも驚かされる．

楽器を演奏することは結局，運動することに極めて類似している．人は活動にフィットしなくてはならず，これは関節のすぐれた柔軟性，満足できる筋力と持久力，音楽の生活においてのさまざまな肉体的，精神的緊張をうまく処理する健全さを意味する．しばしば緊張は使い過ぎや感情的ストレスから起こり，演奏中，練習中ともに筋骨格系の症状を生じることになる．

それゆえに音楽家にとっては，こうした状況の演奏中にもできるような，体と心をリラックスさせるためのなんらかの肉体的修練が重要である．多くの患者がアレクサンダー（Alexander）・テクニックの効用が一番有用と知っている（Rosenthal 1987）．私たちは単純なヨガや太極拳，そして特殊な状況，特にジストニアではフェルデンクライス（Feldenkreis）・プログラムを好む（Spire 1989）．どのような特別な技術を採用するにしても，音楽家に自分自身をできるだけフィットさせ演奏中にストレスを感じる時にその方法を使えるようにするために修練を積むことの重要性を認識すべきである．それがたとえ10分間の普通のリラックス・テクニックやヨガ・テクニックや調節呼吸に過ぎないとしても，音楽家は体が彼をコントロールするのではなく，自分が体をコントロールする手段をもっていると感じることが非常に大切である．もし，医師が患者の筋骨格系の症状がほとんど，あるいはかなりの程度感情的または心理的ストレスにより起きていると感じたら，芸術心理学者やカウンセラーへの紹介が役立つだろう．これらの専門家としては，自分自身が音楽家でもあり，音楽家の生活のストレスについて理解し，緊張の第一の原因を見つけたり妥当な対処法を助言することができるということが非常に重要である．多くの私たちの患者は熟達したカウンセリングの結果，筋骨格系の症状が全て消失し，新たな熱意をもって音楽生活へ復帰した．

使い過ぎという言葉はこれら上肢の痛み症候群を表現するものとして広く用いられてきた．これは長時間にわたる楽器の演奏が必ず起こす問題であると受け止められている．しかし実際はそうではない．リップマン（Lippmann）は正常の演奏を妨げるけがや慢性の病気がなければ，緊張した長時間の演奏でさえも使い過ぎ症候群を起こす危険性があるという証拠はないと報告した．彼は「楽器で生活していくと決めた音楽家の大多数は多年にわたる演奏の後も無傷でいる」と述べている．プロの音楽家である私たちの友人は，技術が優れ，精神が穏やかでライフ・スタイルが賢明ならば，音楽の生活でうずきと痛みに苦しむことはないと保証した．だから予防がこの状態を管理するための鍵である．良い賢明な練習方法，一般的な健康への注意，規則的な休日と多様な趣味といった，要するに幸福な音楽家にフィットした生活が彼らの無事を保証する鍵なのである．

音楽家の生活において危機が発生する鍵となる時期がある．ひとつは音楽大学に入学するための試験準備の時で，とても激しい練習をして感情的に緊張した状態になる．両親にも問題がある．両親は子供に過大な期待をもち，自分が実現できなかった大望を成し遂げる能力を子供の中に見出そうとする．学生はこうして成功するようにプレッシャーをかけられ，十分な休みもなく練習し過ぎて痛みに苦しむ．一方，両親は彼らが得られなかった音楽教育の機会を自分の子供が享受していることに反感と憤りを感じることもあり，そのことでますます子供は両親に良い印象を与えようとして過度に練習する．将来のことに確信がもてず，単に両親を喜ばせるために音楽を始め，その緊張が筋骨格系の問題を引き起こしてしまう学生もいる．行き詰まりからの名誉ある撤退法は，腕の痛み，すなわち"反復過労傷害"である．芸術心理学者や共感をもった心理療法士の助けが最も役立つだろう．彼が学校で，もはや自分は一番ではなく同程度あるいはそれ以上の才能をもった人と争っていると悟った時，挫折は稀ではない．この時，良くない練習方法や不十分な休息，全身の健康に注意を払わずに過度の練習をすることが筋骨格系の問題を引き起こす．

学生は実際，最終試験の時によく挫折する．はっきりしない痛みを訴え，反復過労傷害のために試験を受けることができないという証明を求め，試験の延期を求めて受診する患者をみる．感情的ストレス，下手な技術，悪い生活習慣や単なる使い過ぎからくる症状の慎重な評価は通常問題を解決し，患者に重大な問題がないという保証を与えるものである．さまざまな問題が適切に，かつ穏便に処理されれば，試験が受けられない理由はない．もし深い心理学的，感情的障害があれば試験を延期するのが明らかに賢明であろうが，専門の心理学的指導を求めねばならず，患者は身体的障害であるかのように身体的治療を受けてはならない．

著名な芸術家がキャリアの途中で危機を迎えることは珍しくない．どの世代の鍵盤楽器奏者や弦楽器奏者も，前の世代の芸術家よりも技術的に優れているように見える．国際的に名声のある芸術家でさえ，こうした自分たちが若い世代にとって代わられるのではないかという怖れを現実に感じている．

たとえそれがどのような内容であろうとも自分にきた契約は全て受け入れなければならないと感じている演奏者は多い．もし断ればすぐに他の誰かが彼らの職を奪ってしまうかもしれない．だから音楽家に彼らの資質を守り，彼らの精神や肉体を気づかう必要があるということを説明することが大切である．全身疲労，演奏の質の低下や筋肉のうずきや痛み，キャリアの深刻な傷といった悪循環を起こすような契約の結び過ぎは無益である．もし演奏者がこのようなストレスをうまく処理するのに役立つある種の肉体的，精神的訓練法を今までに得ていなければ，この段階でこれらを取り入れることを強く勧める．それには彼らの分野で尊敬される賢明な指導者との議論が最も助けになる．

上肢の疼痛障害の早期には，急性の症状が消退するまで休息が指示されなければならない．長過ぎる休息は逆効果である．技術は容易に失われ，自信はなくなり，自分の技術を練習できない患者は容易にうつになるだろう．数日分の抗炎症薬や鎮痛薬の処方や，痛む筋肉や関節を休めるために日常生活の適当な助けが必要だろう．しかし，できるだけ早く音楽家は演奏を再開しなければならない．これはほんの一日2回，1回に5分間から徐々にゆっくりと演奏時間を増やしていく．私たちは演奏できた時間の長さ，症状の始まりと持続時間について日記をつけるよう助言している．彼らに楽器と再び親しくなり，試験やコンサートの準備を考えずに本当の楽しみのために演奏することを勧めている．同時に，技術，姿勢，全体的ライフ・スタイルについての再評価を行い，音楽家の練習予定や感情的状態について特に注意する．この段階でもし感情的問題があれば芸術心理学者またはカウンセラーの助けを求め，楽器のもつ問題に詳しく，楽器の奏法を詳細に調べることのできる音楽の専門家の助けを求めることが有用である．音楽家に長過ぎる休息を勧めることには強く反対する．あるクリニックでは数カ月や数年の

休息を勧め，腕を吊って何事にも使用しないことを勧めている．この方法は音楽家の手の障害の病態を全く理解していないことを示すものである．短期の最初の休養後のリハビリテーションが非常に重要である．長過ぎる休養がキャリアをあきらめさせ，廃用性萎縮，関節拘縮をすらもたらし，極端な場合は反射性交感神経性ジストロフィーを起こした患者を見たことがある．

　文献の検討によると，長く診療を続けてきた音楽家クリニックでは，演奏に関連した問題をもつ患者の4分の3以上は適切な治療と長期練習に関する助言で完全に治癒した．強調すべきは音楽家を早く診るほど良くなり，多面的なアプローチが重要であるということである．明らかに，結果は患者が示す個別的問題に拠る．もし，実際に進行した関節炎のような整形外科的問題があれば音楽のキャリアは続けられないかもしれないが，もし症状が主として下手な技術，不適切な生活習慣，そして感情的緊張に関連していることが明らかであって，もしこれらの問題が満足のいくように処理されれば，音楽家が完全なキャリアを回復できない理由はない．

―― Christopher B Wynn Parry（有野浩司・訳）

文献

Lippmann HA (1991) A fresh look at the overuse syndrome in musical performance. *Med Probl Perform Artists* **6**:57–60.

Rosenthal E (1987) The Alexander technique. *Med Probl Perform Artists* **2**:53–7.

Sakai N (1992) Hand pain related to keyboard technique in pianists. *Med Probl Perform Artists* **7**:2.

Spire M (1989) The Feldenkreis method. An interview with Anat Baniel. *Med Probl Perform Artists* **4**:159–62.

第5章　外科的評価：落とし穴の避け方
Surgical evaluation avoidance of pitfalls
ピーター C アマディオ

音楽家の手の外科的評価はほとんどいつも他の一般患者の手の外科的評価と同じであると認識することは重要である．どのような手に対してであれ，外科的評価は患者自身および手が患者のキャリア，日常生活の動作，余暇の活動などで果たす役割について理解することから始めなければならない．主婦，労働者，外科医にとって真実でないようなことは音楽家にとっても真実ではない．一般人と外科医との大きな違いは，外科医は説明や実演がなくても患者の動作についてはよく知っているということにあると言われる．しかし，外科医が音楽家の生活の糧である楽器について自分自身の経験がなければ，このことは音楽家を相手にした場合には当てはまらない．だから，患者の必要や要求をよく理解するために紹介的な楽器演奏を手術の決定の前に行えばよい(Brandfonberner 1991, Graffman 1986)．この演奏には問題の吟味も含まれ，必要ならば患者の代表的なレパートリーの曲の一節の演奏法の観察も行うべきである(図1)．つまりそれによって彼らの練習歴，練習予定，演奏予定と演奏法の変更，演奏の頻度や激しさを理解するのである．

次に，手術を行う必要性が，解剖学的，または病態生理学的視点から見て実際に存在することを確認しなければならない．患者が手根管症候群の診断で紹介された場合，診断は本当に正しいのか，診断を裏づけるどんな根拠があるのか，複数の病態が存在する可能性はあるのか，もしそうならば，そのどれが手術的治療に適うのか，保存的治療がより適切で患者の要求に沿っていないのかどうかを判断しなければならない．

多くの例で他の治療法が効果なく，"手術でなん

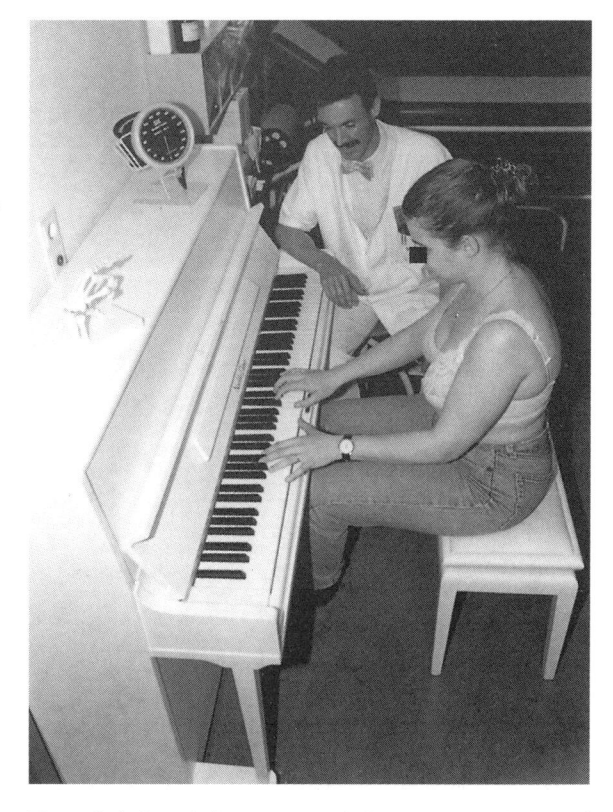

図1　音楽家の診察のための理想的クリニック設備．ピアノに注意．(リートヴェルト博士の厚意による)

とかなるだろう"という希望で外科医に紹介される．私の経験では，こうした紹介はほとんど絶対的な手術禁忌である．手術は助けにならないだけでなく，試験的な手術や曖昧な手術は，私の経験では，ほとんど全て有害であるように思われる．音楽演奏では指の位置や指使いの速さの微妙な違いが巨匠と単に上手な人との間の決定的な違いとなる(Lockwood

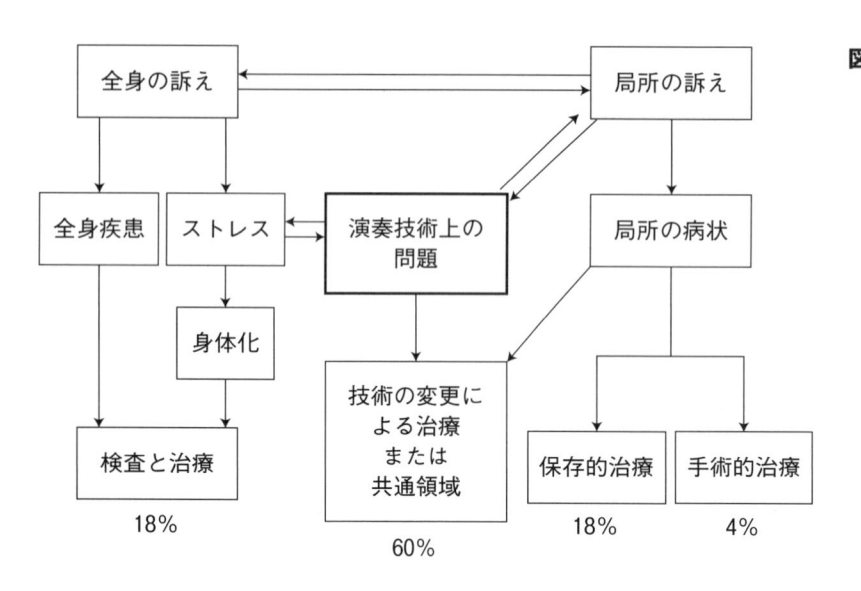

図2 音楽家の全身的，局所的症状，局所病理と技術的要因の複雑な関係．同様な複雑な関係が楽器や演奏技術の調節と医学的，外科的治療との間にある．注目すべきは全調査から手術を必要とするものは少ないことである．上肢の症状や外傷がある音楽家のうち2から4％である．
（Winspur and Wynn Parry 1997）

1989)．手術の主なリスクのひとつはこの魔法のような違いをつくる繊細な神経筋のバランスを不注意に損ねかねないことである．このリスクを正当化するために外科医と患者の双方は，手術で不本意に起きた不都合より現在の問題の方がすでにかなり悪く，手術以外ではその問題に満足いく治療ができないという相当の確信を得なくてはならない．この条件は満たすのが難しい．少なくとも私のクリニックでは音楽家の手の手術的治療が選択されることは稀である（Amadio and Russotti 1990)．

おそらく最もよくある手術適用は急性外傷の分野であろう．手の高度な機能のため骨折の解剖学的整復や腱や神経損傷の解剖学的修復が最も患者の利益となるだろう．早期復帰は技術が左右し，骨折の強固な内固定や早期の特別なリハビリテーションがしばしば有益になるだろう．他に手術が必要となるのは電気診断で証明される手根管症候群や肘部管症候群があり，これらは活動性の変更や他の保存的治療ではよくならない（Amadio and Russotti 1990；Caldron et al 1986；Crabb 1980；Winspur 1995)．

上で述べたように外科医の評価は基本的には音楽家の手の医学的評価に基づくが，手術適用があるかどうかを決定することが中心である．初めの仕事はどの構造が壊れ，機能しなくなったかを決定することである．次に問題の原因を決定することである．これは外傷によるか，変性によるか，神経筋性なのか，中枢性か末梢性なのか．末梢に限定した問題のみが手術的に解決できるだろう（図2)．結局，どの病変が患者の生活や生計にどんな影響を与えているかにかかっているのであり，もし保存的治療が可能，すなわち手術以外の方法で障害を克服できるなら，それらのほうがどんな手術的治療よりも良い．

評価は標準的である．完全な病歴聴取とそれに続く全身診察と罹患部の詳しい検査をして結論を出す．圧痛の部位を特定し，全身の靭帯に弛緩性がないか評価する．診察は音楽演奏中の観察に続き，もし可能なら，演奏直後にも新しい圧痛の部位，不安定性，他の障害があるかを速やかに調べる（図3)．

病歴聴取と初回の身体的評価を終えた後，外科医は症状がどこにあり，いつ，どんな状況下で症状が起きるかだけでなく，何が悪く，病巣が中枢性か末梢性か，そして手術が有用かどうかという総合的な見解をもたなければならない．この点からもし必要ならそれ以上の診断的検査によってさらに厳密な診断がなされなくてはならない．通常では単純X線写真が，もし関節不安定性が影響すればストレスX

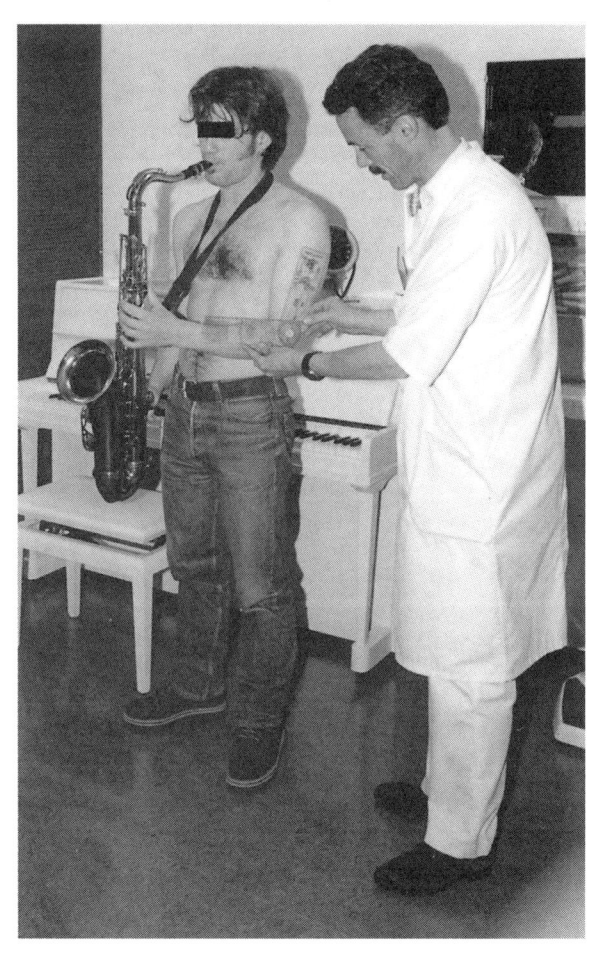

図3 音楽家患者の診察：理想的には裸で演奏中に行う（リートヴェルト博士の厚意による）．

線写真が有用であるだろう．急性の手関節の不安定性を除いて，CT，MRI，関節造影が音楽家の手の診断に特別役立つとは思わない．もし絞扼性神経障害が考えられれば，重症度とさらに近位の神経障害を鑑別するために電気生理学的診断を行う．特に音楽家では中枢の姿勢が遠位の機能に大きく影響し，初めは手根管症候群や尺骨神経障害と思われたものが実際は頸椎神経根症や胸郭出口症候群であることがあり，これらは手術ではなく姿勢の矯正により治療できる（第9章参照）．

だまされやすい多くの落とし穴がある．最も多いのは局所の痛みや圧痛を特別な疾患と見なすことである．腫脹，紅斑や誘発テストに対する疼痛がなければ，局所の疼痛や圧痛は特定の病気よりも一般的な筋膜性疼痛を表していることが多い．紅斑，熱感，腫脹がなければ炎症性疾患は確かに考えにくい．またよく痺れやちくちくした痛みを近くの神経の絞扼と見なしてしまうことがある．神経の走行のどの部位の刺激でも神経学的症状は起こり得る．首や肩の悪い姿勢が腕の痺れの原因となる．これらの多くに手術がなされている．電気生理学的診断で異常所見がなければ手術を必要とする神経圧迫障害は稀である（第9章参照）．異常な動きや痙攣は神経圧迫障害かもしれないが，むしろ中枢性，すなわち習慣性やジストニアによることが多く，どちらも手術で良くなることはない．

結局，音楽家の社会的背景を考慮に入れるべきことは強調し過ぎることはない．不安，ストレス，うつは全て症状を増悪し，外科医が患者の症状を解剖学的にも重大なものであると誤解することにもなりかねない．家庭，学校，職場での隠された問題を解決，または少なくとも理解することは不必要な手術を避けるために役立つだろう．

いったん病歴をとり診察や適切な検査がなされると，外科医は手術的治療が適当か否かの最終的な勧告をすることができる．手術を勧めるという決定がされたら，機能的復帰を早める方法が好まれるだろう．これらは骨折の強固な固定や腱の強固な縫合などである．関節内病変の非侵襲的除圧と関節鏡視下治療を含む．手術の計画と同様に術後のプログラムも重要である．この計画は音楽家の治療に精通したセラピストと協力して作成する必要があり，音楽家の選んだ楽器への少なくとも部分的な早期復帰を含むべきである．理想的には術前の計画は練習と舞台での演奏双方への復帰スケジュールを含む．

もし手術以外の方法を選ぶと決めたなら同様に包括的なリハビリテーション計画が作成されなくてはならない．唯一の違いは手術がないことである．

卓越した音楽家の手の外傷を評価し治療する時は，医学の技術と科学が求められることは明らかである．良心的で患者と患者のニーズを理解し，症状

を解剖学的および生理学的に正しく評価できる外科医は，全体の治療計画の中で手術が必要か否かを最も適切に決定できるだろう．

——Peter C Amadio（有野浩司・訳）

文献

Amadio P, Russotti GM (1990) Evaluation and treatment of hand and wrist disorders in musicians. *Hand Clin* **6**:405–16.

Benetar N (1994) Radial subluxation of the connexus intertendineus at the little finger in musicians. *J Hand Surg* **19b**:81–7.

Brockman R, Chamagne P, Tubiana R (1990) The upper extremity in musicians. In: Tubiana R, ed. *The Hand*, vol. 4. WB Saunders: Philadelphia: 873–85.

McGregor IA, Glover L (1988) The E flat hand. *J Hand Surg* **13a**:692–3.

Nolan W (1993) Surgical treatment of acquired hand problem. In: Bejjani F, ed. *Current Research in Arts Medicine*. Cappella Books: Chicago: 319–22.

Tubiana R, McCullough CJ, Masquelet AC (1990) *An Atlas of Surgical Exposures of the Upper Extremity*. Martin Dunitz: London.

Winspur I, Wynn Parry CB (1997) The musician's hand. *J Hand Surg* **22B**:433–40.

Zamoyski A, *Paderewski* (1982) Athenium: New York: 74–5.

Zancolli EA (1979) Pathology of the extensor apparatus of the fingers. In: Zancolli EA, ed. *The Structural and Dynamic Basis of Hand Surgery*. JB Lippincott: Philadelphia: 79–103.

第6章　手術の適応，計画，手技
Surgical indication, planning and technique

イアン・ウィンスパー

　音楽家の手の外科治療は伝統的に厳しい批判を浴びてきた（Brockman et al 1990）．これは主としてロベルト・シューマン（Robert Schuman）が自分の環指に対して，より強い力と柔軟性を獲得しようとして，伸筋腱の腱間結合を徒手的に矯正しようとして，うまくいかなかった不幸な体験に由来する．この無分別な試みはピアノの巨匠としてのキャリアを終わらせたかもしれないし，妻のピアノ奏者としての才能の影に隠れるよう運命づけられたのかもしれない．この指の問題が彼を最終的に，そして完全に精神的に追いやったかどうかは推測の域を超えない．ポーランドの偉大なるピアノ奏者パデロフスキー（Paderowsky）にふりかかった手の炎症という不幸な経験が，外科医により詳細に記載されている（Zamoyski 1982）．しかし，少し近い時代ではルビンシュタイン（Rubenstein）が米国滞在中に屈筋腱を断裂し，高度な外科治療により治癒して満足のいく結果を得たという噂がある．しかし彼は，その時の状況を1982年の死去直前に著した告白的な自叙伝『My Many Years』においても全く述べていない．また最近では，2編の短い論文が出されたが，ひとつは伸筋腱のばね現象（Benatar 1994），もうひとつはピアノのEフラット・スケール（変ホ長調の音階）を弾く際の伸筋腱の機械的問題に関するもの（McGregor and Glover 1988）である．両論文とも近代的な技術を用いた外科治療の良好な成績を示しており，音楽家の手の外科治療について慎重ながらも楽観的な議論の根拠となっている．事実，めったに書かれることはないが，プロの音楽家を扱った数名の外科医たちはその外科的問題を明解にし，音楽家の独特なニーズに対して正確性，手技，注意深さをもって治療すれば満足のいく結果が期待できることを認めている．また音楽家も同性，同年齢の一般の人々と同じようにありふれた病気に悩まされ，一般の人々と同じように外科的治療が必要な症例も存在する（Winspur and Wynn Parry 1997）．上肢に整形外科またはリウマチの問題がある音楽家の4～6％に手術が必要となるだろうということは，私たちにとっても他のクリニックにとっても同じである．これはもちろん手が生活の糧である音楽家にとってははるかに大きな問題である．ゆえに，正確な診断とニーズや障害の分析と，詳細な治療計画が外科治療による結果を満足いくものにするうえで必要である．そのうえ，音楽家は非常に稀で独特な疾患――フォーカル・ジストニア（focal dystonia, 第14章参照）に陥ることがあるが，これは絶対的に手術禁忌である．音楽家のキャリアがその手により左右されるという事実を受け止め，外科医は音楽家に必要な評価と治療に細心の注意を払わなければならない．

手術適応

　"手術適応"は利益対危険によって決められ，外科的な方針決定の基になる．生命と四肢が危なくなれば，その方針決定は明解で，適応は確固としたものとなる．疼痛性疾患やある程度の機能低下に対する手術を考える時，その方針決定は曖昧なものになり，適応の確実さは低下する．疼痛性疾患，または機能のわずかな低下をもつ音楽家の治療に際しては――演奏技術の1％が低下すれば，音楽家は演奏することができなくなってしまう――方針決定はとて

つもなく困難となってしまう．それゆえ，一般的に言って，音楽家の手術適応は"独特"である——ある場合は緩やかに，また他の場合は修正して，そしてある条件でははるかに厳密に行う必要がある．以下に実例をあげる．

より穏やかな適応
・外傷
・外傷後再建

　音楽家の手の外傷を扱う場合，たとえ相対的禁忌の状況にあっても一期的に安定した解剖学的修復を試みることに集中すべきであり，そうすることによって機能回復が増大する．同様のことが外傷後変形，関節拘縮，腱癒着，変形癒合にも言える．同様にできあがってしまった変形に対する二次的再建にも言える．このテーマについては第10章で詳細に述べる．

適応を修正すべき疾患
・良性腫瘍
・デュピュイトラン（Dupuytren）拘縮

　音楽家の中には小さくて局所に限局した病変，すなわち通常では最小限の局所症状を引き起こすような病変が，拡大，発展する可能性があり，時には小さな病変が上肢や上半身全体に症状を及ぼすことがある．例を挙げると，打楽器奏者によく見られる屈筋腱腱鞘から出るガングリオンである．これらがドラム奏者の技術のバランスを崩し，上半身の動作の協調性やポジショニングを崩し，すぐに頸部と肩に症状を起こす．ドラム奏者はこうした障害の原因を考えないかもしれない．しかし，ガングリオンの摘出が全てを変えてしまう．ドラム奏者は正常の技術と姿勢をとり戻し（たとえ縫合糸がまだあっても），そこからは遠い部位での症状が消失してしまう．逆に，全身症状や頸部，背部，または肩の疼痛が音楽家のバランスを崩し，演奏の技術を変化させ，局所症状の発生部位に過度な負担をかけてしまう．治療する医師はこの現象を熟知せねばならないし，この場合，正しい治療は最初の原因に焦点を当てて行わねばならない．さらに3つめの混乱しやすいシナリオがある．楽器のごく軽微な不安定感や調整不良があると，局所に負担がかかり局所症状が発生する．この場合，外科的治療は絶対的禁忌であり楽器の調整が必要である．この関連については図1に示す．

　同様な状況は，通常では治療の必要がない手関節背側の小さなガングリオンで起こる．しかし音楽家にとってその小さな手関節のガングリオンは症状の原因となり，演奏を障害し，調和を崩してしまうのである．音楽家に手関節背側部のガングリオンが発生した場合，再発率が高いけれども注射針で刺して内容物を吸引する価値がある．少数例では症状が消失し，その音楽家は手術を行う必要がなくなった．手関節背側の小さなガングリオンが持続する場合，もし演奏に影響するようなら摘出するべきである．

　手根中手こぶはありふれており，めったに症状を示さない．同様に中手骨頭（特に示指）の多少の不整によって，指背腱膜腱帽の中で伸筋腱脱臼を起こす．しかし，私たちは若いヴィオラ奏者の左手示指の伸筋腱の有痛性脱臼の2例を経験した．脱臼は演奏中に手根中手こぶの部位で起こり，その伸筋腱は肥厚し結節状になっていた．2例とも手根中手こぶを切除し，滑らかにすることで症状（そして脱臼）が完全に消失した．これは通常では手術適応ではない症例に対して手術を行ったわけであるが，患者の

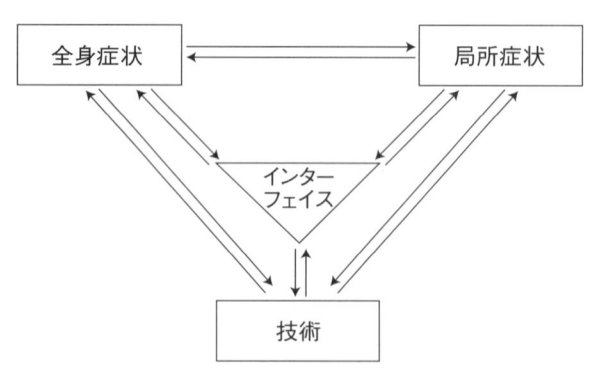

図1　症状，技術，音楽のインターフェイスの関連（全身症状，局所症状，技術，音楽のインターフェイス）

症状が寛解し早期に完全に演奏復帰できたのである．

デュピュイトラン（Dupuytren）拘縮は主に50歳以上の男性に発症し，音楽家にとっては最も外科的問題となる疾患のひとつである．早期の索状物は環指と小指に発生し，たとえ指の屈曲拘縮がなくても広いスパンが必要な楽器（ピアノやファゴット）の演奏が困難となる．音楽家にとって機能的に困難を起こせば，たとえ通常は手術適応がないような場合であっても，このような早期の索状物で指間を横切るものは周囲の病的な線維とともに切除すべきである．たとえ，手術適応がないような場合であっても．反対に，ヴァイオリン奏者など，本来なら手術適応があるほどの指の屈曲拘縮があっても機能的に全く問題とならないこともある．このような音楽家の場合，外科的解離術の適応があっても，機能障害が生じるまで手術するべきでない．

適応をより厳密にすべき疾患
・絞扼性神経障害
・腱炎とばね指
・テニス肘

絞扼性神経障害の好発部位は，一般人においても音楽家においても手根管である（第9章参照）．正中神経が手関節部で圧迫されると，非常に典型的な症状と徴候が進行するが，長時間手関節を屈曲した位置で演奏し続けるギター奏者のような場合にはそれとは異なった形で発生することがある．彼らは手根管症候群ではなく，手術を要するわけでもないが，より生理的なポジションで演奏するよう再教育する必要がある．同様なことが肘にもあり，尺骨神経は上腕骨内側上顆の骨性に固定されたトンネルを通る．尺骨神経の圧迫の症状や徴候は，肘を屈曲する時間が長い場合に発生する．多くの症例は肢位を変えることで解決できる．しかし長時間に及ぶ肘屈曲位を強いられる音楽家は，神経伝導速度が遅延し，尺骨神経の外科的除圧術がしばしば適応となる．

正中神経の刺激症状や機能低下は，ピアノ奏者が長時間集中して演奏した後に発生し，この際，手関節の腱鞘滑膜の腫脹や指の腱鞘炎の臨床症状が出ている．このような状態では，正中神経はほとんどの場合直接的に圧迫されているわけではない．通常，神経伝導速度は正常で，外科的開放術を必要としない．手関節部での正中神経圧迫を有する全ての患者に対する診断法として神経伝導速度検査は少し信頼性は低いが，音楽家を扱ううえで真の機械的圧迫のスクリーニング検査として必須である．神経圧迫を明確に示し，音楽家に不必要かつ侵襲的な外科的除圧術を避ける唯一の方法は，問題となる部分で同じ神経の他の部位や対側の神経の同じ部位に比べて神経伝導速度が遅延することを証明することである．それゆえ，音楽家の手根管症候群や肘部管症候群を扱ううえで，神経伝導速度が遅延していなければ外科的除圧術を行うべきではない．しかし，橈骨神経の絞扼性神経障害の場合は明解さが減る．

テニス肘は屈筋腱の起始部に発生し自然に治まる慢性の疼痛性疾患で，音楽家には驚くほど多い．急性の外傷によって発生することはほとんどない．音楽家では，特に演奏旅行において楽器ケースや重いスーツケースを運ぶと常に悪化する．多くの症例では，マッサージや温熱療法などの直接的な理学療法をしてもしなくても，経口抗炎症薬の内服や上腕骨外側上顆へのステロイド薬注射をしてもしなくても，時間の経過とともに自然に治癒する．非典型的な症例では他の疾患，特に橈骨神経管症候群を除外するべきである．保存的治療に抵抗し，12～18カ月以上経過した症例のみ外科的治療を検討する．術後経過は，外科的解離術の性質と実際に全ての楽器を演奏するための身体的な要求のために，回復は遅くとても予想しがたい．

絶対的手術禁忌の疾患
・フォーカル・ジストニア
・試験切開
・楽器インターフェイスに関する問題

フォーカル・ジストニア（第14章参照）は，1本の指に発症する限局した運動障害である．疼痛のない痙攣，すなわち音楽家が指が"言うことをきか

ない"と表現する指の協調運動障害を起こす．局所的なばね指と混同しやすいのでとても注意しなければならない．もしジストニアが疑われる場合，手術は絶対に禁忌である．なぜならば新たな侵襲は大脳基底核ですでに混乱している運動のパターンやプログラムをさらに断片化し混乱させるからである．

音楽家の疼痛に対して"試しに見てみる"とか試験切開の余地はない．同様に例外的な場合を除いて伸筋腱や屈筋腱の結合に対して（第10章参照）試験切開の余地はない．もし局所症状が演奏技術の不安定や機械的な問題や楽器の変更に関連するのであれば，手術は明らかに禁忌である．患者の演奏技術に注意を向けるべきであり，もし多くの場合のように技術的に可能なのであれば，楽器を調整すべきである．

手術計画

音楽家の手に対する手術計画で次の2点を十分に考慮する必要がある．ひとつは扱う疾患の病理，もうひとつは音楽家と楽器のための詳細な機械的必要条件と接触点である．この分析はメスが皮膚に入る前に完了しておかなければならない．もし外科医が楽器に関する知識が十分でなかったならば，患者が実際に楽器を演奏する様子をしっかり観察しなければ，正確な手術計画ができない（Amadio and Russotti 1990）．音楽家が必要とされる正確な情報を提供することは期待できないし，単に音楽家に質問をして機械的または解剖学的な詳細を当て推量するだけでは十分ではない．しかしながら，手術計画は次の3つの領域に焦点を当てるべきである．

- 触覚の鋭い危険な領域を避け，感覚への悪影響を避けるような皮膚切開の部位．
- 超早期に演奏に部分復帰するための，外科的展開や手術手技，創縫合の計画．
- 通常の"機能的肢位"よりむしろ演奏のポジションや楽器に合わせることができるであろうと予想される力学的な妥協点の調整．

このような計画や調整は明白と思うかもしれないが必ずしもそうではない．しばしば必要とされるように，特に音楽家を楽器と一緒に診察し，正確な計測を行わないと必ずしも明白ではない．

皮膚切開の位置

外科的進入法や切開は手術の解剖学的要求に応じて決定される．また安全性によって左右される．しかしこれらの原則はあるが，判定すべき余地はある．たとえば，手関節背側の横切開は手関節背側および橈側の橈骨手根関節への良好な進入路であり，皺を横切る縦切開に比べ創治癒が早く，瘢痕も少ない．同様に近位指節間関節（PIP関節）に対する正側方進入路は，より多く用いられている背側伸筋腱縦切進入路に比べて早く治癒し瘢痕形成が少ないために，関節にとってはより良好な進入路である．手関節掌側や手掌への進入路は手首皮線を交叉する縦切開では治癒が遅れ，その後数カ月間，肥厚や肥大が起こり，その間は動きが制限される．音楽家の手根管に対しては，視野の良くない小さな横切開や，重大な神経損傷が合併する可能性がやや増加する内視鏡による進入法は受け入れがたい．しかし，外科医は可能ならば手首皮線を越えないか（標準的な小切開による手根管開放術），もし手首皮線を越えても早期の治癒と瘢痕の肥厚を予防するためにステップまたはジグザグ切開で行うことが奨励される．このような手技のニュアンスは音楽家以外にも当てはまるが，演奏の早期復帰を求める者にとっては真に問題となる．

触覚の鋭い重要な領域を避けるためには，演奏家の奏法を観察し，指1本1本を調べなければならない．スコットランド（またはアイルランド，ギリシャ）のバグパイプについて考えてみよう（図2参照）．バグパイプのチャンター（chanter）に置く指の位置は，確実に空気を止めるため示指，中指，環指の中節の屈側と，左母指の指先と右小指の指先を用いる．したがって，バグパイプ奏者にとって，本来けがをしてはいけない触覚の鋭い重要な領域は，示指，中指，環指の中節の屈側と，左母指の指先と右小指の

第6章　手術の適応，計画，手技　45

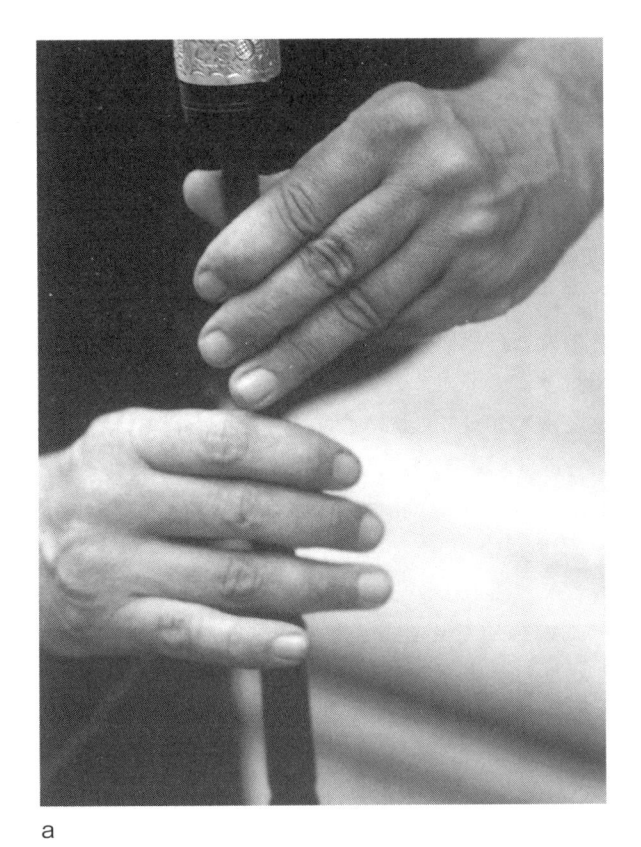

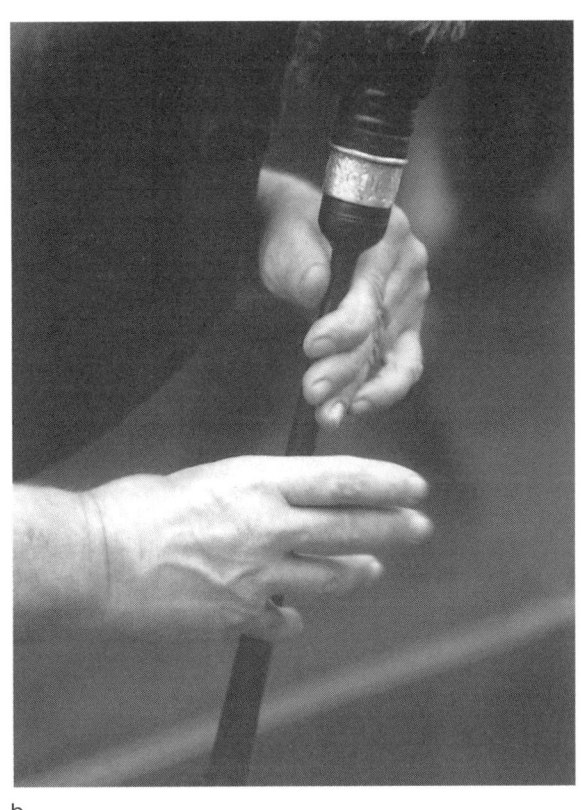

図 2（a, b） バグパイプ奏者の演奏肢位．右小指以外は指の中節を用いるのであって，つまみ動作ではない．

指先である．指の掌側への進入路が必要な場合は，標準的な現代の進入法はブルナー（Bruner）のジグザグ切開またはその変法である（図3）．この方法はバグパイプ奏者の示指，中指，環指には当てはまらない．もしこれらの展開が必要ならば，尺側から皮膚を中央部の繊細な感覚枝を含めた全ての神経，血管の分枝を含んで全ての神経血管束と一緒に挙上する（図4）非標準的な正側方進入路を用いる必要がある．しかし，左母指の橈側面と指尖部は運指に用いられるので，この領域は極めて重要であり，進入すべきではない．加えて右小指の指尖部はスコティッシュ・バグパイプにとって大変重要な部位である．デュピュイトラン拘縮は遺伝的素因で発生する疾患であるが，スコティッシュ・バグパイプ奏者にとっては致命的であり，"マックリモン（MacCrimmon）の呪い"として知られている．不幸にも小指に多く発症しついに演奏不能となる．幸いに，標準的な掌側からのZ形成術が小指の触覚の鋭い重要な領域を傷害しないため（中節は重要ではない），この方法で良好な視野が得られ，指神経と変形をもたらしたデュピュイトラン組織の剥離が可能となる．他にも重要な領域が存在する．

・弦楽器奏者の左手の指尖部
・クラリネットやオーボエ奏者の右母指の尺側面
・弦楽器奏者の右手すなわちボウイングをする手の母指，示指，中指，小指の指尖部
・ドラム奏者の中指の尺側面と環指の橈側面

それぞれの演奏家には標準的ではない個人の癖や技法があるので，その演奏家ごとの特異的な部位に注目しなくてはならない．

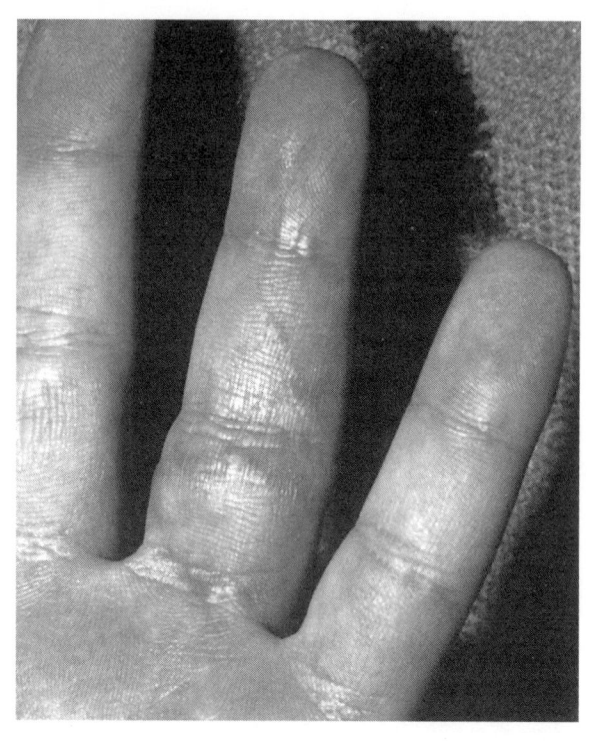

図3 バグパイプ奏者の指に対する重要な中節部掌側の古典的ブルナー切開後の疼痛性瘢痕

早期演奏復帰

　音楽家にとって，演奏は生活そのものであり，それが否定されたり，身体的にできないことは深い意味がある．彼らは存在理由を完全に失ったと感じる．演奏できない間は術後期間であっても絶対に治療したとは思われない．プロの演奏家にとって，生計は演奏の能力に影響される．術後の早期の段階でまだ演奏が可能であること，技術を失っていないこと，長年の鍛錬で培ってきたプログラミングや"記憶"が損傷された指から失われていないことを彼らに示すことができてこそ治療なのである．この点について，外科医が力の限りを尽くして限局的にでも早期に復帰させることが大変重要である．ある状況，たとえばZone 2の屈筋腱断裂に対して修復術を行い，早期修復の抗張力が不十分で，生物学的にも機械的にも腱の癒合が不十分な場合，復帰には8～10週を要する．しかし，他の状況，すなわち皮膚切開の位置や方向を十分考慮し，正確に張力のない状態で創閉鎖をした場合は，術後3～4日での早期に部

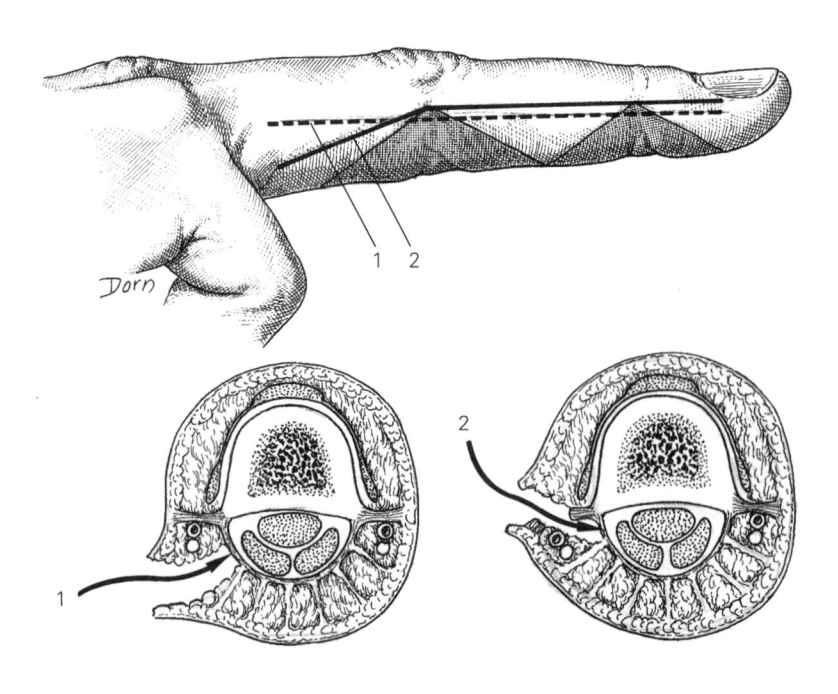

図4 指の掌側面への側正中進入法（mid lateral approach）：側正中線（mid lateral line）に平行（1），またはジグザグ切開（2）進入路2——皮弁と神経血管束を挙上——がバグパイプ奏者にとって唯一機能的な進入路となる．

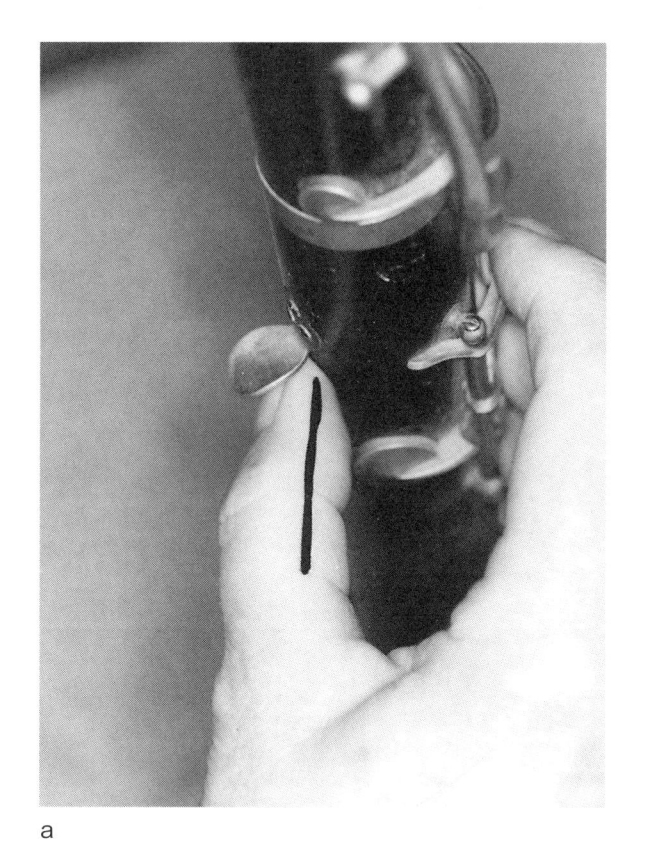

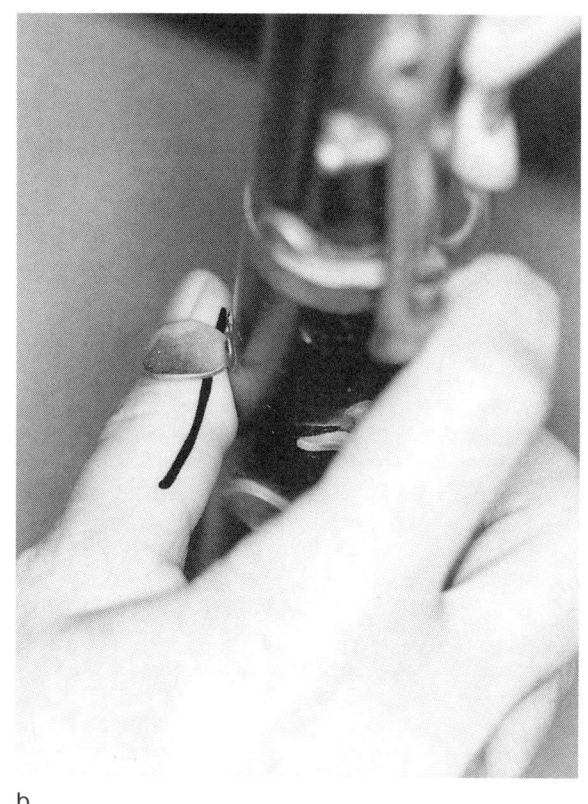

図5 (a, b) クラリネット奏者の右母指．母指の指腹やIP関節の展開において好ましくない皮切の位置を示す．(トゥビアーナら 1990)

分的な演奏に復帰できる．実際に，私たちの経験では，部分的な演奏復帰（5分間を1日3～4回）は術後4～5日で達成されることが理想的と思われる．

デュピュイトラン拘縮の解離術において，閉鎖的方法の方が掌側開放療法より演奏復帰が早いので音楽家に好まれる．同様に二次的デュピュイトラン拘縮解離術において早期の創治癒と早期の演奏復帰を可能とするために，皮膚移植は健常な皮膚の緊張のないZ形成術の皮弁と組み合わせて行う．少数例のデュピュイトラン拘縮解離術（一次性と二次性）を受けたプロの音楽家の演奏休止期間は平均2週間であった（皮膚移植を行った再発例はさらに時間がかかった）．一方，一次的な拘縮解離術のみであれば部分的な演奏の復帰には5～7日であった．全例が平均6週で舞台での演奏に復帰した．不安定型の骨折に対しては，観血的整復固定術を音楽家でない患

表1 34例のプロの音楽家の術後復帰期間（32例は完全復帰．1例は不明．1例は演奏復帰不可）経過期間は3カ月から12年．

医学的状態	患者数	演奏制限期間	完全復帰までの期間
外傷	7	5.4	8.4
デュピュイトラン拘縮	8	2.4	5.3
腫瘍	8	0.8	3
手根管症候群	4	1.8	6
関節固定術	3	3	13
肘部管症候群	2	6	12
楽器別			
ピアノ*	11	4	7.4
弦楽器*	10	2.5	7.5
ギター	4	2	4.5
その他	7	2.5	5

*外傷，肘部管症候群，関節固定の症例は復帰期間が延期されていた．

者よりも早期に考慮すべきである．固定方法は強固な固定を行い，早期運動開始を目指すべきである（図6）．理想的にはキルシュナー鋼線やスタインマン・ピン（Steinman pin）は皮膚の刺激と可動域の制限をもたらすので皮膚を貫いて外に出さないほうがよい．キルシュナー鋼線は重要な触覚の鋭い領域，特に弦楽器奏者の左手の指先には，疼痛性瘢痕を避けるために皮膚を貫いたり突き出さないようにすべきである．もし可動域を制限したり保護する必要がある場合は，どこでも楽器の演奏が可能なように形作った軽量のあつらえの熱可塑性の装具を用いる．

しかし，早期に過度にまたは熱中しすぎて演奏を行うことや，本格的なリハーサルや舞台での演奏への早期復帰に対しては注意し用心しなければならない．もし患者が本当にフィットしていないと，つまり完全に動いて痛みがない状態でないと，そしてもし舞台での演奏が早過ぎると，音楽家は代償的な癖ができ技術が変化してしまう．これらのことも短期間であれば問題ないが，永久に残存すれば，音楽家の上肢の誤用による他の部位への影響が出てくる．早期の部分的な演奏は治療に良い影響があるが，早過ぎる舞台での演奏は永久的な損害を与える．

解剖的妥協

近代外科の目的は，残存する解剖学的な妥協なしに修復し治療することである．しかし最高の状況でも，ある外傷や手術は予想される運動の損失を残す．ある病的状態では，腱固定術や関節固定術など，可動域を故意に減弱したり排除することを外科的に行うこともある．これは必ずしもプロの音楽家のキャリアを終わらせるわけではないが，最高の演奏ができなくなる．このように可動域制限が予想される場合においては，音楽家にとって演奏が機能的に可能な肢位で損傷された関節，指節，上肢を固定するようにあらゆる努力を払うべきである．ピアノ奏者のDIP関節を扱う場合，演奏中のDIP関節のポジションが非常に多彩であることに注目しなくてはならない．いわゆる"標準的"演奏のポジションは軽

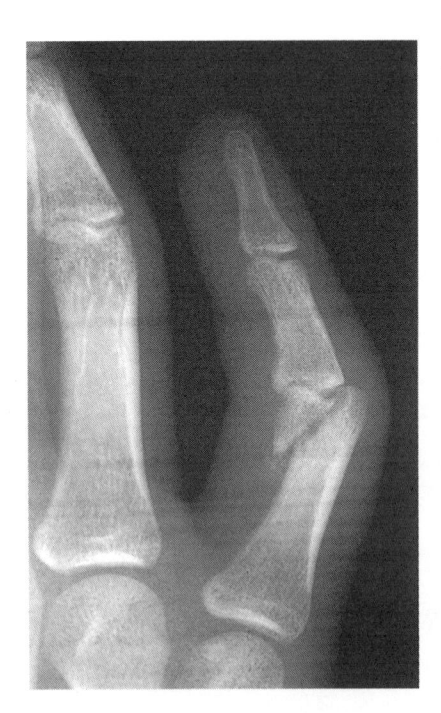

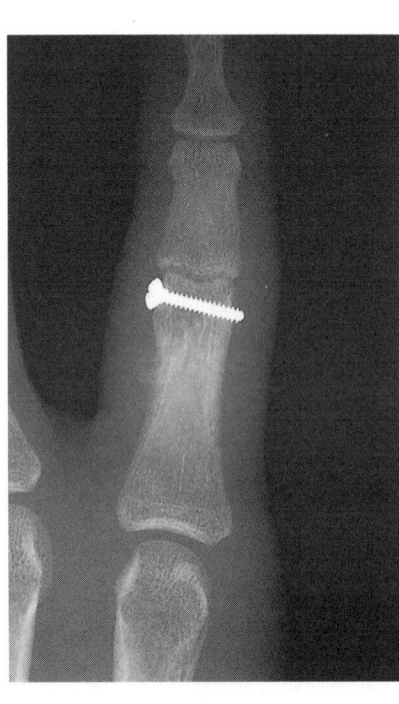

図6（a，b）
転位と短縮を伴う指節の回旋骨折に対し圧迫できるスクリュー固定によって早期運動療法が可能となった．（G Crawford博士の厚意による）

度屈曲位の30〜40°である．しかし，プロのピアノ奏者の演奏を見てみると，ジャズにおいてもクラシックの演奏家においても手の位置やその時点でのつくりだす音の性質によっても，指先やDIP関節のポジションは演奏中に絶えず変化している．ポジショニングもまた，演奏家の手の大きさや指の長さ，演奏スタイルの違いで変わってくる．事実，ポジションもジェリー・ロール・モートン（Jelly Roll Morton）のように過伸展のポジションから，カウント・ベイシー（Count Basie）のようにしっかりと屈曲位をとるなどさまざまである．いわゆる正しい標準的なポジションは存在しない．ゆえに，そのピアノ奏者の損傷される可能性のある関節を考慮しながら，必要とされる平均的な演奏ポジションを演奏中に確認して計測するしかない．もし手術を計画して術後において可動域の制限が予想される場合は，ピアノのショールームや患者の自宅，あるいはレッスンルームを訪れてでも，ピアノのそばで手術計画を立てる必要がある．

　弦楽器については違いはそれほど顕著ではないが，演奏中のDIP関節のポジションは，特にヴィオラに関しては違いがより顕著かもしれない．木管楽器でのポジションは，極端ではないがファゴット奏者では右小指の過伸展位した完全なスパンが求められるし，他の木管楽器の演奏は右中環指の軽度のボタン穴変形の肢位で行われている．

　外科的に関節固定や腱固定を行う場合は（第7章），楽器に接して正確に計測し，手術時に正確に再現せねばならない．たとえば，左示指DIP関節が損傷されたヴァイオリン奏者では，指がEの弦に届くには50°の屈曲が必要であることを術前に求めておく．その角度を手術で正確に再現して満足できる演奏が達成される．

　関節周囲損傷や腱損傷により可動域制限が残ることが予想される時は，あらかじめ個別的な必要性に合わせて可動域制限を調整することができる．たとえば，ヴィオラ奏者の左環指の閉鎖性の二次性ボタン穴変形の保存的療法において，ヴィオラを演奏するには2つの独立した機能，すなわち95°のPIP関

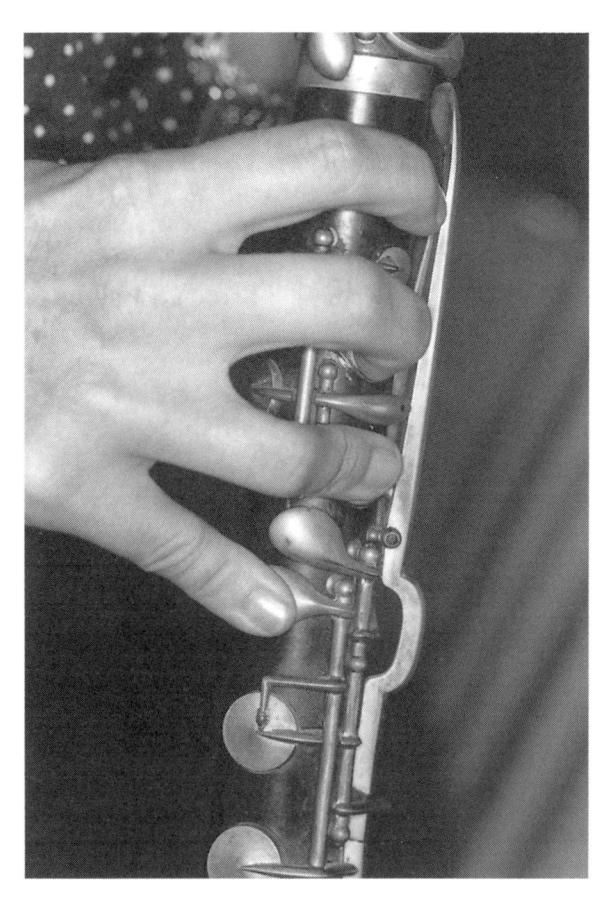

図7　木管楽器奏者の右環指と小指の通常のポジション．右指のPIP関節が生理的ボタン穴変形の肢位にある．

節屈曲と60°のDIP関節屈曲が必要であるが，PIP関節の完全伸展は必要としないことがヴィオラの演奏の知識と観察によって確認される．

　ボタン穴変形は軽度で他動的に可動性のあるPIP関節であっても，DIP関節の屈曲は必要であり，矯正されるべきである（Zancolli 1979）．その治療には4〜6週間のPIP関節伸展位での装具固定が必要で，DIP関節は固定せず最大かつ継続的に自動屈曲を行う．次の段階で，PIP関節の屈曲の再獲得とDIP関節の屈曲の維持が必要であるが，PIP関節の伸展を10〜15°犠牲にすれば，ボタン穴変形は再発しない．実際に，これまで検討された症例では機能的な要求は当初のシーネ固定から12週間で達成さ

れたが，最終的な15°の伸展不足は演奏に影響しなかった．同様に槌指の治療では，演奏にとって完全屈曲が不可欠であり，多少伸展制限を起こしても屈曲が確保されなければならない．逆に伸展スプリントを長く装着し過ぎると，屈曲位が犠牲になってしまう．

　デュピュイトラン拘縮の外科的治療において，演奏に完全伸展が必要ない時は，外科的に強調すべきは機能的解離を獲得すること，完全かつ安全に拘縮した線維を取り除いて早期の再発を予防すること，重要な指神経と血管を保護すること，一時的創治癒を確実にすることである．強調すべきことは，上に述べたことを犠牲にして完全伸展を獲得するのではなく，機能的な屈曲を犠牲にするのでもなく，まして血管損傷によって指自体を危険にさらすことでもない．

外科的手技

麻酔

　音楽家は一般的に医師や外科医に対して懐疑的である．彼らは不承不承治療を受けるのであり，本当の意味で恐怖を感じているのではないが，コントロールを少しでも失うことに疑いと憤りを感じている．そのため，彼らは一般的に全身麻酔より局所麻酔のほうをはるかに好む．もし状況が許せば他の救急を要しない多くの手の外科の手術のように，音楽家の手の手術は局所麻酔下に行うべきである．局所麻酔下で手術を行うことには，その他に2つの長所がある．ひとつは，手術が終了すると同時にリハビリテーションが開始できることである．なぜならば患者の意識は清明で，実際の手術を経験でき，正確に次のステップに進むことを切望するからである．次のステップとはもちろん具合が悪くもなく損なわれてもいないこと，たとえ数日間手を使ったり演奏ができず，手をずっと挙上しなければならないとしても，完全な生活を続けていけることを理解することである．

　第2の利点はまさにそのことである．手術が終わった瞬間から，もし腕神経叢ブロックを用いなかった場合，患者は完全に高く手を挙上できる（頭上に心臓より40 cm高く維持する）．私の経験ではこの超早期に高挙することで，局所麻酔で行った患者では術後の腫脹と疼痛を軽減させることができる．一方で全身麻酔を行った患者は病院のベッドで術後24時間ロール・タオルで患肢を挙上し，その後，吊り下げる．

　局所または伝達麻酔の手技は，本書で述べる範囲ではない．しかし緊急ではない手の手術に対して，私たちが勧めるのはビエール（Bier）ブロック変法である．この方法は大変信頼性が高く，安全で，合併症がないことは，私の5,000例以上の経験からだけでなく，過去17年間一緒に手術を行ってきた外科医の同僚たちによる，その3倍以上の症例経験から証明されている．

外科的手技の修正

　標準的な愛護的な外科的手技は，全ての手の外科の手術で用いられているのと同様に，音楽家の手においても用いられる．術後の腫脹を最小限にした一次的な創治癒は，これらの音楽家にとって必要な早期の機能復帰を達成するうえで大切である．外科的手技を特別に変えなくてはならないのは以下の3点である．

・皮膚切開の位置と方向
・損傷されやすい感覚神経の保護
・末梢の神経損傷の解剖学的修復

　繊細に組織を扱う愛護的操作を行うことで，治癒を遅延させ余分な瘢痕を形成する組織障害を最小にする．適切な拡大鏡を用いることで損傷のない組織や細い感覚神経の枝を不注意に損傷する機会を減らし，修復の正確性を増すことができる．また，特に指神経やその枝のように，より小さくて遠位末端の組織や構造体の修復を容易にする．外科的アプローチそのものが大きな傷害となる領域（膝，肩，胆嚢）における内視鏡手術のめざましい有用性のために，適当ではない領域で鍵穴を通したような手術を行いたい誘惑に駆られる．音楽家は手術と瘢痕に病的な

ものを連想し，内視鏡手術と"レーザー手術"の可能性について聞いてまわる．しかし，手や手関節への外科的アプローチは上記3つの領域のように病的な合併症の原因とはならず，内視鏡によって得られるものは少ない．実際に，内視鏡を用いた手根管開放術は，熟練した外科医が行っても，音楽家のキャリアを終わらせることになる神経損傷の合併率が若干上昇することが知られている．これだけの理由でも音楽家の手根管開放術を行う際に単純に手首皮線を横切らない，掌側小切開による進入法がおそらく最も適切な手術であり，音楽家はその推奨を受け入れるだろう．肘の尺骨神経除圧術に内視鏡を用いた報告があるが，音楽家では同じことが当てはまる．しかし，手関節鏡はある特別な状況では診断においても治療においても有用であり，音楽家においてもある特別な状況のもとで適応となる．それらは手関節の関節内骨折における正確な整復，手根骨間解離の診断と修復などである．肘関節鏡は特に有用で，関節内病変を取り除くことができる．特にやっかいなロッキングや痛みや橈骨頭あるいは上腕骨小頭での軟骨障害に関連して反復性滑膜炎を起こす関節遊離体の除去には特に有用である．

骨折の治療において，骨折が不安定だったり，関節内骨折であったり，転位している場合，音楽家にとっては全てにおいて安定した解剖学的整復を求める必要がある．骨折固定の基本的手技を用い，早期可動域訓練を開始し，早期の楽器演奏を可能にするために，創外固定より内固定を用いるべきである．

小関節における関節内骨折は圧迫スクリューを用いた固定を行い，早期運動を行うべきである．このことは音楽家のベネット（Bennett）骨折において極めて重要である．実際に，近代的な楽器において（トランペット，コルネット，フリューゲルホルンを除いては）両側母指を用いない楽器はない．それゆえ音楽家のベネット骨折に対して単純な圧迫スクリューを用いた解剖学的整復固定は第一選択である．転位のある指節や中手骨，多少の短縮や回旋変形，指にオーバーラップが少しでもあれば，もし可能であれば，圧迫スクリューを用いて固定すべきである（図6）．キルシュナー鋼線やスタインマン・ピンを用いた場合，短く切って早期運動に支障のないようにしなくてはならない．

要約すると，音楽家の手や腕を手術する場合，手術適応は特別であり，手術計画も詳細かつ正確に，手技は精密でなければならない．外科的に治療できる局所的疾患はトラブルのもとになり得るが，結果は一般人における成績以上ではないにせよ同等に良好であると期待できる．

——Ian Winspur（尼子雅敏・訳）

文献

Amadio P, Russotti GM (1990) Evaluation and treatment of hand and wrist disorders in musicians. *Hand Clin* **6**:405–16.

Benetar N (1994) Radial subluxation of the connexus intertendineus at the little finger in musicians. *J Hand Surg* **19b**:81–7.

Brockman R, Chamagne P, Tubiana R (1990) The upper extremity in musicians. In: Tubiana R, ed. *The Hand*, vol. 4. WB Saunders: Philadelphia: 873–85.

McGregor IA, Glover L (1988) The E flat hand. *J Hand Surg* **13a**:692–3.

Nolan W (1993) Surgical treatment of acquired hand problem. In: Bejjani F, ed. *Current Research in Arts Medicine*. Cappella Books: Chicago: 319–22.

Tubiana R, McCullough CJ, Masquelet AC (1990) *An Atlas of Surgical Exposures of the Upper Extremity*. Martin Dunitz: London.

Winspur I, Wynn Parry CB (1997) The musician's hand. *J Hand Surg* **22B**:433–40.

Zamoyski A, *Paderewski* (1982) Athenium: New York: 74–5.

Zancolli EA (1979) Pathology of the extensor apparatus of the fingers. In: Zancolli EA, ed. *The Structural and Dynamic Basis of Hand Surgery*. JB Lippincott: Philadelphia: 79–103.

第 7 章　具体的な疾患
Specific conditions
クリストファー B ウィン・ペリー，イアン・ウィンスパー

頸部脊椎症
——クリストファー B ウィン・ペリー

　高齢の音楽家においては頸部脊椎症は肩や前腕の疼痛で発症し，演奏技術による問題として誤って診断させることがある．疼痛を軽減させる一般的な理学療法同様，音楽家も頸部の訓練について細かい助言を受けるべきである．——寝枕の選択，肩と首の間で受話器を把持しない，旅行や長いエコノミー・クラスでの旅程での機械的ストレスを防ぐ方法やストラップやハーネス，肩置きなどを賢く利用することで頸部の緊張を解消する（図1）．

　正確な眼鏡で確実な視力が得られれば良いが，そうでなく眼科医から楽譜を読むために遠方を凝視する指導を受けると慢性的な頸部痛を生じる．

胸郭出口症候群（TOS）
——クリストファー B ウィン・ペリー

　音楽家の中でよく見られる症状は環小指の感覚異常を伴う腕の内側へ広がる痛みで，楽器の演奏が上手くいかなかったり，困難になる．腕が重く感じ，長時間の演奏後に手がどのような状態なのかわからないと訴える．挙上や運搬，また，腕の外転，特にヴァイオリンでの G 弦の演奏で痛みが出る．

　手の内在筋が萎縮し，知覚の消失した典型的な頸肋症候群では稀ではあるが，音楽家における上肢障害の多くを占めると報告されている．約 9〜13% の患者は明らかな神経症状を呈さない胸郭出口での腕神経叢の神経根圧迫症状を示す．背が高く痩せてなで肩の人に多く，しばしば神経叢部に牽引力を働かせる重い楽器と関係している．

　この状態に対する特別な試験（第 9 章）の大部分は有用ではない．しかし，ノリス（Norris 1993）は"上肢挙上テスト"が一部の患者で診断の補助になると報告している．彼は音楽家に肘と肩を 90° 屈曲させて前腕を頭の上に載せるように言った．彼は音楽家に手を 60 秒間開いたり閉じたりさせた．もし，神経叢部に圧がかかれば疼痛が再現できる．診断はまず臨床電気検査は手関節部での正中神経の障害や，肘部での尺骨神経障害などの局所の絞扼性神経障害の除外に有効である．もし，X 線像で頸肋が見られれば役に立つが，多くの場合は正常の X 線像を示す．私たちは，神経叢部を圧迫することで患側では症状を再現できるが健側では再現できない有用な方法を見出した．頸部神経根の最新の高解像度の MRI や胸郭出口の MRI 血管造影法が非常に正確なので静的な原因は事実上除外できる．

　多くの患者は肩の挙上筋力を増強するために一連の肩の挙上訓練に反応するであろう．機械的ストレスを避けるためのストラップやハーネスなどの適切な使用方法の徹底した指導や全身のフィットネス・プログラムが勧められる．もし，症状がこれらの単純な方法で軽減しなければ専門機関に紹介することが適切である．レダーマン（Lederman 1987）は典型的な症状と兆候を有する 17 例の患者を報告した．2 例を除いて全例が保存的治療に反応した．アレクサンダー・テクニックはこれらの患者に特に有効であった．2 例のみが手術的治療が必要であった．

関節リウマチ
——クリストファー B ウィン・ペリー

　バードとグラハム（Bird and Graham 1991）は，音楽家クリニックでは 5% 未満の患者が何らかの関

54　第7章　具体的な疾患

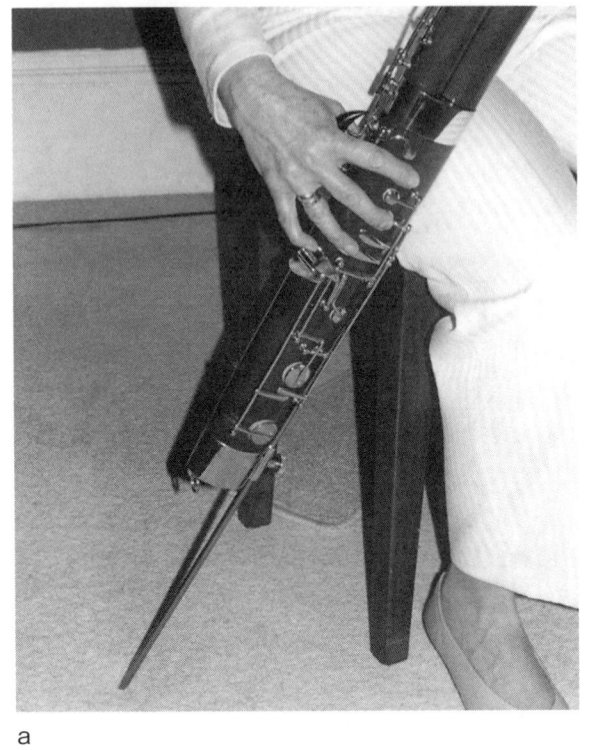

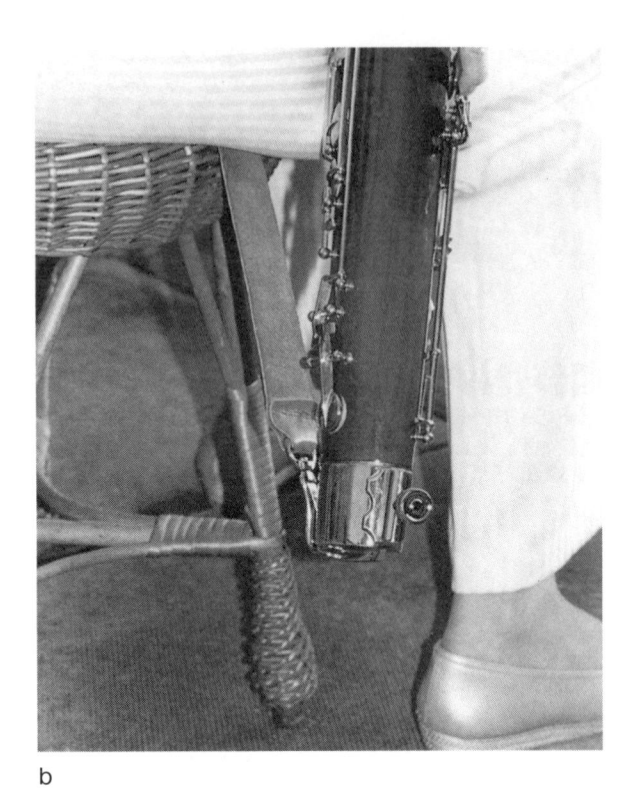

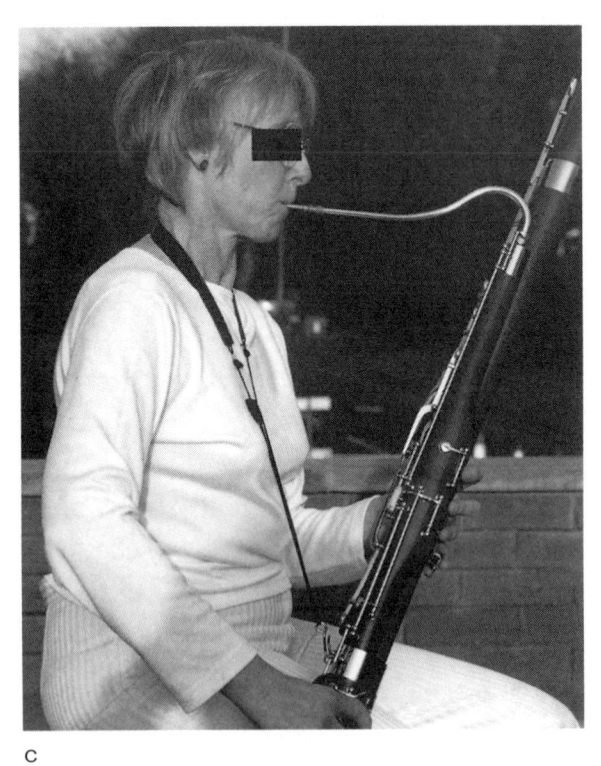

図1　頸部脊椎症の場合は頸部ストラップb)ではなくファゴットのスパイクa)や椅子用のストラップc)

節炎を有しているが，職業を脅かすようなものではないと報告している．関節リウマチの適切な管理により手を罹患した全身性変形性関節症や関節リウマチ患者の多くが演奏を続けられることは驚くべきことである．病状は比較的緩徐に進行するため患者は必要な演奏技術の小さな変更を行う十分な時間的余裕があった．ウィン・ペリーとスタンレー（Wynn Parry and Stanley 1993）は，早期の屈筋腱と小関節の滑膜切除は劇的な症状の軽快と機能回復に繋がると指摘している．この治療期間を耐えることは確かな価値があると思う．ただし，腱や関節が腫れた音楽家は通常の医学的治療ではなく音楽家の問題を理解した熟練の手の外科医による治療で軽快する．慢性期には曲のレパートリーを修飾したり，演奏前に非ステロイド系消炎鎮痛薬の経口または局所の投与が必要になるだろう．関節炎の音楽家は練習や演奏前の十分なウォーミング・アップが特に重要である．全身の評価も重要で特に貧血の補正は優先すべきである．

骨関節症
──イアン・ウィンスパー

骨関節炎は母指基部のCM関節症による疼痛として中年に最も多く見られる．これは，もちろん弦楽器奏者や鍵盤楽器奏者に重大な影響を与える．しかし，多くの治療は症状を緩和するために特に初期に行われる．私たちは，患者に一日数回対側の手で母指をゆっくりと持続的に牽引することを勧めている．この関節包のストレッチはしばしば長時間の疼痛緩和になる．晩期には適切なステロイドの関節注射が数カ月にわたり疼痛を緩和できる．現在は症状を緩和するさまざまな手術的方法がある．再度強調しておくが，音楽家の問題を理解した手の外科医に治療されることが重要である．

音楽家の手にX線像で遠位の指関節に囊腫の非定型的パターンが見られるが，長期間にわたる楽器の演奏と手の関節の変形性関節症の相関ははっきりしていない（Lambert 1992）．しかも，手の骨関節症の原因は加齢とともに全身性変形性関節症に移行しやすい体質の患者の一部の症状なのか，外傷性の二次性関節症であるかにかかわらず，一般の人々が骨関節炎により手や指の関節のこわばりや疼痛に苦しんでいる状況が音楽家にも偶発的に生じたのである．

この診断は臨床所見――有痛性の硬いまたは不安定な関節――でなされ，X線像によって確定する．病期途中では滑膜の炎症（滑膜炎）が現れ，関節周囲の発赤や腫張を呈する．DIP関節の背側には肉芽組織による拡大した硬い結節と小さな骨棘周囲の滑膜炎が見られる（ヘバーデン結節）．

しかし，音楽家の場合は近位の部位の罹患，特に，首や肩の評価をしなくてはならない．実際，これらの関節の可動域の低下は演奏時の上肢に重大な影響を及ぼすからである．ある者が特定の関節の罹患と楽器の演奏技術との間に相関があるか解析した．それによると，ひとつの有痛性の関節は不快ではあるが，機能的には問題ない．しかし，もうひとつの関節罹患は重大である．独立した指の骨関節炎を扱う時はインターフェイスの改良がしばしば最も重要となる（第3章参照）．

臨床的詳細事項

最も一般的な骨関節症の罹患関節は，遠位の指関節，母指の手根中手指節（CM）関節やいくつかの手根間関節である．治療は滑膜炎の程度，X線像上の関節変性の程度，音楽家における罹患関節の機能的な必要度により決められる．

滑膜炎

活動性のある滑膜炎で疼痛がある場合は経口の非ステロイド系鎮痛消炎薬（NSAIDs）を投与するか，関節へのステロイド注射を行い注意して観察する（Palmieri et al 1987）．指関節間関節やCM関節への1回の関節内注射により病期の経過を変えることはできないが，数カ月にわたる除痛効果が得られる．滑膜炎がコントロールされることで，X線像上の変化が強くても無疼痛の可動関節が得られる．これは，CM関節で一般的に行われている．

[注射技術]

指節間(IP)関節やCM関節の注射の場合は細い針で背外側,または背内側より刺入する(図2,図3).0.5 ml の塩酸ブピバカインとメチルプレドニゾロン(40 mg/ml)を等量混ぜて伸筋腱の奥の背側の関節裂隙に注入する.CM関節では,26Gの短い針を使用し中手骨と大菱形骨の間を背側で触診し母指を長軸方向に牽引したまま注射する(図3).1 ml の混合液を関節に注入する.

ヘバーデン(Heberden)結節

ヘバーデン結節は時に痛みが強く悩ましい場合がある.滑膜炎と炎症の経過は数カ月は要するが自然に消退する.活動性のある有痛性の炎症が音楽家にとって重要な指を罹患した場合はこのゆっくりとした自然経過を待つわけにはいかない.このような場合は結節内へのステロイド注射が有効である.これで効果がない場合は,非常に薄い皮膚で爪や爪母に近いため,熟練した手技によって手術的摘出を行うことで永続的な寛解を得ることのほうが望ましいところではある.

関節変性

X線像上,著しい変性所見を認めるが症状や機能障害を伴うことは非常に少ない.X線像上の悪化に合わせ疼痛や可動性の低下・不安定性が出現すると,音楽家にとって重大な問題となる.関節炎があり疼痛が最も重要な症状である場合はステロイド関

a

b

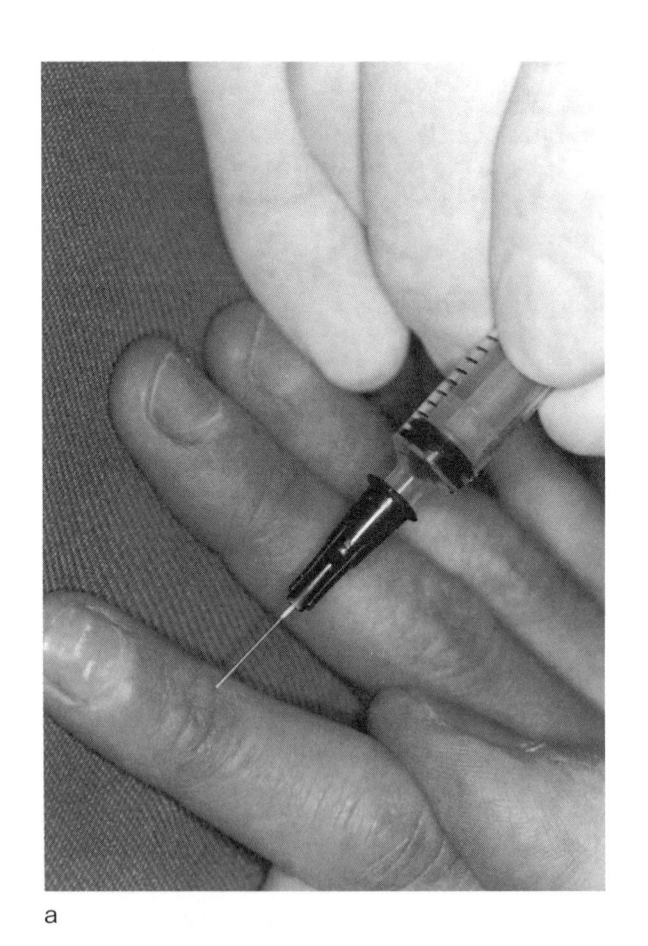

図2 DIP関節とPIP関節への注射の方向と手技

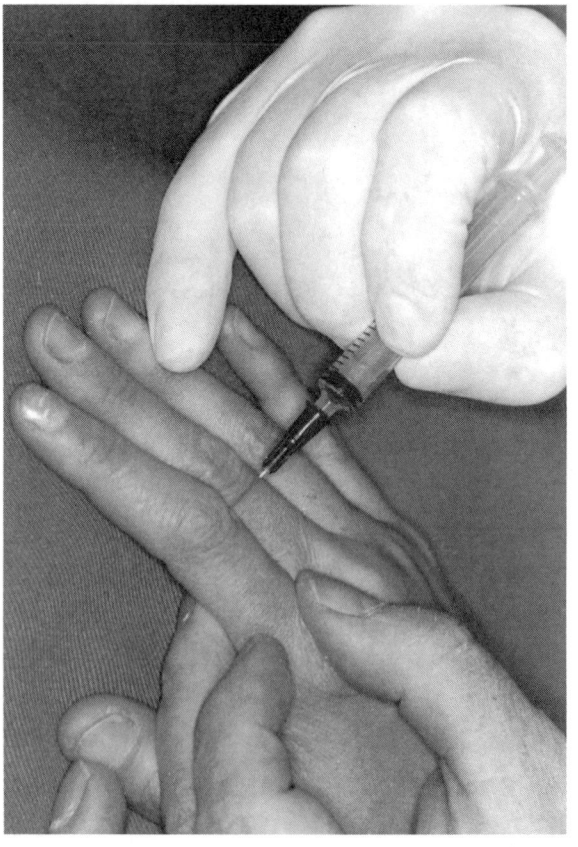

第7章 具体的な疾患　57

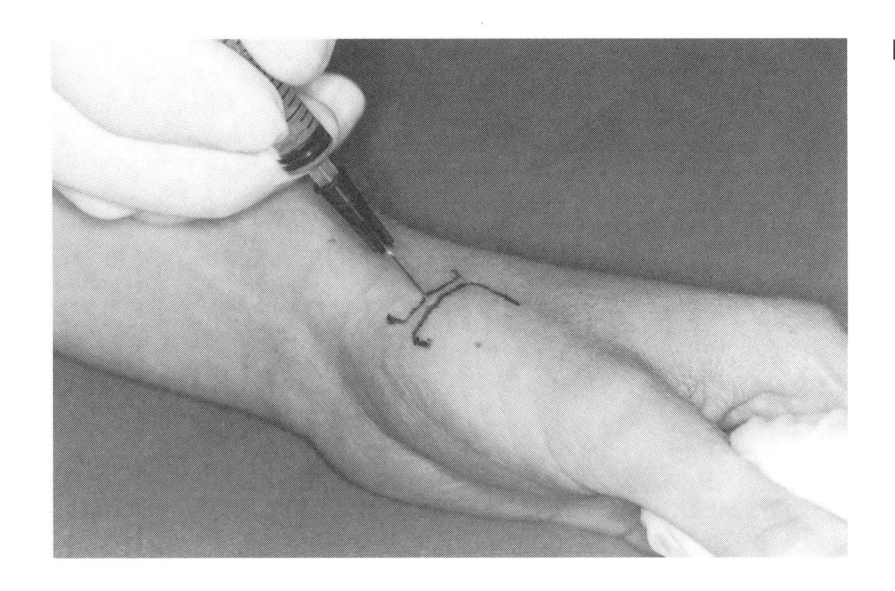

図3　CM関節への注射手技．関節腔を広げ刺入しやすいように注射をしない方の手で母指を長軸方向に牽引したまま注射をする．

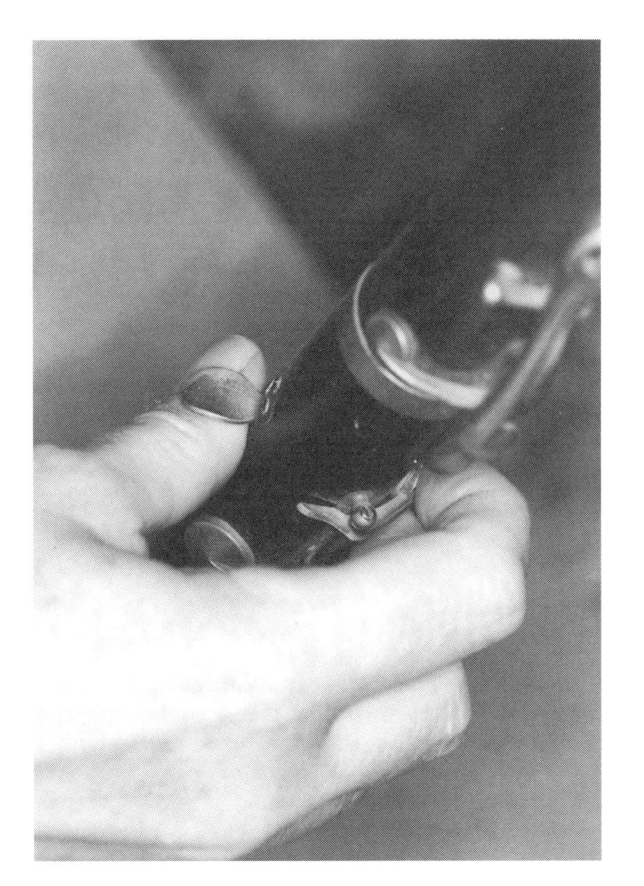

図4　クラリネットの重みは右手の母指にかかる．

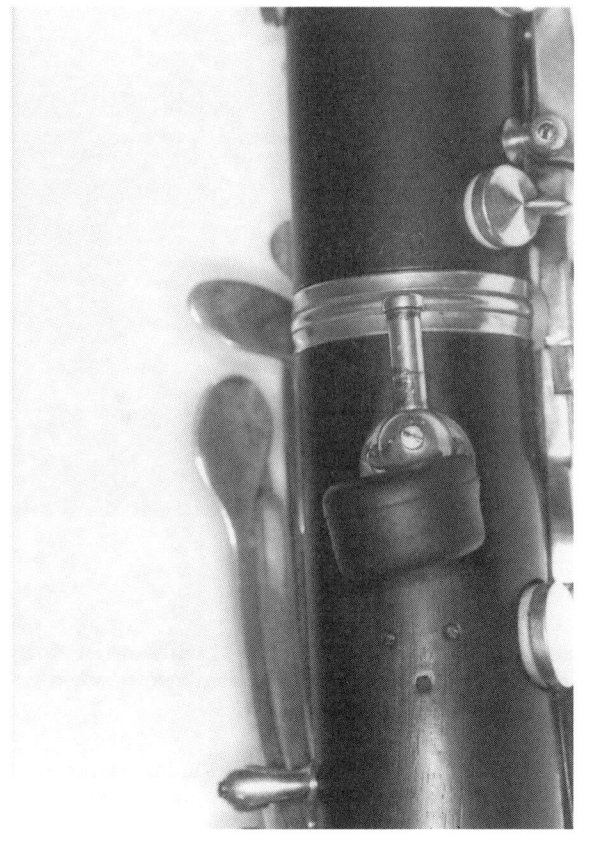

図5　修正したサム・ポストは負荷を基節に分散した．

節内注射は素晴らしい効果を示す．滑膜炎がない場合は，保護的な装具，楽器の修正，関節固定術，関節形成術という多くの選択が必要となる．

CM関節症の場合は（Nolan and Eaton 1989），木管楽器の演奏者にとって母指は重要な役割を担い，特に支持する動作が役割である．小さな既製の母指用のスパイカ装具が必要であろう（第11章参照）．たとえばチェロ奏者の右のボウイングの母指のように，より重要な役割を担う場合は弓をフランス式からドイツ式に変えることが問題解決となる．木管楽器の演奏者の母指IP関節炎の場合（または外傷性関節炎）は（図4），母指のポストを修正して基節部に負荷を分散させることで解決できる（図5）．もし，遠位の指関節が不安定であったり，やや屈曲位であったり，角状変形がある場合は，キーの位置の変更が木管楽器の演奏者には有効であろう．

重要な関節で疼痛があり不安定な場合は関節固定術や関節形成術もひとつの選択である．これらの手術後はソロでフルにコンサートを行うことができるかは疑問であるが，音楽家の職業を終わらせる必要はない．IP関節のひとつを関節固定する際には音楽家の演奏位置を正確に測定しそれを手術で再現することが重要である．標準的なポジションはなく，一時的な可塑性の装具を使用して適切な位置を決定することが重要である（図8）．

音楽家がすでに硬い関節や続発する非機能的な位置での強直に合わせてやや不適切な運指で演奏している場合は，正常な位置を求めるのではなく機能的な位置を得るように努力するべきである．

提示した症例（図6～図13）は，関節固定術の術前計画の複雑さと正確さをよく表している．この特徴的な若いヴァイオリン奏者は彼女が10代の時に発症した原因不明の短期間の多関節炎に続発し，進行性に左中指の近位指節間関節（PIP）の関節強直をきたした．彼女はスワンネック変形のためトリック運指を用いてプロのヴァイオリン奏者として演奏活動を続けていた．しかし，完全強直に至り演奏が非常に困難となった．関節が硬いので左手では固定位置の試用ができなかった．彼女の運指は通常の状態ではなかったので彼女の同僚は彼女を試験的に演奏に参加させることはできなかった．幸運にも彼女は反対のポジションでも演奏できたので，可塑性装具は彼女の右中指で試用できた．最適の位置は屈曲50°であった．この位置は手術の際に正確に再現さ

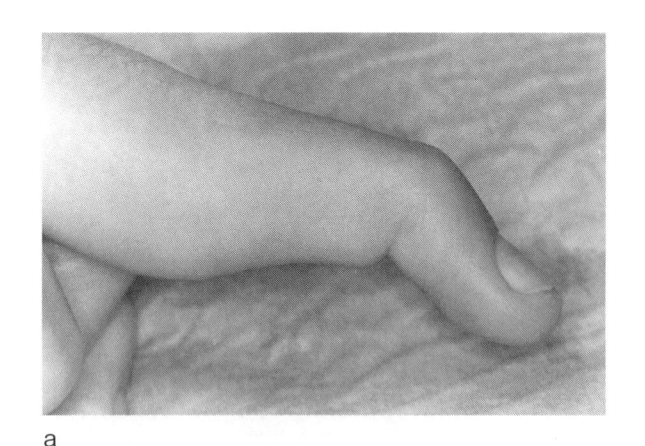

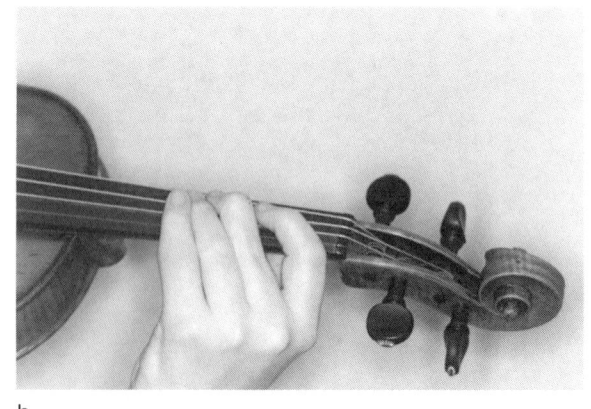

a　　　　　　　　　　　　　　　b

図6～13　強直したスワンネック変形の左の中指PIP関節に対する単関節の関節固定術と異常な運指状態．術前は左のPIP関節の適切な肢位を算出するために右の中指に可塑性の装具を使用した．

図6　a）左中指PIP関節の関節炎後強直は固定したスワンネック変形をつくった．b）患者は非定型的な運指で困難な演奏を続けている．

第7章 具体的な疾患　59

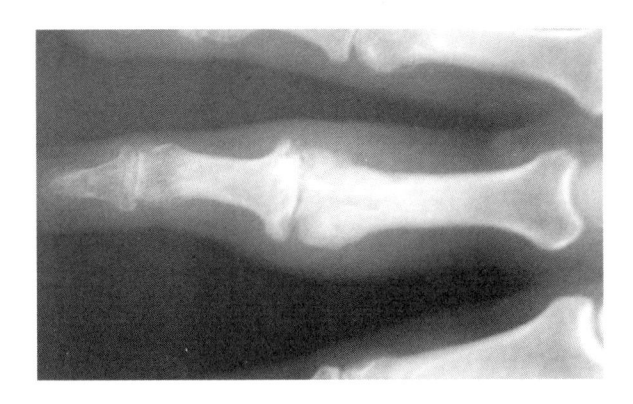

図7　左中指PIP関節のX線像

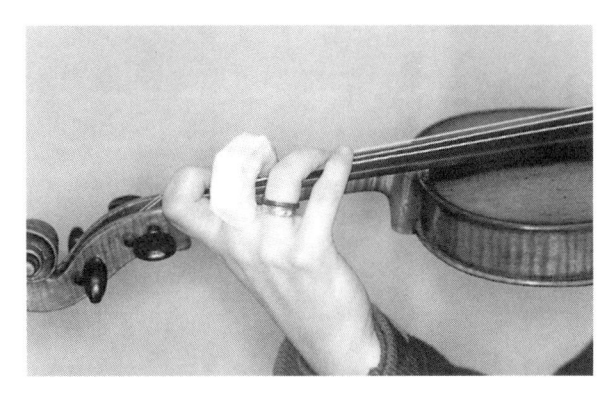

図8　関節固定術において適切な固定位置を決定するための右中指への可塑性装具の試用（左は拘縮が強く装具が使用できない）

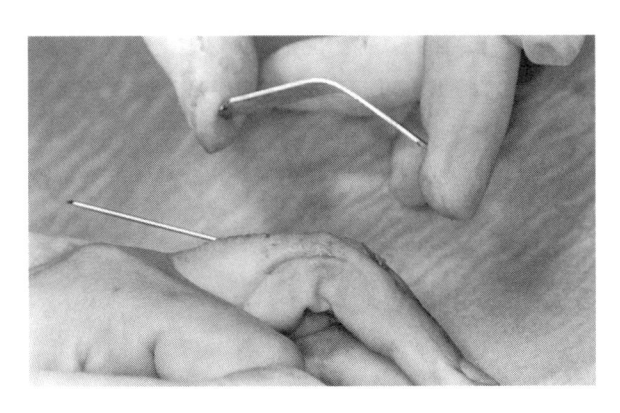

図9　可塑性の装具は手術の際の関節固定角度のテンプレートとして使用．

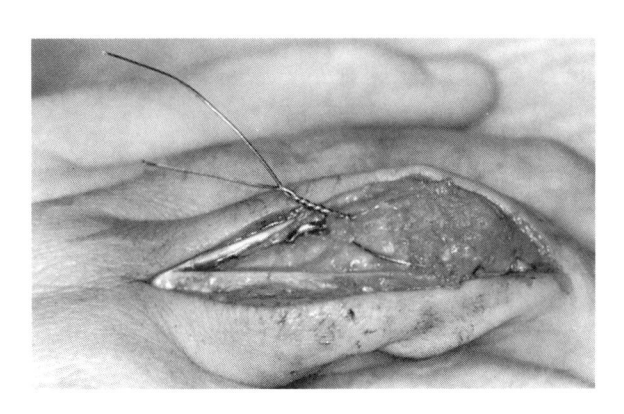

図10　伸展機構と干渉しないように引き寄せ締結法（tension band wirining）で関節固定を行った．

a

b

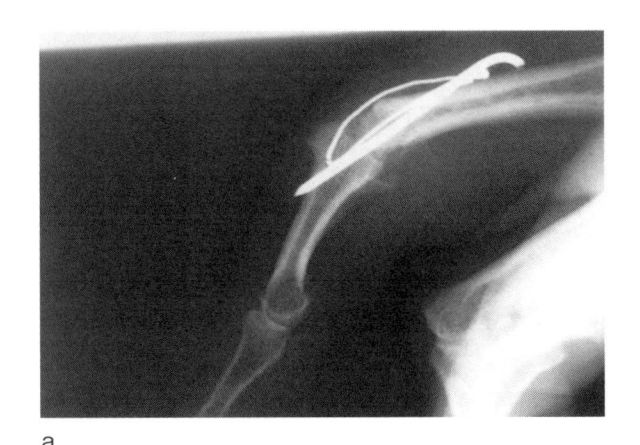

図11　a，b）圧迫関節固定術の側面と正面X線像

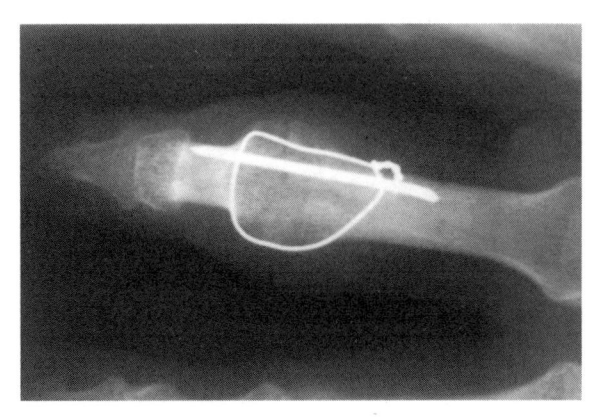

60　第7章　具体的な疾患

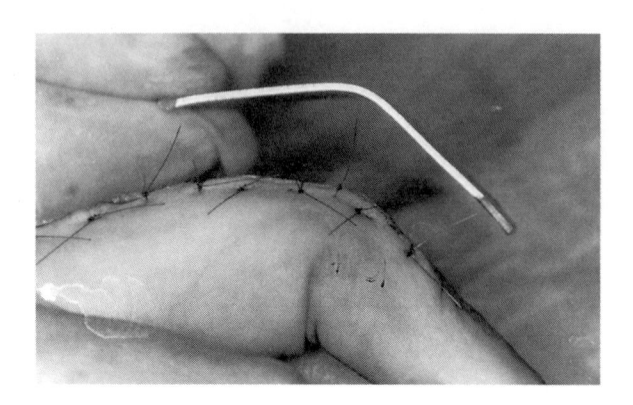

図12　最終固定位置の再確認

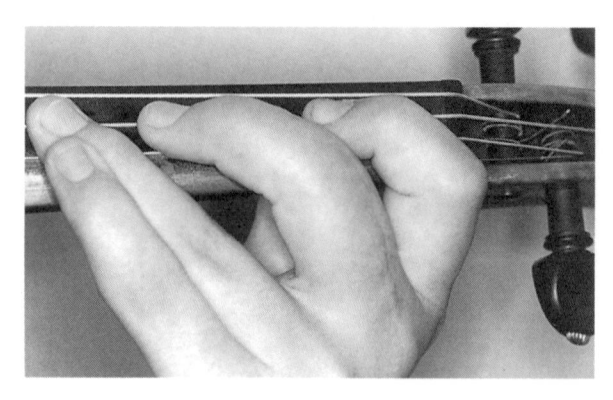

図13　6週後に演奏に戻る．

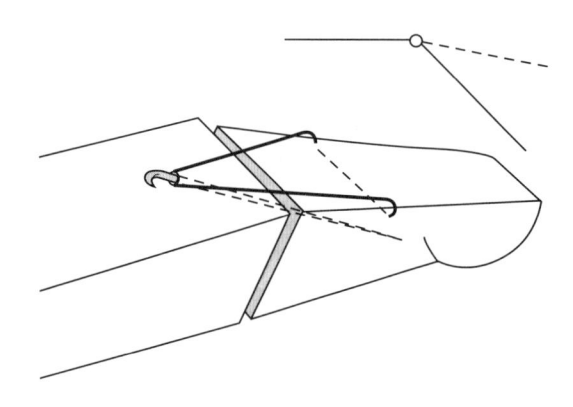

図14　DIP関節の引き寄せ締結法関節固定術．背側の金属のかさばりを減じるために1本のキルシュナー鋼線を使用し三角形の引き寄せ締結法を使用していることに注意．遠位のキルシュナー鋼線が掌側の骨皮質を貫かないで刺入されていることにも注意してほしい．

れ引き寄せ締結法で関節固定術を行った．

　遠位の関節がより一般的に罹患しやすい．同様の方法で至適位置が決定される（第10章，手術的解離と皮膚移植による二次再建の項を参照）．DIP関節の引き寄せ締結法での関節固定術の手技を示す（図14）．

　これらの患者に対しては制限をした状態でも早期に演奏に復帰できるよう努力している．引き寄せ締結法による関節固定術は確かに早期復帰を可能にしてくれた．弦楽器奏者やギター奏者は別として一般的には術後3週より演奏を許可した．この手術ではキルシュナー鋼線の先端の位置が重要である．遠位の皮質を貫通しなくてはならない．つまり強い疼痛を避けるために指腹に突出してはいけない．

　遠位の関節固定は安定性，強度，至適位置を得るのに非常に有用な方法である．人工的なシリコン・インプラントを使用した関節形成術は除痛に優れ，ある程度の可動性が得られる．しかし，さまざまな状況下での強度と安定性は得られない．インプラント自体が持続的な負荷で破損する．かつて，弦楽器奏者の左の運指の手で経験したことがある．にもかかわらず，ある状況下では関節固定術よりインプラントが選択される場合がある．それは可動性が重要な，特に尺側列のPIP関節や，関節置換による関節形成術の際に行われる適切な靱帯再建により固有の安定性が得られるCM関節である．

　要約すると，音楽家における1つまたはそれ以上の指の骨関節症の罹患は音楽家としての職業をやめる必要はない．全身性の関節症であっても，音楽家の必要としている機能と各関節の演奏での役割を慎重に精査し，至適装具の使用や保存的治療や局所的な手術治療で機能的な安定した痛みのない関節が得られる．

肩腱板
——クリストファー B ウィン・ペリー

　腱板障害は特に弦楽器奏者に多く見られる．この

障害は楽器を保持するヴァイオリン奏者の左腕にも見られるが，ボウイングの側の腕により多く見られる．チェロ奏者にも多く見られる．激しく腕を使う指揮者は，たとえばライナー（Reiner）法やエイドリアン・ボールド（Adrian Boult）法よりむしろバーンスタイン（Bernstein）法を使いながら，腱板の損傷に耐えつつ職業を終えていくであろう．

治療はステロイド注射が多く行われる．私たちは，演奏を行うために，定期的に，またはしばしば腱板にステロイド注射を行う多くの演奏者や指揮者を見てきた．そして，何例かは機能維持のため大きな手術を必要とする腱板の完全断裂になった．予防が最良の管理である．そして楽器を支持する方法や詳しく研究された練習技術で徹底的に今の技術を見直すことが必要である．

胸椎

胸椎はしばしば肩の後部から頚部にかけて疼痛を生じる原因となる．疼痛を回避するための異常な姿勢の結果として，腕を下げ二次性に腱板損傷を引き起こす可能性がある．ここは治りにくい部位であり，練習法やハーネスなどの使用法にも十分に注意を払い，専門的な理学療法士に評価してもらうことが重要である．

テニス肘
──イアン・ウィンスパー

"テニス肘"という言葉はテニスをして障害をきたした少数の人を指す不適切な名前である．激しい手仕事をして障害をきたした患者のみならず，事務職や専門職で罹患した場合も同様な状態である（Narakas and Bonnard 1991）．事実，音楽家にとっての正確な病態生理は明らかではないが，軽度のテニス肘は音楽家にとって稀な病態ではない．こうした状態は"上側上顆炎"とも呼ばれる．上腕骨外側上顆部が障害されるのではなく上顆の遠位の総指伸筋腱の起始部，特に短橈側手根伸筋腱（ECRB）起始部が障害されやすいことからも，不適切な名称である．テニス肘患者を手術的に展開するとECRBの深層に肉芽を伴った小断裂や軽度の肉芽組織に覆われた治癒傾向のない大断裂や裂離，時に腱の軟骨変性や石灰変性を認める．時に，橈骨頭の潜在的な病因も認識されており，より遠位の展開をするとECRB深層での線維性のバンドにて圧迫を受けるか，橈骨神経や橈骨神経深枝が回外筋の下に入り込む部位での血管アーケードと線維筋性の縁での圧迫を見る．しかし，1世紀前につくりだされた"テニス肘"という言葉は今もそのままである．

テニス肘患者は40から55歳に最も多い．手関節や手指の伸展動作に伴い，肘関節外側周囲の間欠的な激しい不快感を伴う疼痛を生じる．スーツケースや重いバッグや楽器ケース（実際多くの音楽家は日々を過度の動作で費やしている）を運ぶような動作は肘外側の激しい疼痛を引き起こす．時に，重い物を急に持ち上げた時に特異的な肘外側の外傷で症状が出るが，多くははっきりした原因はないことが多い．外力の積み重ねが原因だと言われているが，科学的根拠はない．米国などでは慢性的な繰り返される軽い動作も原因とされている．しかし，根拠は非科学的であり，米国において部分的に受け入れられているのは真の原因の論点がはっきりしない米国労働者災害補償法（American Workman's Compensation legislation）の言葉によるのである．事実，音楽家においては，もし連続した小外傷が真に重大な原因であるならば，テニス肘の罹患はもっと多いであろう．たとえ軽度のテニス肘症状であっても音楽家は激しい苦痛で一時的でも演奏ができなくなる．また，日常生活での動作，特にバッグやブリーフケース，楽器などの持ち運びができなくなる．音楽家が痛む部分をかばいながら演奏を続けると，肘周囲の疼痛以外の症状が加わる．つまり，音楽家の片側のテニス肘は同側の首や肩に加え対側の肩の疼痛を誘発する．そして，近接する前腕での二次性の橈骨神経の刺激は前腕遠位の疼痛や異常感覚（dysaesthesia）を生じる．

診断は，上腕骨外側上顆またはその遠位に限局した圧痛を伴う典型症状で臨床的に可能である．手関

節や中指の伸展誘発テストは疼痛を再現できる．時に症状が似ているが，除外しなくてはならないのが橈骨神経管症候群や肘周囲での刺激や絞扼である（Crawford 1984）．橈骨神経管症候群はテニス肘患者の5～10％に見られ，これら2つの病態は密接に絡み合っている．橈骨神経管症候群の重要な徴候は伸筋群での深部の触診である――たとえば本当のテニス肘で見られるより遠位での圧痛（図15）．

ECRBの誘発テストは両方の病態で症状を出す．また，中指の伸展抵抗テストも鑑別には有用ではない．肘関節から生じる多くの原因による肘痛は除外しなくてはならず，また，その前に肘関節のX線像は常に撮られなくてはならない．

幸運にも，軽度から中等度のテニス肘の症状は多くは自然に，または炎症部位へのステロイド注射で回復する．しかし，回復は緩徐である．自然回復でも注射を行った場合でも，疼痛を誘発するような全ての動作を減らすことは少なくとも4～6週間は必要である．これは音楽家にとっては不可能である．

音楽家には保存的治療が好まれる．そのためには演奏や演奏外のこと，さらにそこに関わるさまざまな機械的な因子を詳細に検討しなくてはならない．重い楽器ケースには車輪を付ける（図16），軽い楽器ケースやブリーフケースには肩ストラップを付ける，そして，娯楽での旅行は減らすか検討されるべきである．前腕近位へのしっかりしたストラップは病状が落ち着くまでは症状を軽減するのに有効である．経口の非ステロイド系消炎鎮痛薬も局所の非ステロイド系消炎鎮痛薬軟膏同様に有効である．損傷部位への指圧や穏やかなマッサージのような理学的方法は病変の治癒に貢献する．複数回に及ぶ注射でも病状が変化しない慢性の場合は，特に橈骨神経管症候群など他の原因を除外するべきである．このような状況では電気診断学的検査が信頼できないので，詳細な臨床的診察でのみ鑑別できる．二次性の，反復する，または繰り返す損傷は除外されるか，もし本当に病状が慢性で不自由である場合は，手術的な解決も必要となるであろう．しかし，私たちの経験ではテニス肘では稀である．労働者でさえ，手術の結果は予測しがたく，音楽家にとってはなおさら

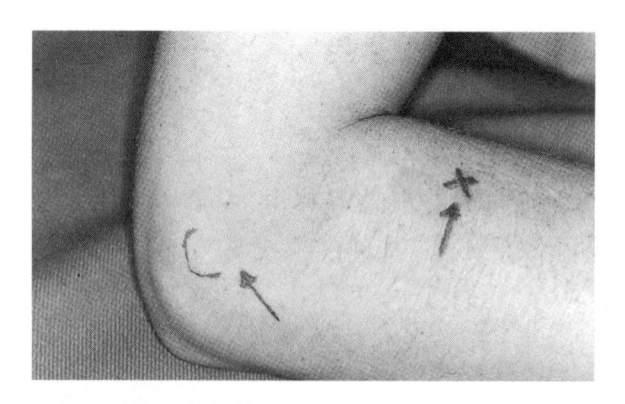

図15 矢印は外側上顆と橈骨神経管症候群での最も強い圧痛点（×印）

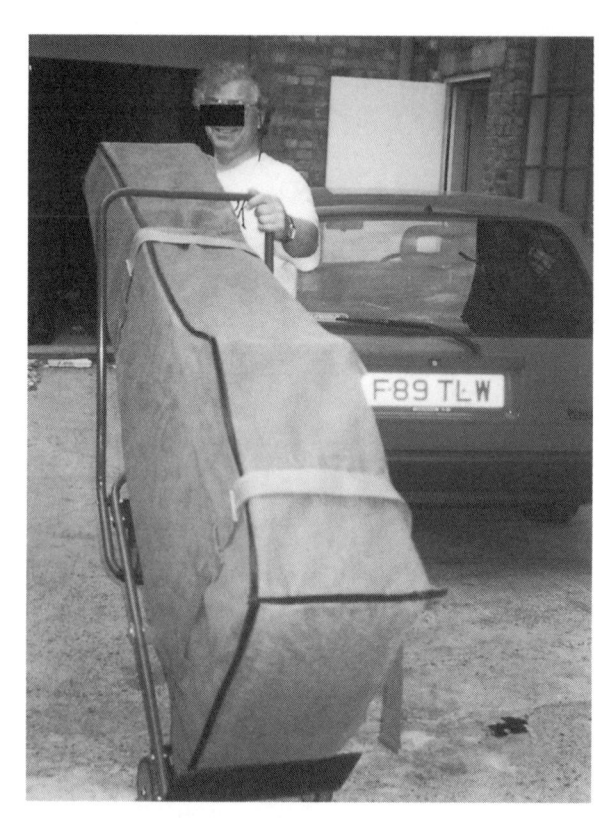

図16 重い楽器ケース（ここではハープシコード）には車輪を付けて搬送に負担がかからないようにし，テニス肘の発症を予防する．

である．それにもかかわらず，音楽家の職が危機にさらされれば手術以外の選択枝はなくなる．

多くの手術法が紹介されている．私たちはプロの音楽家にテニス肘の手術を行った経験も，受けた音楽家も知らない．原則として手術により罹病期間を短縮し，早期に演奏活動に復帰するのが容易に予測できる．しかし，他の報告者のスポーツ選手に対するECRBの切離，延長術とその合併症を考えると音楽家に適当な治療法とは思えない．損傷された組織を切除し，外側上顆を削ることで伸筋腱の付着部を修復するという明快な方法が多くの音楽家以外の人々に有効であることが論理的な選択の基礎となっている（Froimson 1993）．術前に明らかに橈骨神経管症候群が合併していれば，神経の開放術が行われるべきである．多くの音楽家以外の患者は橈骨神経管と上腕骨外側上顆の手術を同時に行って完全かつ速やかに回復するのを経験しているが，音楽家においては仕事に完全に復帰できる可能性については懐疑的にならざるを得ない．

上腕骨内側上顆の筋腱付着部も肘内側の同じような機序で同様の症状を生じる部位である（ゴルフ肘）．この方が罹患は少ないがテニス肘に比較して治療に抵抗しやすい．しかし，同じように治療される．

要約すると，軽度のテニス肘は（より良い名前が必要であるが）音楽家においては稀ではない．診断は臨床所見で正確になされるべきである．症状は保存的治療で落ち着くが，治癒には時間がかかる．もし手術を考える場合は，音楽家においてはその結果は予測できない．

腱炎
——イアン・ウィンスパー

"腱炎"は腱の炎症を意味する．しかし，臨床でのその使用はもっと広く使用され不適切である．腱炎は英国で定められた厳格な規定では労働関連障害として知られている（Harrington 1992）．そうしてこの言葉が多くの関連のない腕の痛みに便利な表現として使用されることとなった．この言葉の誤った使用こそ，多くの誠実で，賢い臨床医がこの言葉を完全に排除したり避ける原因である．事実，腱炎の診断を下す場合は，特定の腱の発赤，捻髪音を伴った腫張，圧痛，結節や運動痛で診断される（腱周囲の捻髪音）．これらの特異な臨床症状が認められた時のみ音楽家の手や腕に関して使用される．稀に伸筋腱と屈筋腱が同時に障害される．腱は腱鞘や腱膜のそばを動いている時は腫れて痛みを出す腱鞘滑膜（腱鞘滑膜炎）と呼ばれる薄い可動性の膜と接している．この言葉はこのような状態が存在する時にのみ使用されるべきである．手や腕のびまん性の疼痛に使用されるべきではない．

腱の真の炎症は関節リウマチのような全身性の炎症疾患で生じる．しかしながら，臨床上の腱炎はそのような疾患がなくともしばしば見られる．組織学的にはいわゆる炎症を起こしている腱や腱鞘滑膜には炎症性細胞はほとんど見られない．時に，腱炎は捻挫のような一般的でない負荷がかかったりした後に反応性に生じることもある．現在でも臨床的な腱炎と機械的な刺激との相関ははっきりとはしない．いわゆる緊張の負荷が腱炎の原因とされ，事実，米国では腱炎の強力な原因と行政上も受け入れられているが，腱炎と緊張の負荷には明らかな因果関係は科学的には証明されていない．特別な腱への反復する負荷がかかる音楽家ではそれほど腱炎は多くなく，日曜大工を行う人やスポーツ選手により多い．しかし，機械的な因子を除外するのは完全には正しくない．事実，最も明瞭に腱炎として認められる手関節橈側の伸筋腱第1区画の腱鞘炎であるドケルバン病は常に子供の世話をする若い母親に非常に多く見られる．これは生みの母親のみならず養母や時に父親にも見られる．ドケルバン病は若い女性の手関節や演奏中の機械的刺激でファゴット奏者にも見られる．唯一，一般的な因子は子供を世話する時に伸筋腱第1区画にやや不適切な肢位で不慣れな異常な負荷がかかったことである．科学的には証明されていないが近位の屈筋腱腱鞘に直接的な力がかかる楽器や道具の頻繁な把持（植木の剪定，握力訓練器具など）もまた，ばね指の原因となると思われる．こ

れは，手の内在筋と前腕の筋力を強くしようとするフィットネスを受けている音楽科学生にも見られる（Prof. U. Büchler 教授からの私信）．

臨床所見

腱炎の臨床診断は腫張，圧痛，他動運動時痛が特定の腱に生じるという所見が必要である（Lister 1993a）．その他，打撲，発赤，皮膚の腫張，ばね現象が見られることもある．ばね現象は腫れた腱が区画や腱鞘内（ばね指）の狭くなった空間に入り込む時だけに生じる．腫れた腱が狭くなった部位に入ったり出たりする時に引っかかったり外れたりする．ばね現象は特定の腱が非常に限られた部位で障害された時にのみ見られる．

　　手掌や固有指部での屈筋腱──古典的なばね指
　　伸筋腱第1区画──ドケルバン病（少ない）
　　母指伸筋腱
　　　　──リスター結節周囲でのばね現象（稀）
　　手関節背側での伸筋腱
　　　　──手関節やや近位での第1と第2伸筋腱が
　　　　　交叉する腱交叉症候群（intersection 症候群）

腱の診察には腱の解剖学的な走行の正確な知識が必要である（Tubiana et al 1996）．抵抗自動運動下では腱は緊張下にあり，この肢位では容易に触診できる（ドケルバン病でのフィンケルシュタインFinkelstein テストはこの方法の一例である）（図17）．

この試験はドケルバン病に見られる伸筋腱第1区画の炎症腱の誘発テストである．もともと提唱されている手関節尺屈位で母指の橈側外転の抵抗動作を行うテストは，手関節橈側と母指基部の疼痛を誘発するため明瞭ではない．テストは図17に示されるように罹患した腱が明瞭に見られ，直接触診できるように行われるべきである．この手技で患者の疼痛が再現され，腱や腱鞘の肥厚が触診でき圧痛を認める．これらの兆候がなければ腱炎の診断はできない．あいまいな疼痛や筋肉部分の圧痛が唯一の症状である場合，腱炎は否定できる．炎症を起こした腱

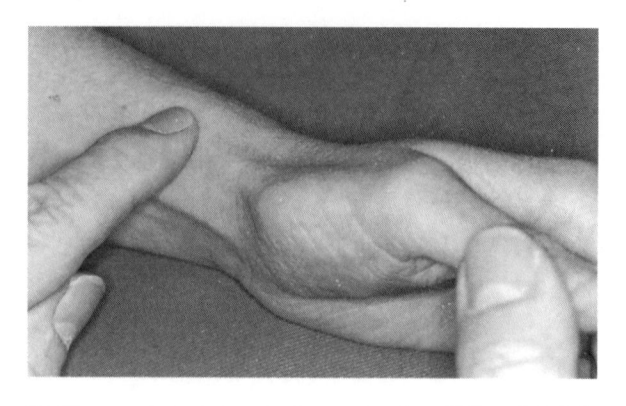

図17 フィンケルシュタイン・テストの変法で炎症を起こした伸筋腱第1区画は浮き上がり触診できる．

の近くの末梢神経は一過性に影響を受ける可能性がある──局所の浮腫による影響と思われる（図18）．

そのため，多くの患者はなんらかの一時的に変化する感覚や痺れを訴える．たとえば，ドケルバン病の患者は時に手関節橈側の異常知覚を訴える．手指の屈筋腱腱鞘炎の患者は手指の一過性の痺れや，手関節部での屈筋腱腱鞘炎の音楽家も正中神経領域に放散する一過性の異常感覚を訴える．これらの患者は絞扼性神経障害に罹患しているわけではない．神経伝導速度は正常であろう．

どんな音楽家が腱炎になるのであろうか．どんな音楽家も家の模様替えや塗装の除去などの長い時間の手作業を伴う不慣れな日曜大工作業を長く行ったりすると急性の激しい捻髪音を伴う腱鞘炎になってしまう．通常では，慣れた楽器を通常の状態で演奏することでは腱鞘炎にはならない．しかし，特にピアノ奏者は非常に複雑で技術を要求される練習を長期にわたり行った後に片側の手や手関節の特定の屈筋腱の圧痛や腫張を生じる．同様にヴァイオリン奏者も激しいヴィブラートを伴う困難な演奏を行った時に左手の中指や環指の腱鞘炎を生じやすい．これはギター奏者も同様である．

治療

腱は自己修復を行う構造であるため，腱炎は局所

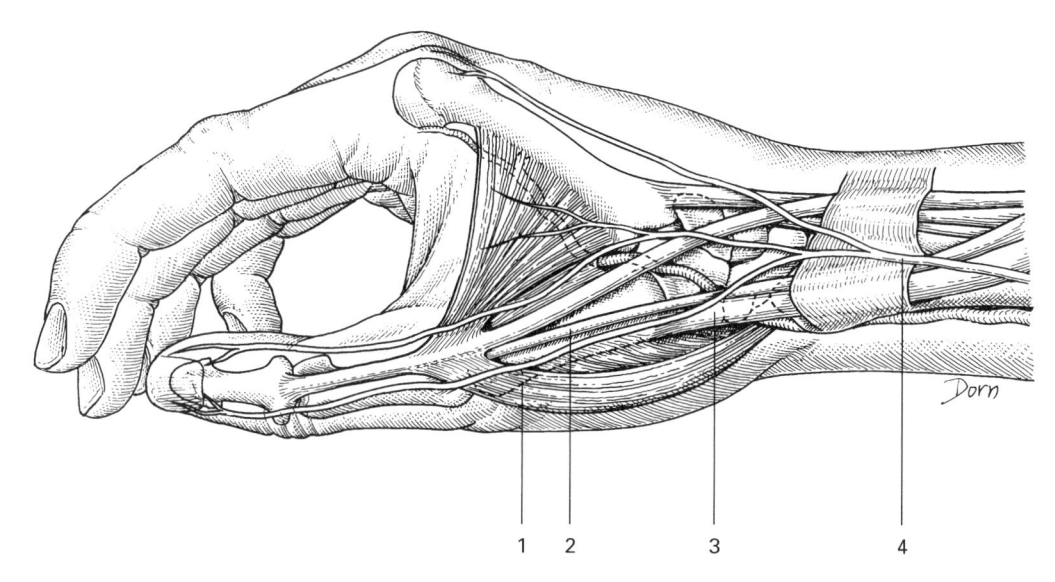

図18 伸筋腱鞘第1区画と手関節橈側の解剖．短母指外転筋腱と短母指伸筋腱，長母指外転筋腱（1，2，3）が橈骨茎状突起部で強靱な支帯の下を走行していることに注目する．近位で橈骨神経浅枝に接していることも注目する（4）．（Tubiana et al 1990）

的な病態で自然治癒するものである．しかし，急性期には疼痛が激しいため積極的な治療手段が必要になる．非常に稀な場合ではあるが音楽家に24～48時間の絶対安静を指示することもある．さらに，冷却，挙上，非ステロイド系消炎鎮痛薬が役立つ．病状がそれほど急性でない場合，特に，炎症が腱鞘滑膜にある場合は腱鞘内のステロイド注入が非常に有効である（McGrath 1984）．1回の注射で治癒できるが注入法が非常に重要である（図19）．

　非吸収性のステロイドと局所麻酔薬の混合液を使用する．これは注射による不快感を減らす目的と細い針を使用しても粒状物質が自由に流れていくことができるよう懸濁液を薄めるためである．通常短い26か28ゲージの針を使用する．針先を腱と腱鞘の非常に狭い間隙に刺入しやすいように針は強斜位で刺入する（図20）．

　ステロイドは腱内への直接注入や，腱鞘外への注入はしない．もし，針が腱鞘に垂直に刺入されるとこれらのどこかに注入されてしまう．針が腱内ではなく腱鞘内に刺入されると抵抗がなくなるので，2 mlの混合液を注入する．注入時には注射器を持っ

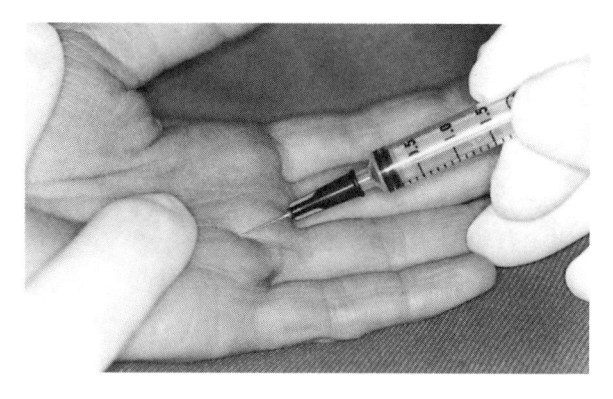

図19 典型的なばね指に対する屈筋腱腱鞘への注入部位．注射器を持たない手の指で触診し細い短い針で斜めに刺入する．

ていない手で注入部位を触診することで，適切な部位に注入されると腱鞘が"ソーセージ様に"広がることを感じることができる（図21）．

　病状が慢性期の場合は温熱治療や，超音波療法，マッサージが有効である．演奏は短縮するのではなく制限する．練習セッションは一日3～4セッションで，1セッションは5～10分以内とする．病状が

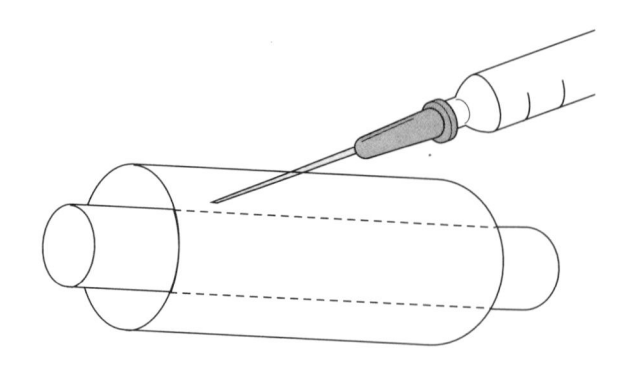

図20 ステロイドが注入されるべき腱と腱鞘の間の狭い間隙を見つけやすいように斜めに腱鞘へ向けて針を刺入する状況を図示した．

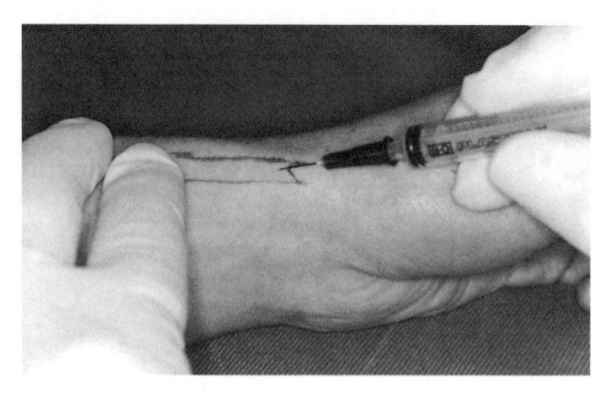

図21 伸筋腱第1区画への注入

良くなるに従い，演奏量を増やしていく．本格的なリハーサルは患者が練習で自分自身をそのレベルにまで回復させるまで再開すべきではない．腱炎の回復はいらいらするほど緩徐であり，多くの患者では12～18カ月は間欠的に症状がある．これは，プロの音楽家にとって災難である．それゆえ，治療よりも予防が有効である．手術は音楽家の腱炎の治療としてはばね現象が生じていてもほとんど行われない．他の治療法が奏効せず，明らかなばね現象が残存する場合は手術が考慮されるべきである．事実，楽器を演奏する患者，特にヴァイオリン奏者ではドケルバン病の治療で両手を長期にわたり不自然な屈曲位で橈屈位に固定されると，支帯の切離後に伸筋腱が掌側に脱臼するという重大な危険があるのでこのような場合は手術的な切離は行われない（White and Weiland 1984）．一般的に，手術的な治療は最後の手段として行われるべきである．

要約すると，腱炎の診断は特定の腱の腫張，圧痛という明瞭な所見がある場合にのみなされるべきである．音楽家にとってはこの状況は一般的に考えられているより少ない．これらの臨床所見はばね現象やそばを走行する神経の異常感覚の症状と関連している．腱炎の治療は一般的には保存的に行われるべきである．演奏は減らすべきではあるが練習の頻度は維持すべきである．非常に稀な状況で保存的治療の効果がない場合に手術的治療が求められる

腫脹
——イアン・ウィンスパー

手の感染は音楽家には非常に稀である．しかし，これとは別の病気は一般の人々と同様に罹患する．それゆえ，一般的な良性腫瘍（ガングリオンなど）は音楽家にも多く見られる．一般の人々には稀な悪性腫瘍は音楽家においても非常に少ない．事実，非常に稀な悪性腫瘍についてはあまり論じられない．いくつかの例で悪性腫瘍の治療や手術的切除が必要となったことはある．同様に前癌状態（皮膚癌など）（Fleegler 1987）は患者の職業にかかわらず標準的な方法で治療されるべきである．

私たちの経験ではガングリオンと巨細胞腫が最も多く見られる腫れ物である．上肢の外来を受診した600名以上の音楽家のうち2%がガングリオンを有していた．しかし，個人的経験では手術を受けたプロの音楽家では34例中8例（23.5%）がガングリオンか巨細胞腫であった（表1）．

ガングリオン患者は一般には症状もなく問題になることはないと考えられている一方，微妙な不自由のために手術的治療を必要とすることもあるという矛盾した事実がある．巨細胞腫はより若い患者に生じ，重要な触覚領域に生じるという特徴がある．中

表1 手の手術を受けた34名のプロの音楽家の診断

デュピュイトラン拘縮	8	23.5%
腫瘍（6ガングリオン，2巨細胞腫）	8	23.5%
外傷	7	20%
手根管症候群	5	15%
骨関節炎（関節固定）	3	9%
肘部管症候群	2	6%
骨関節炎（滑膜切除）	1	3%
	34	

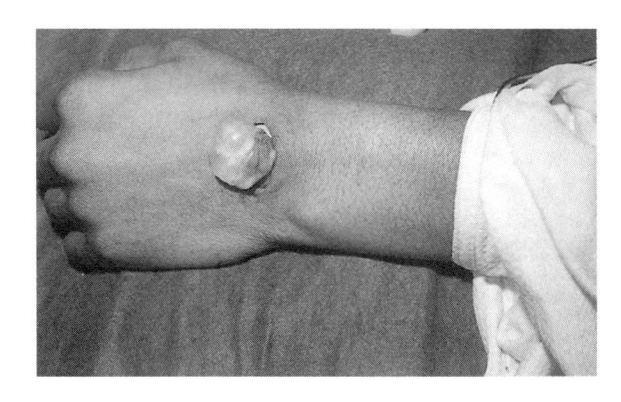

図22 手術摘出中の典型的手関節背側のガングリオン

手部の腫瘤は音楽家の細かいバランスのとれた動きを微妙に障害するため非常に重要である．他の良性腫瘍，たとえばリンパ腫，皮脂嚢腫，内軟骨腫，小血管奇形は通常の方法で治療できる．もし，摘出生検が必要ならば皮切の部位に十分注意を要する．患者は早期に演奏に復帰させるべきである．指神経腫はおのおのの楽器に応じ特異的な場所に生じる（第9章参照）．これらの手術は禁忌である．治療は楽器の修正や演奏技術の修正によりなされる．そして，神経周囲のステロイド注入が改善を速めることができる．

手関節ガングリオン

手関節背側のガングリオンが最も多く見られる（図22）が，掌側も多い．医師は一般にガングリオンを軽視してきたが，種々の症状を起こす．ガングリオンが大きくなって関節周囲の組織を引き伸ばすとしばしば鈍痛を生じるのは事実である．しかし，時にガングリオンが拡大を止めても症状は残存することもあり，この症状は不快感を伴う手関節屈曲制限を引き起こす．また，ガングリオンは近接する腱の機械的刺激や干渉で近接する伸筋腱炎症も引き起こす（伸筋腱腱鞘炎）．これらの症状は一般にはそれほど激しいものではない．しかし，音楽家では特に演奏の肢位として左手関節を大きく屈曲しなくてはならない場合や，ガングリオンが長時間の演奏で腱鞘炎を引き起こす場合はなんらかの治療が必要になる．再発率は高いが吸引とステロイド注入が有効である．これは特に演奏を続けたいプロの音楽家に適切である．他の方法が奏効しない時は手術的な治療が示唆される．手術は手関節背側の横切開で進入しガングリオンの茎を追って関節包の病変部を含め切除する．演奏活動の復帰は手関節伸展位で多くの動きを必要としない場合（金管楽器演奏）は2週間後である．しかし，大きく手関節を屈曲する楽器（ヴァイオリン奏者）や手関節の自由な動きが必要な場合（ピアノ奏者）は，術後2～3週で復帰できる場合もあるが平均6～8週は要する．音楽家には再発率が約5%であることを知らせておくべきである．

屈筋腱鞘ガングリオン

私たちの経験ではこの病変は打楽器奏者に多く見られるが，他の奏者にも起こり得る．多くの音楽家はこれらの病変では症状を出さないので診断がついても治療は不要である．しかしながら，特にドラム奏者においてはドラム・スティックを握る時の軽度の不快感やいらだち，小さなガングリオンとのいらいらする機械的衝突はドラム奏者を悩ませるに十分である．事実，これは手に関連した症状のみならず頸肩腕のびまん性の疼痛を現し，音楽家の技術を不安定にする．注意深く診察した後に真の原因がはっきりする．屈筋腱鞘ガングリオンがその部位より離れた部位や広い範囲に症状を出したとしても，通常

の掌側の進入で指神経に注意して摘出すると症状は劇的に改善する．患者は演奏に通常縫合糸がまだ抜糸する前の非常に早い時期に復帰でき，術後10～14日で完全に演奏に復帰できる．

巨細胞腫

絨毛結節性滑膜炎として知られている．また，黄色腫として誤って知られている（Lister 1993b）巨細胞腫（図23）はより若い年齢に生じ，手指の指腹部や屈側に接した重要な部位に生じる．

私たちの経験では腫瘤や腫瘍の摘出手術を受けたプロの音楽家の30％は巨細胞腫であった．私たちの治療した2名の音楽家の患者のひとりは右母指の指腹中央に生じたジャズ・ギター奏者，そしてもうひとりは右示指の橈側指腹に生じた若いヴァイオリン奏者であった．これらの腫瘍は悪性ではないが，放置すると大きくなり屈筋腱や伸筋腱を囲みながら掌側や背側に広がっていき，やがて圧迫により骨の変化をきたす（Glowacki and Weiss 1995）．この腫瘍の摘出では非常に注意深い手技が要求される（図24）．というのは，たとえマクロであれマイクロ下であれ不完全な摘出は50％の高い再発率を占めるからである．良い展開が必要なので皮切は重要である．しかし，瘢痕が重要な触覚域を障害してはいけない．それゆえ，若いヴァイオリン奏者の右示指で

は遠位指部の橈側の側正中切開が使われるが，切開は術前に確認した弓が直接当たらない部位（通常より2 mm背側）に設定する．いわゆる，オープン・ブック（open book）切開（背側や掌側に伸ばした

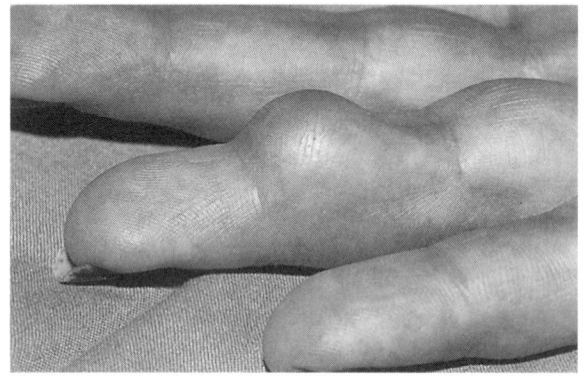

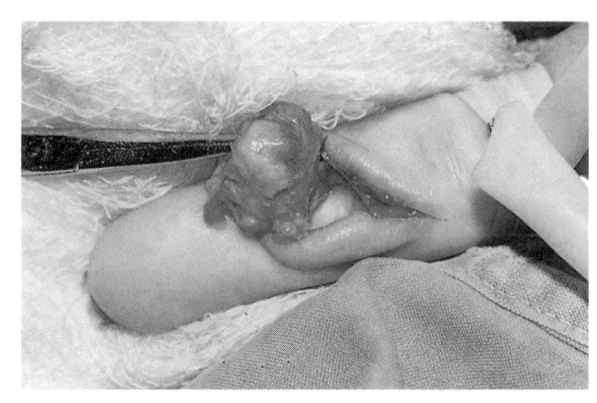

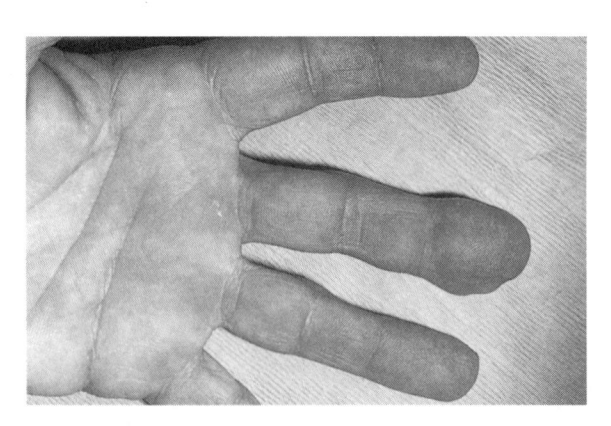

図23 PIP関節より生じ指腹部に広がった典型的な巨細胞腫

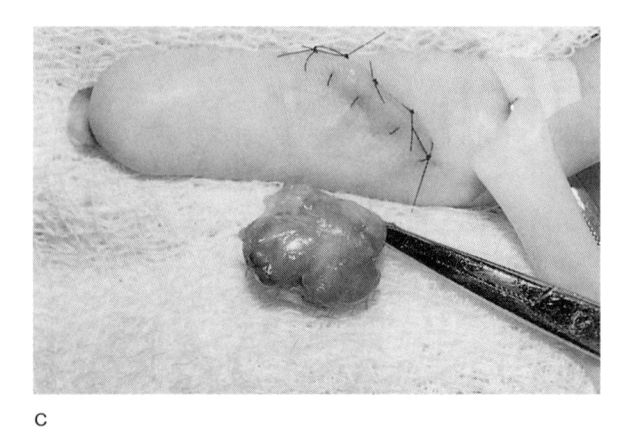

図24 a, b, c. 屈筋腱を包み込む巨細胞腫の術中写真

横切開を伴う側正中切開）は避けるべきである．皮弁の血行に疑問が残るし，皮膚の感覚脱出は許容しがたい．固有指部の指腹に生じた場合，たとえば初めにも記したようにギター奏者の右母指指腹では指部の軸方向に縦切開を加えることで指腹部より病変に至る．この進入法が指神経の終末枝にほとんど干渉せずに瘢痕も少なく，音楽家や音楽家以外でも修復の触覚の障害は少なかった．フィッシュマウスや橈側や掌側からの間接的な進入では重大な感覚障害と瘢痕形成をきたすので避けるべきである．非常に注意深い摘出が再発率を減らす．しかし，再発した場合は同じ皮切よりの進入は適切で，必要に応じ延長されるべきである．

手根中手こぶ (metacarpal boss)

第2，3中手骨基部背側や橈側手根伸筋腱の付着する手根骨近傍の隆起はよく見られるが，症状を出すことはほとんどない．しかし，何人かの音楽家は伸筋腱炎による症状を出し，この骨性隆起の摘出や平らにならすことで治癒できた．それにもかかわらず，この診断には慎重でなければならず，手術的治療は最終手段である．しかし，私たちの音楽家の患者のうち2名は共に若い女性の弦楽器奏者で手関節や手部背側の灼熱痛を訴える．その診察では演奏時に伸筋腱が骨性隆起の上で脱臼することがわかった（図25）．

これは強く手関節を屈曲した肢位で演奏する際に特異的な動作で示指伸筋腱のみが脱臼するので非常に特徴的である．ひとりは音楽院の上級学年の学生で演奏が不可能であったが，手根中手こぶを切除して症状は緩和され完全復帰できた．2人目は手術を受けておらず，その後の経過は不明である．

それゆえ，私たちは手根中手こぶがあり，伸筋腱のひっかかりや脱臼，腱の肥厚，圧痛という明瞭な症状があれば，骨病変を除去し平滑化する適用があると考えている．

要約すると，音楽家の手の腫脹の治療は基本的な治療や手術の方針が適用される．初期病変では保存的な治療が行われるべきで，そのことではっきりしない症状や異様な症状も病変に由来すると判断できる．一般の人々同様の症状が出現しても積極的治療の対象とはならない．しかし，演奏になんらかの支障が出る場合は手術を含めた積極的治療の適応となる．そのような積極的な治療に先立って演奏ポジションや演奏での必要性を十分に評価することが必要である．さらに，患者はできるだけ早期に制限付きの演奏に復帰させるべきである．いつ本格的な演奏に復帰できるかは楽器の種類によって決まる．

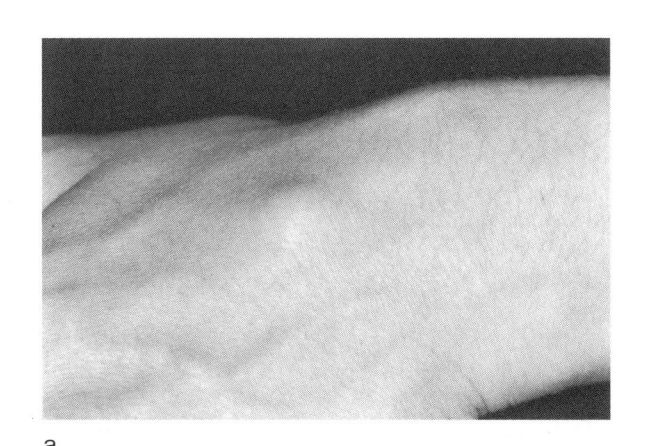

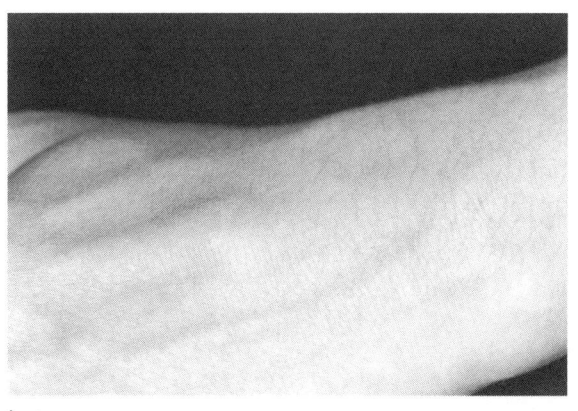

図25 23歳女性．中手部隆起での伸筋腱脱臼．a) 手関節尺屈位が示指伸筋腱が中手部隆起の尺側にあるのがわかる．b) 手関節橈屈で示指伸筋腱は橈側へ転位し中指伸筋腱と示指伸筋腱の間にある．

過度可動性（Hypermobility）症候群
——クリストファー B ウィン・ペリー

この状態は医学的には過度可動性（Hypermobility）症候群（HMS）として知られており，指の関節の可動範囲が増加した状態を指す．素人は"指が反る"と表現する（図26，図27）．

バード（Bird 1991）により提唱された"過弛緩"という言葉がより妥当である．関節の形成不全，種々の靭帯のコラーゲンの伸長性，過弛緩やHMSはしばしば先天的である．インド・アジア人は一般的に過可動性である．この症候群の極みが，コラーゲンの弾性の亢進が全身に広がり心臓や目に拡大するエーラース・ダンロス（Ehlers-Danlos）症候群である．しかし，これは稀である．ラーソンら（Larsson et al 19897）は，スキタイ人は非常に高度の過度可動性を示すというヒポクラテスの発見を引用している．男性は激しく弓を引いたり，槍を投げたりするのでそのような関節弛緩を有する．

多くの著者は音楽家におけるHMSの相対頻度に関して記載している．どうにかして，音楽家は自分の技術向上のために可動性が欲しい．パガニーニ（Paganini），ラフマニノフ（Rachmaninnof），そしておそらくリスト（Liszt）といった人たちは手指と母指の著明な柔軟性を有し，手の広いスパンで容易に鍵盤上で12度に届いた．HMSは特にギターの演奏に有効である．この症候群は男性より女性で多く年齢は12〜15歳がピークである．早朝より午後に症状が明瞭になる．背の低いずんぐりした人より背の高い痩せた人に多い．関節弛緩のある人は関節の捻挫や，関節水腫，時に，腱鞘炎などの伸長障害を受けやすいと長い間認識されていた．ディアーツら（Diaz et al 1993）は，675名の女性兵士を調査した．このうち67％は関節弛緩はなく，25.5％が2または3関節の弛緩を認め，残り7.5％が4，5関節の関節弛緩を認めた．関節弛緩の人々の筋骨格系病変の出現率は有意に高い．近年，HMS症候群は全身性の疼痛や近位や遠位の四肢の筋肉痛時に脊椎の疼痛と関連があることがはっきりしてきた．ハドソンら（Hudson et al 1995）は，378名の持続したリウマチ患者のうち13.2％にHMSを示す軟部組織リウマチを認めた．別の論文ではリウマチ・クリニックの9,275名の新患患者のうち女性の3.25％，男性の0.63％が症候性のHMSを示した．ロドニー・グラハム（Rodney Grahame）は，1993年に編集された『The New England Journal of Medicine』の中の論文でHMSはリウマチや整形外科の診察で最も多く見られる異常のひとつであると記載している（Grahame 1993a）．彼は患者に関節可動性の大きさに注意せず，なぜ良性の関節弛緩は一般に見過ごされているのかを説明している．誤診や不適切な治療

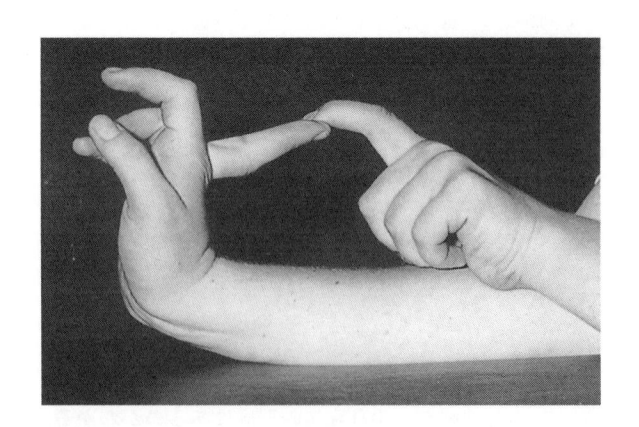

図26 小指の90°以上の他動伸展

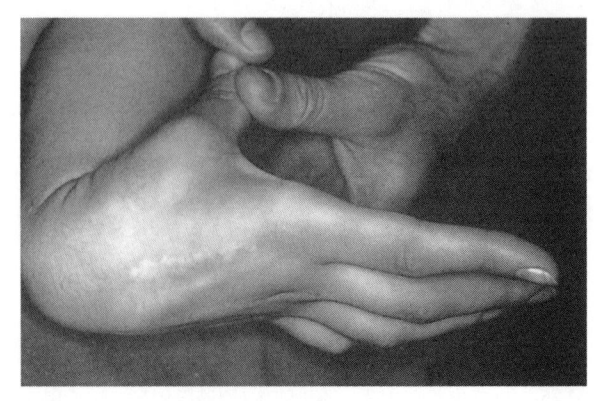

図27 母指の前腕の屈側への他動対立

は非常に不必要な苦痛を与えることになる．彼はさらにこの症候群は常に全身性ではなく小数関節や単関節に生じることもあると言及している．この少ない関節の過度可動性は全身に広がったものより予防しやすい．それゆえ，全ての音楽家は上肢のクリニックを受診しHMSのスクリーニングを受けることが最も重要である．そのようなクリニックでは局所の関節や腱の問題のみならず一般的な症状として現れる上肢の疼痛を説明するであろう．

しかし，ラーソンら（Larson et al 1993）は，HMSは症状と関連づける必要はないと述べている．彼は演奏に関連した660名の音楽家を調査し，以下の結論に達した．楽器を演奏する音楽家は反復運動や，手関節や肘関節の大きな可動性が素質として要求されるが，膝や脊椎などのあまり動かさない関節の弛緩は長時間の座位の後，疼痛が出現する．手関節の過度可動性を有する96名の音楽家はほとんどフルート奏者，ヴァイオリン奏者，ピアノ奏者であるが，そのうち5名（5％）は手関節のこわばりや疼痛を訴えたが，過度可動性のない564名の音楽家のうち100名（18％）は症状を有していた．それゆえ，過度可動性症候群からの症状は避けられないが，不適切な練習計画や誤った楽器での技術不足での関節の誤った使用なども同様の症状を生じる．

ロドニー・グラハムは最も有用な文献『Topical Reviews/Reports on Rheumatic Diseases, series 2 [Grahame 1993a]』において，筋骨格系の徴候を表にした．それらにはしばしば問題となる筋痛や関節痛，軟部組織病変が含まれる．そして，そう多くはないが日常診療で一般的に見る軟部組織病変はしばしば外傷やテニス肘や腱鞘炎，関節包炎，手根管症候群などを含む使い過ぎによって惹起される．他の関節兆候の中には外傷性の関節滑膜炎や腱鞘滑膜炎，慢性の単関節または特に関節リウマチや若年性慢性関節炎に似たタイプの多関節炎，肩やMP関節の反復性の関節脱臼や亜脱臼がある．彼はこれらの患者の訴えは関節の疼痛不安定感であるとしている．

HMSは変形性関節症に至る可能性があるが，それは関節が高飛びやバレエ・ダンサーのように反復する外力が積み重なって生じる．カーターとウィルキンソン（Carter and Wilkinson）のHMSのスコア・システムは広く受け入れられている（表2）．私たちは膨大な経験より第1胸椎以上の頚部を触知できる肩関節の過内旋と（図28），顎を肩越しに後方へ回し後ろを向ける頚部の過回旋の2つの能力を項目に追加したい．

私たちの患者では両肩関節痛があり，罹患側は正常範囲内の関節可動域であるが，非罹患側は過度可動性であった．罹患側は相対的にこわばっている．特にこれは肩の完全な可動域を必要とする弦楽器奏者に多い．過度可動性は手指や母指や単関節などのようにひとつの関節のみに限ると強調したい．カーターとウィルキンソン（Carter and Wilkinson 1964）が述べているように，全てが揃うということは稀である．HMSに一般的なのは2，3の関節のみが罹患することである．

ホールら（Hall et al 1995）は，過度可動性の膝関節の自己刺激に感応する能力は減少していると示した．これは特に演奏家の手や手関節では重要である．マリックら（Malik et al 1994）は，特にPIP関節のHMSに伴った自己刺激に感応する能力を示した．

治療

腱鞘炎や関節捻挫は絶対安静や抗炎症薬の局所や全身投与，そして効果のない場合はステロイド注射という一般的な方法で治療される．長期にわたる良

表2 過度可動性症候群のスコア・システム

小指の他動背屈90°以上	各指で1点＝2点
母指の前腕橈側への他動で平行にできる	各母指1点＝2点
肘の10°以上の過伸展	各肘1点＝2点
膝の10°以上の過伸展	各膝1点＝2点
膝伸展位での体幹前屈で手掌が床に容易につく	1点
合計	9点

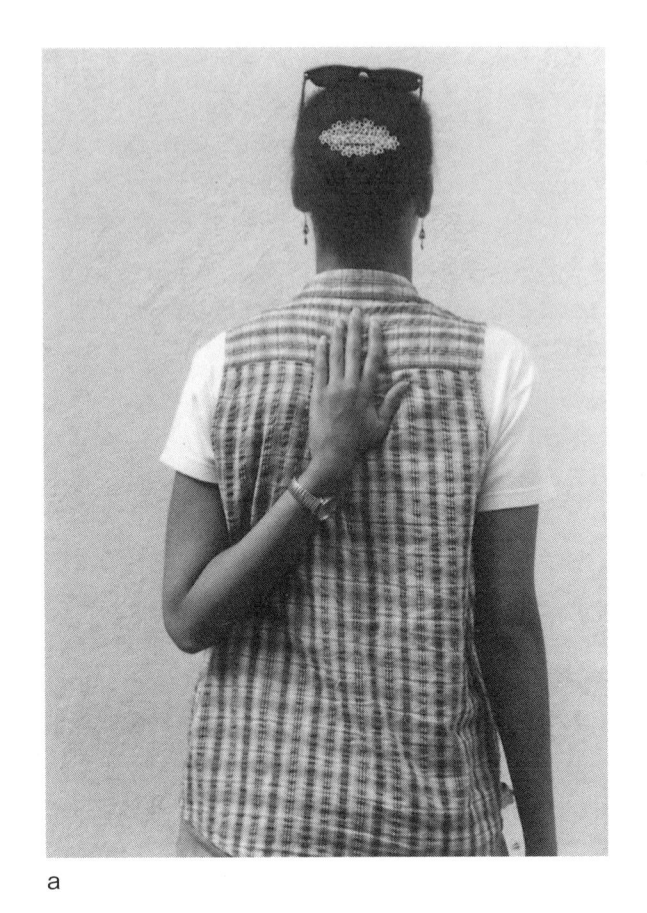

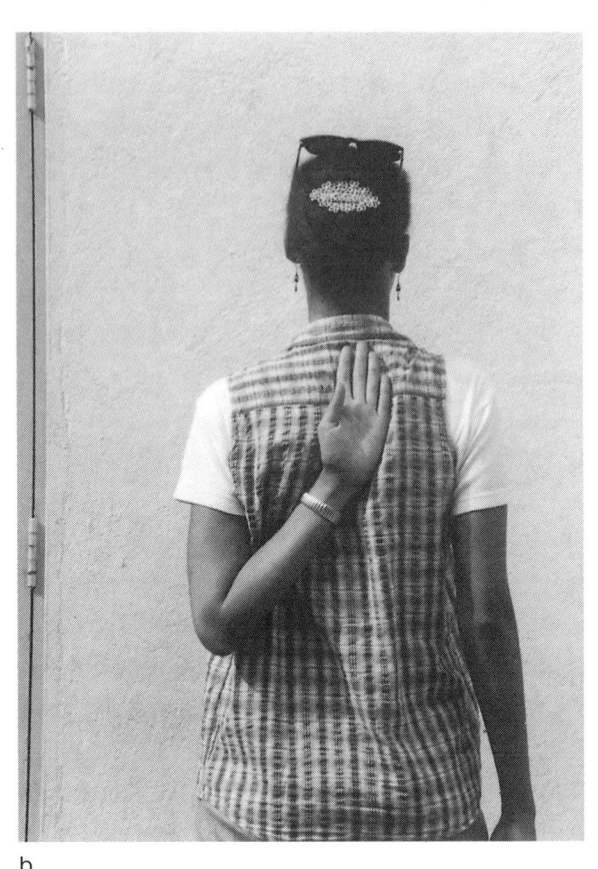

図28 23歳女性，関節弛緩のヴァイオリン演奏の学生．単純な動作での劇的な関節の過度可動性を示す．

好な管理において，関節弛緩を認める関節をコントロールする筋肉の適度の筋力と耐久力が重要な鍵になると信じている．私たちは患者に関節の可動性が高いことは技術的な能力としては天の恵みであると説明している．しかし，パガニーニとラフマニノフを引用し，関節弛緩をコントロールできるように適切な筋肉の適度の筋力と持久力の獲得が必要であるとも強調している．経験のあるハンドセラピストとの1，2回の講習は非常に価値がある．彼らは自宅で継続すべき訓練のプログラムを指導してくれる（第11章参照）．骨間筋や虫様筋，手関節・手指の伸筋腱の持続的な抵抗力をつけるために机の上での鉛筆や輪ゴムを使う訓練に慣れるのは容易である．単に上肢全体の強化トレーニングのための一般的な理学療法プログラムを行うのではなく，関節弛緩のある関節周囲の筋力を特異的に訓練することが重要である．

私たちは常に，過運動性が症状発生の重要な因子であるならば，このような積極的なトレーニングにより症状の改善と演奏に対する自信が回復すると考えている．関節弛緩に対する一般的なトレーニング法は筋力と持久力の増進を考えた積極的なプログラムを上肢同様に脊椎，膝関節，股関節など全身に行われるべきである．私たちは患者にジムに行くことを勧めるよりも，経験ある理学療法士にこれらのプログラムを指導してもらうことのほうが良いと思う．ジムでは患者がやり過ぎてしまう危険がある．結局，音楽家はジムのプログラムを熱心にやり過

てしまう．だから厳しく調整しないと容易にやり過ぎてしまう．管理されていないウエイト・トレーニングや練習をし過ぎることは，すでに弛緩して痛みやすい靭帯を過伸長させ，結果として肉離れや捻挫，水腫，筋断裂に至る．病状は重症ではなく，分別のある生活と規則正しい練習計画によりなんら職業に影響を与えることはないことを説明し，患者を安心させることが重要である．

　私たちは全ての音楽家がクリニックで関節弛緩の有無を調べることは極めて重要であると再度強調したい．これは上肢，脊椎，膝関節，足関節の全ての関節の注意深い診察を意味する．

——Christopher B Wynn Parry, Ian Winspur

　　（坂野裕昭・訳）

文献

Bird HA, Graham R (1991). *Rheumatic Complaints in the Performing Arts*. Reports on Rheumatic Diseases, May 1991, no. 18. Arthritis and Rheumatism Council: London.

Carter C, Wilkinson J (1964) Persistent joint laxity and congenital dislocation of the hip. *J Bone Joint Surg (Br)* **46**:40–5.

Crawford GP (1984) Radial tunnel syndrome (correspondence). *J Hand Surg* **9A:**451–2.

Diaz MA Estevez EC, Guijo PS (1993) Joint hyperlaxity and musculo-ligamentous lesions. *Br J Rheumatol* **32**:120–2.

Fleegler EJ (1987) Tumours involving the skin of the upper extremity. *Hand Clin* **3**:185–95.

Froimson A (1993) Tenosynovitis and tennis elbow. In: Green E, ed. *Operative Hand Surgery*, vol. 2 (3rd edn). Churchill Livingstone: New York: 1989–2006.

Glowacki KA, Weiss AP (1995) Giant cell tumours of tendon sheaths. *Hand Clin* **11**:245–53.

Grahame R (1993a) Joint hypermobility and the performing musicians. *N Engl J Med* **329**:1120–1.

Grahame R (1993b) Hypermobility syndrome. *Topical Reviews/Reports on Rheumatoid Diseases*, series II **25**:1–4.

Hall MG, Ferrell WR, Sturrock RD et al (1995) The effect of the hypermobility syndrome on knee joint proprioception. *Br J Rheumatol* **34**:121–5.

Harrington JM (1992) *Work-related Upper Limb Disorders*. DSS Report, HMSO: London.

Hudson N, Starr MR, Esdaile JM et al (1995) Diagnostic associations with hypermobility in new rheumatology referrals. *Br J Rheumatol* **34**:1157–61.

Lambert CM (1992) Hand and upper limb problems of instrumental musicians. *Br J Rheumatol* **31**:265–71.

Larsson L-G, Baum J, Mudholkar GS (1987) Hypermobility: features and differential incidence between the sexes. *Arthritis Rheum* **30**:1426–30.

Lederman RJ (1987) Thoracic outlet syndrome. *Med Probl Perform Artists* **2**:87–91.

Lister G (1993a) Inflammation. In: Lister G, ed. *The Hand: Diagnosis and Indications* (3rd edn). Churchill Livingstone: Edinburgh: 343–53.

Lister G (1993b) Swellings. In: Lister G, ed. *The Hand: Diagnosis and Indications* (3rd edn). Churchill Livingstone: Edinburgh: 435–40.

McGrath MH (1984) Local steroid therapy in the hand. *J Hand Surg* **9A**:915–21.

Mallik AK, Ferrell WR, McDonald AG et al (1994) Impaired proprioreceptive acuity at the PIP joint in patients with hypermobility syndrome. *Br J Rheumatol* **33**:631–7.

Narakas A, Bonnard C (1991) Epicondylalia: conservative and surgery treatment. In: Tubiana R, ed. *The Hand*, vol. 4. WB Saunders: Philadelphia: 835–57.

Nolan WB, Eaton RG (1989) Thumb problems of professional musicians. *Med Probl Perform Artists* **4**:20–2.

Norris R (1993) *The Musician's Survival Manual*. MNP Music Inc.: St Louis.

Palmieri JJ, Grand FM, Hay EL, Burk C (1987) Treatment of osteoarthritis of the hand. *Hand Clin* **3**:371–81.

Tubiana R, McCullough CJ, Masquelet AC (1990) *An Atlas of Surgical Exposures of the Upper Extremity*. Martin Dunitz/JB Lippincott: London/Philadelphia.

Tubiana R, Thomine JM, Mackin E (1996) Examination of the musculo-tendinous apparatus. In: Tubiana et al, eds. *Examination of the Hand and Wrist*. Martin Dunitz: London: 205–24.

White GM, Weiland AJ (1984) Symptomatic palmar tendon subluxation after surgical release for DeQuervain's tendonitis. *J Hand Surg* **9A**:704–6.

Wynn Parry CB, Stanley JK (1993) Synovectomy of the hand. *Br J Rheumatol* **32**:1089–95.

第8章 デュピュイトラン拘縮
Dupuytren's contracture

イアン・ウィンスパー

　デュピュイトラン拘縮は遺伝性の疾患で例外はあるが通常，50歳以上の男性に発症し，大部分は北欧に祖先をもつ．私たちの経験ではヨーロッパのオーケストラの演奏家によくある疾患である．地中海民族には珍しく，黒人や東洋人では実質的には不明である．患者は手掌に線維組織の結節を生じ，さらに指にまで到達するバンドを形成する．環指に最も多く，次に小指，中指，示指，母指の順に多い．病気の進展の程度はさまざまで，数年かかって進むものもあれば，数カ月で進行する場合もある．バンドが指に進展するに伴って，元に戻らない屈曲拘縮が進行し始める．病気の進み方もさまざまで"止まったり進んだり"する．患者の中の一部は病気の活動性の高いものもあり，デュピュイトラン素因とも呼ばれる．より若い年齢で発症し，野火のように全ての指に広がっていく．これらの患者は本当に治療が困難であるが，幸いなことに稀である．また患者の一部には特発性てんかんとデュピュイトラン拘縮が合併する場合があり，これら2つの疾患の欠陥遺伝子の部位は近接していると考えられている．

歴史と遺伝学
（エリオット Elliott 1988）

　デュピュイトラン拘縮の遺伝形質はさまざまな浸透度をもつ常染色体優性遺伝であり，その中に引き続き不明な点が残っている．なぜならこの病気をもった人にとって，本疾患を保有する親戚縁者を認知することはたいへん稀である．米国においても，北欧の国から18世紀と19世紀に大量に移民が入り込んでいるにもかかわらず，もともとのヨーロッパの国よりずいぶん稀になってきた．遺伝子は米国では弱まっているようである．しかし，オーストラリアではデュピュイトラン拘縮は多く発生し，デュピュイトラン素因も明らかに頻度が高く，遺伝子はひどく罹患したアイルランド人やスコットランド人の家系によって入り，なお強力である．近代的な分子生物学，DNA同定と遺伝子マッピングの進歩に伴い研究は遺伝の解明に向けて進行中である．

　異常遺伝子はもともとどこから発生し，いつ出現したのであろうか？　この病態は1614年にフェリックス・プラッター（Felix Platter）によってバーゼル（スイス）で記載されたが，スカンジナビア諸国で非常に多く発生し，バーゼルは古代ノルウエー人に植民地とされていたため，ヴァイキングによってもたらされたと考えられている．しかし，イングランド東岸のアングロサクソンの修道士たちによって記載された古い診療記録には皮膚疾患と感染症には詳細な記載があるが，手の拘縮について記載がない．しかしスコットランド島の西にあるスカイ島は古代ノルウエー人によって支配されていたが，マックリモン（MacCrimmon）の呪いと言われる小指の進行性拘縮が数世紀にわたって知られてきた．

　バグパイプ奏者はスコットランドのケルト族の氏族の構成において尊敬されていた．実際，彼らは生まれではなくむしろ選挙によって選ばれる族長に準じた地位にあった．この制度は1747年にイングランドによるジャコバイト（Jacobite）の敗北によって禁止され，世襲制の貴族社会という危険な制度がハイランド族に押しつけられた．バグパイプ奏者の中で卓越したのはスカイ島のマックリモン家で，マックレオド（McCleod）族の族長の奏者であった．

言い伝えでは，バグパイプの学校は15世紀末にスカイ島に設立され，若い有能なパイプ奏者が遠くから演奏技術を磨くために集められて2～3年間教育された．学校はその後長年存在し，ジャコバイトの反乱まであった．今日まで残る古いピブロック（pibroch music）の多くはこの学校で作られ，マックリモン家によって書かれた．しかしこのマックリモン家の人々はある病気——呪い——に侵されていた．すなわち次第に小指が曲がっていくのである．右手の小指はバグパイプを演奏するうえで非常に大切である（図1）．よって，この障害によって演奏が不可能となってしまう．この疾患に侵された一族の歴史は時代と共に，また1745年のハイランド反乱の破壊に続く混乱の中で忘れ去られていった．しかし，今日の多くのスコットランドのバグパイプ奏者は右小指のデュピュイトラン拘縮に罹患し，"マックリモンの呪い"として現在でも知られている．

当初，屈筋腱と手掌腱膜のどちらが拘縮の原因であるかについて統一した見解がなかった．パリ市立病院の上級外科医であったデュピュイトランが1831年に手掌腱膜が原因であると論じた．実際には1777年，英国の外科医ヘンリー・クライン（Henry Cline）が原因となる正確な組織を同定したが，より有名でありより若い同僚であったアストリー・クーパー（Astley Cooper）が1829年，腱鞘と腱膜の両方の炎症による拘縮であるとし，クラインの業績を無視した．こうしてこの病気はフランス人のデュピュイトランの名前がついたのである．

外科的治療の原理

多くの音楽家は男性で年齢が50歳以上である．それゆえに西洋諸国の音楽家において，デュピュイトラン拘縮は手術を必要とする非外傷性の疾患の中で最も頻繁に見られるものである．私たちの経験では，プロの演奏家の非外傷性疾患で手術を行った症例は34例であるが，そのうち30%がデュピュイトラン拘縮であった．デュピュイトラン拘縮に対する現代の外科的なアプローチは，その原理を理解することが大変重要である．なぜならば，それによってこの疾患に苦しむ音楽家への賢明なアプローチが明確になるからである．創の遷延治癒や腫脹や厚い術後瘢痕をもたらすような熱中し過ぎた手術は，展開が不十分で神経血管障害の危険性を伴う不適切な手術や，早期の再発をもたらす不適切な解離手術と同じように破壊的である．未治療および多種類の外科的治療と術後療法に関する大規模な症例集は残念ながら手に入らない．しかし，未治療の症例，腱膜切離術（拘縮性バンドの単純切離術），伝統的な腱膜切除術（異常な組織のみ切除），根治的腱膜切除術（異常，正常を含めた手掌腱膜切除）などの治療を

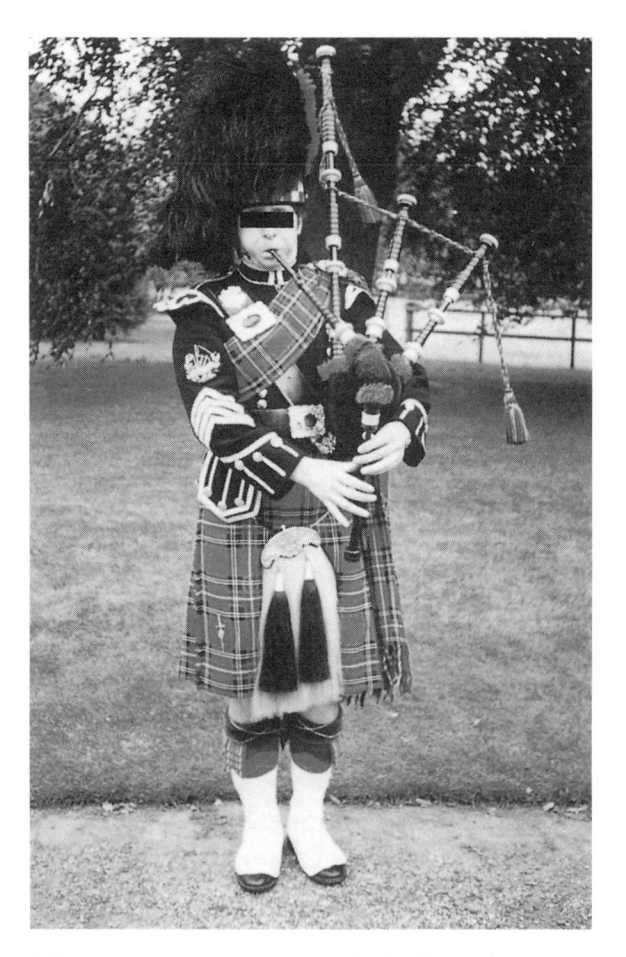

図1 スコットランドのバグパイプ奏者：右小指がデュピュイトラン拘縮となって演奏が不可能となる頻度が高い．

行った症例について中規模の症例集が記録されている（Winspur 1980）．これらの症例により多くの基礎的事項を確認できる．

- 本症は慢性かつ反復性である．
- 腱膜切離術後は早期に再発する．
- 腱膜切除術後はゆっくりと再発する．
- 術後合併症は非常に高い割合で発生し，根治的腱膜切除後も再発は予防できない．
- 皮膚移植を行うと再発は遅くなる．

理論的には，初回手術において，適切な展開と皮膚移植，注意深い罹患組織の切除を行うべきである．再発例に対しては，同様の処置が必要であるのに加えて，新たな罹患組織と瘢痕組織を除去して，皮膚の不足部位を補い，さらに重要なこと，再発を遅延させるために皮膚移植を行うことである．

現時点では，病的腱膜と正常腱膜を両方とも切除する根治的広範囲腱膜切除術によって生じる許容できないほどひどい合併症の経験から，多くの外科医はできるだけ従来の腱膜切除術を好むが，皮膚切開や進入法，皮膚欠損に対する治療法はさまざまである．

私たちの見解では，デュピュイトラン拘縮は縦方向の病気である．すなわち，拘縮性バンドは縦方向に走る．障害されやすく，かつ保護しなければならない指神経は縦方向に走っている．指神経の障害されやすい部位は，近位のMP関節の部位と皮膚切開の遠位部の2箇所である．手術の重要な早期合併症は血腫または皮弁の薄さやデザイン不良に伴う皮膚の血行障害に続発する皮膚や創の治癒の遅延である（図2）．この図が示しているのは，拘縮性バンドと十字に交差する一般的なジグザグ切開や弓状切開がどのように下層の拘縮性バンドから直接剥離された薄い真皮の上に血行の乏しい三角形，または半楕円形の皮弁を作るかということである．Z形成術は三角形の皮弁を作成し，その傷ついた部分にはひとつの縁が含まれており，皮弁の基部は含まず，その血行は皮下から供給される（Hueston 1984）．私たちは，このヒューストンの進入法（Hueston 1961）は音楽家の初回のデュピュイトラン拘縮解離に適し

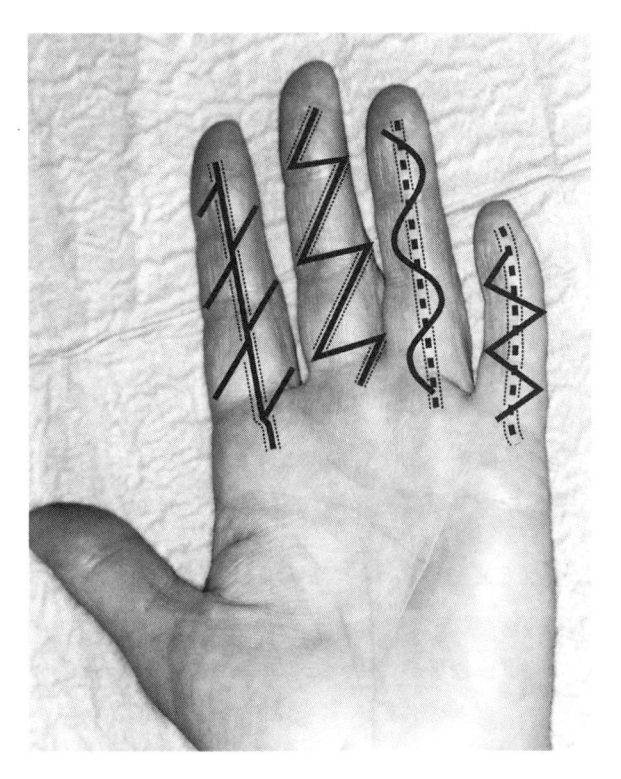

図2 デュピュイトラン拘縮に用いられる皮膚切開．点線の領域は皮膚が薄くなる領域である．環・小指において，ジグザグ切開と離開切開によって広範に危うくなった皮弁に注意．

ている手術であると考えている．皮膚の皮弁は血行が良好で状態が良いだけでなく，皮膚を前進させて全層性の皮膚を露出した重要構造物の上に置くことができる．もし皮膚欠損が生じたら，小さい皮膚移植を介在させるが，通常は再発例のみに用いられる．

第6章で述べたように，音楽家は必要な期間より長く演奏制限させておくべきでない．デュピュイトラン拘縮解離の創治癒が得られたならば，5日以内に演奏を開始するのが望ましい．開放療法（McCash 1964）は，術後血腫形成，張力による皮膚壊死，創哆開が少ないという利点がある．しかし，このような合併症は閉鎖療法でも適切な手技によって回避できるし，開放療法は術後の手の腫脹と開放創に伴う物理的な問題という大きな欠点がある．これらに

よって，創治癒と腫脹の完全消失に2～3週間かかるので，音楽家にとって理想とされる早期の限定的演奏復帰が妨げられる．この理由だけでも，開放療法は音楽家にとって適切な手技でないと考えられるし，閉鎖療法を行うべきであると再度強調する（表1）．

デュピュイトラン拘縮の再発（満足すべき初回の解離と，いわゆる早期の"再活動性"がない場合）は標準的と見なせる．ただしほとんどの再発例は緩やかに起こり，5年から10年の経過をたどる．それゆえ手術治療によってかなり良好な期間が続き，音楽家のキャリアを続けさせることが可能となる．またある患者においては病気の活動性が強く（デュピュイトラン素因），早期に広範囲に広がり，異所性で通常起こらない場所に斑点が生じる．このような患者は術後早期に再発し拡大するが，幸いにもそのような素因保有者は非常に少なく，音楽家にはさらに少ない．デュピュイトラン素因保有者に対しては全層皮膚移植術が病気の進行を食い止めることができるのでこの方法を用いる．初回発生のデュピュイトラン拘縮は皮膚が広範に侵されることはめったになく，真に皮膚欠損に至ることはめったにない．特にZ形成術を複数用いることで，前進させた皮膚が，ほんの少しの皮膚欠損を緊張なく被うことができる．しかし，再発例を扱う時は問題は非常に異なる．しばしば皮膚は広範に侵され，硬い瘢痕を形成する．この皮膚は犠牲にしなければならず，皮膚欠損が生じる．巻き込まれた正常な皮膚を犠牲にして全層植皮で完全に再被覆することが勧められている（Logan et al 1985）．しかし，再発が起こらないとは保証できないし，術後の固定期間は3～6週であって音楽家にとって受け入れがたいほど長い．ゆえに，音楽家の再発例に対しても根治的な皮膚の再被覆は推奨できない．

再発傾向のある患者に対しては，全層皮膚移植の"介在"を行うことで再発を遅らせることができる．再発したバンドを切除して全層植皮を介在させる（Gonzalez 1974）．指神経が多くの場所で縦走性のバンドや瘢痕に巻き込まれており，もし事前に同定し剥離しておかなければ，縦方向の剥離で相当な危険性が出てくるので，実際，手技的に困難である．もちろん，音楽家にこのような状況はないが，このような状況に対する正しいアプローチは，縦方向の剥離を十分に行い，全ての構造物を展開し，健康な皮膚に血行の良好な厚いZ形成の皮弁を作り，病的組織を全て切除して，全層皮膚を介在させた健常な皮膚組織によるZ形成である（図3）．この手技は縦方向の展開とZ形成術の長所と介在する全層植皮

表1 プロの音楽家に対して行われたデュピュイトラン拘縮の拘縮解離術を行った症例，1986～1997（全員男性）

楽器	年齢	発症形態	手術手技	演奏中止期間（週）	完全上演復帰までの期間（週）	術後経過観察期間（年）
ピアノ	78	初発	Z形成	3	8	7
ヴィオラ	50	初発	Z形成	6	8	3
ファゴット	48	再発	全層植皮*	2.5	6	3
ヴァイオリン	47	初発	Z形成	1.5	4	3
ヴァイオリン	45	初発	Z形成	1	3	2.5
ピアノ	72	再発	全層植皮*	2	6	2
ギター	33	初発	全層植皮*	1	2	2
トロンボーン	65	再発	全層植皮*	2	6	1
平均				2.4	5.3	3

*全層皮膚移植を介在させた局所皮弁

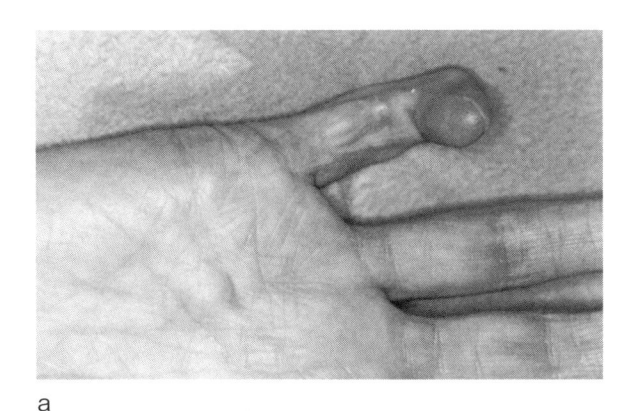

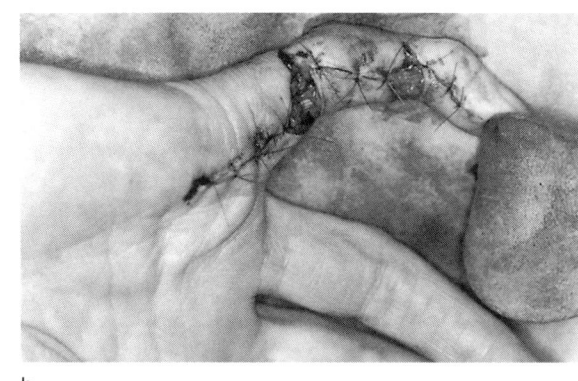

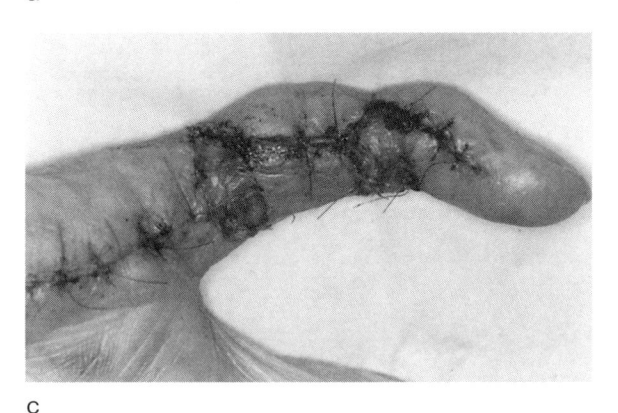

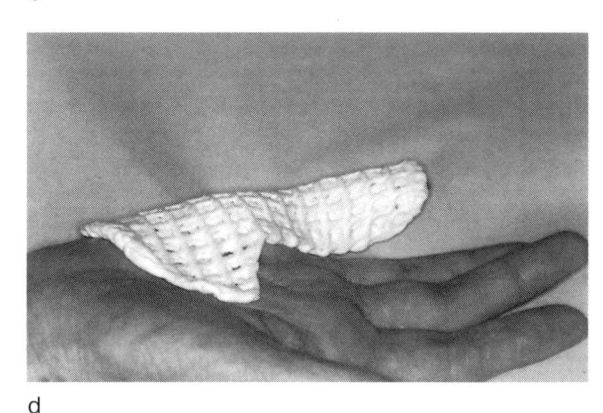

図3 (a) 小指に発生したデュピュイトラン拘縮の重症再発例．遠位指節間関節（DIP）が90°屈曲位，近位指節間関節（PIP）が45°屈曲位で弦楽器でさえも演奏に支障がある．(b) 瘢痕とデュピュイトラン拘縮に侵された皮膚を解離したが健常皮膚の皮弁は温存した．(c) 術後5日目の健常皮弁の間においた健常皮膚移植．(d) 術後のシーネ固定

の長所を組み合わせた方法である．完全な皮膚の再被覆に比べて治癒期間ははるかに短く，危険性は少なく，再発は抑えられる．このアプローチは，難しく硬い瘢痕を伴って再発した音楽家の手の困難な状況を治療する時に特に有用である．

手術適応

　私たちの経験では，手の広いスパンが必要な演奏家は（ピアノ奏者やファゴット奏者）（図4），彼らの小指と環指の間の指間に拘縮性バンドが広がって小指の外転が困難になると，著しい指の拘縮がなくとも演奏が困難となる．反対に，弦楽器奏者は指屈曲位で演奏するために，指の拘縮は演奏上の問題とならない．よって標準的な手術適応は音楽家には当てはまらない．しかし，マーフィーの法則は役に立つ．すなわち，演奏の障害になるのであれば手術適応であり，そうでないならば手をつけない．やっかいなデュピュイトラン拘縮を有する音楽家を診る時は，その病態は慢性かつ再発性であり，外科的治療はコントロールのひとつの手段であって，治癒でないことを初めにしっかりと述べるべきである．外科的治療はそれ自体は慎重に行い，できるだけ控えめに行うべきであるが，私たちの経験では，重症な拘縮でないのに早期に再発する症例は，おそらく拘縮組織の切除が不完全で起こったものと思われる．ゆ

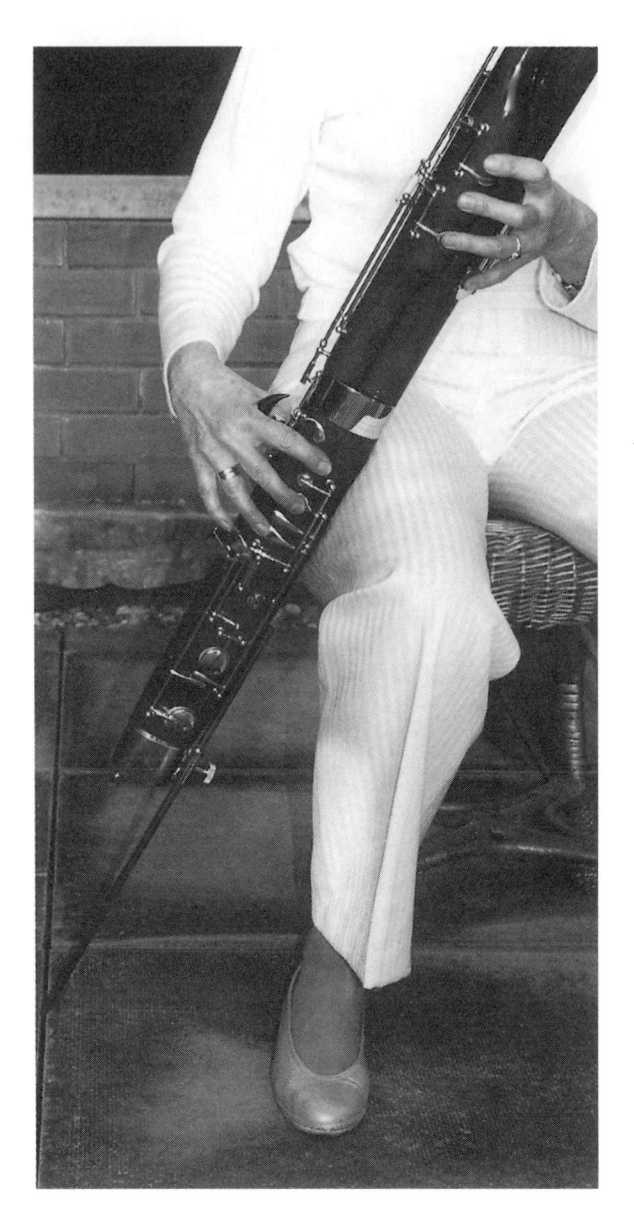

図4 ファゴットの手のポジション．標準的な手の大きさの女性演奏家で両手の広いスパンが必要とされることに注意．

えに外科的治療，特に初発例では徹底的に行わなければならない．

　私たちが採用している方法は，初発例には縦切開で多数のZ形成術で閉鎖する方法であり，再発例では同様の進入法に罹患組織と瘢痕皮膚の切除と部分的な全層植皮を介在させる方法である．

術後療法

　術後療法の詳細は第11章に記載する．その原則は次のとおりである．

- 患肢挙上と軽度の圧迫包帯固定，ギプスシーネでの5日間の固定．
- 術後5日でシーネ除去，日中の自動可動域訓練，シャドウ・プレイングと制限付き演奏，1日5分間を2〜3回楽器の上での指の練習，特注のプラスチック製伸展装具の夜間装用（図3）．
- できるだけ早期のフルタイムの演奏復帰（通常2.5週から4週）．上演は6〜8遅らせる．夜間伸展装具はさらに6〜8週続ける．
- 広いスパンの必要のある人には1〜6週の指外転装具の日中追加．
- 皮膚移植例では初期の完全な局所の安静．圧迫包帯と装具固定をさらに7日間追加する．

結果

　これらの手技や考え方でプロの演奏家のデュピュイトラン拘縮解離術を過去11年行ってきた（表1）．症例はあまり多くないが，神経損傷や皮下血腫もなく，早期に創治癒し，早期に部分的な演奏に復帰し，100％の成功率で舞台での演奏に復帰した．レクリエーション・レベルの演奏家にも同様の結果であった．再発例においてさえ，良好な拘縮解離を行い，Z形成術と介在する皮膚移植を併せて行い，キャリアを断念するよう勧告されて大いに失望していた2名のプロの音楽家が舞台での演奏に復帰できたのである．

——Ian Winspur（尼子雅敏・訳）

文献

Elliott D (1988) The early history of contracture of the palmar fascia. *J Hand Surg* **14b**:246–53.

Gonzalez RI (1974) Open fasciotomy and full thickness skin graft in the correction of digital flexion deformity. In: Hueston JT, Tubiana R, eds. *Dupuytren's Disease*.

Churchill Livingstone: Edinburgh: 123–7.

Hueston JT (1961) Limited fasciectomy. *Plast Reconstr Surg* **27**:569–85.

Hueston JT (1984) The unfavourable results in Dupuytren's Disease. In: Goldwyn R, ed. *The Unfavourable Results in Plastic Surgery*, vol. 2. Little, Brown: Boston: 1031–41.

Logan AM, Brown HG, Louis-Smith B (1985) Radical digital dermofasciectomy in Dupuytren's Disease. *J Hand Surg* **10b**:353–7.

McCash CR (1964) The open palm technique in Dupuytren's contracture. *Br J Plast Surg* **17**:271–80.

Winspur I (1980) Dupuytren's contracture. In: Eisman B, ed. *Prognosis of Surgical Disease*. Saunders: Philadelphia: 500–501.

第9章　絞扼性神経障害
Nerve Compression Syndromes
イアン・ウィンスパー

　末梢神経は椎間孔から指先部までの間を曲がりくねって走行するにもかかわらず，多くの部位で著明な圧迫症状をそれほど多くの人が呈さないことは驚くべきことである．また音楽家が首を捻り，肘を曲げるといった特異なポジションを長時間保持するにもかかわらず，他の一般の人と比較してこうした神経圧迫症状をそれほど多く呈さない事実も驚くべきことである．音楽家における狭義の神経絞扼障害の発生率は一般の対象例と比較して，決して少ないとは言えないが，ほぼ差異はないと報告されている（Lederman 1994）．しかし音楽家においてはこれらの病態が引き起こす症状も異なり，関連疾患と混同される可能性，および分析や治療に特殊な工夫が必要になることから，比較的稀ではあるが音楽家における絞扼性神経障害について個別に詳細に記載する必要がある．

発生率

　音楽家における絞扼性神経障害の真の発生率について正しく述べることは，こうした病名の診断がさまざまな医療施設でなされる関係上，その興味や得意分野の影響を受けやすいため困難である．そこでロンドンで報告された結果を示す（表1）．絞扼性神経障害は上肢に問題を有する音楽家の4％を占め，これは筋骨格系障害に限れば10％に相当する．レダーマンはクリーブランド・クリニック（Cleveland Clinic）に受診した音楽家のうち22.5％に絞扼性神経障害を認めたと報告している（Lederman 1994）．これは筋骨格系障害をもつ音楽家の35％に相当する．またメイヨー・クリニック（Mayo Clinic）においては上肢の特異的な筋骨格系障害の患者の22.5％に絞扼性神経障害を認めたとしている．さらにこうした絞扼性神経障害の内訳を見ると，その絞扼部位により発生率は大きく異なる．手根管症候群と胸郭出口症候群が最も頻度が高い．メイヨーの症例では手根管症候群が57％，胸郭出口症候群が26％であり，クリーブランドの症例では胸郭出口症候群が26％，手根管症候群が21％，ロンドンの症例では手根管症候群が25％，胸郭出口症候群が75％であった．これらの結果から音楽家において絞扼性神経障害は上肢における障害の主要な原因となっており，またその中でも手根管症候群と胸郭出口症候群の頻度が高いことは明らかである．肘部管症候群における尺骨神経障害はクリーブランドでは比較的高い発生率を認めたが，その他の2つの施設ではほとんど認めなかった．

表1　音楽家クリニックを受診した323名の患者の特徴的な整形外科・リウマチ学的診断名

真の腱鞘炎	31
腱板損傷／凍結肩	25
古い外傷	17
腰椎捻挫	16
変形性関節症	11
胸郭出口症候群	9
テニス肘	6
ガングリオン	4
手根管症候群	4
関節リウマチ	3
その他	11
	132（計42％）

圧迫部の解剖

　頚部から末梢に向かって上肢の神経は幾つかの狭窄部位を通過する．こうした部位で神経は周囲の構造物や浮腫，もしくは腫瘍により圧迫される可能性がある．圧迫のメカニズムとして静的因子（手根管，ギヨン Guyon 管，椎間孔などの解剖学的狭窄部），もしくは動的因子（方形回内筋や回外筋の筋腹）が挙げられる．また圧迫は浅指屈筋，回外筋，斜角筋の近位筋膜などのように筋肉辺縁の硬い筋膜によっても惹起される．その他に解剖学的狭窄部位において，たとえば手根管における腱鞘滑膜の浮腫のように，非神経組織から発生した腫瘍や浮腫が存在すれば，さらに同部が狭くなる危険性がある．神経走行部位は姿勢的な要因（胸郭出口症候群），関節の非生理的な位置での長時間の保持（手根管症候群，肘部管症候群）などにより圧迫される危険性がある．神経は部位によっては骨性隆起やトンネルのような閉鎖空間を滑走しなければならない．現在，こうした神経の滑走は神経自体の生理学的な特性と考えられている．尺骨神経は肘関節屈曲位で内上顆の骨性隆起部周囲を5～7 mm 滑走することが示され，正中神経は手関節の動きに合わせて手根管内で7～14 mm 滑走することが示された（Wilgis and Murphy 1986）．もし神経の滑走が外部からの圧迫や神経自体の癒着などにより制限されると，牽引損傷や微小損傷が結果として絞扼性神経障害に類似した症状を引き起こすことになる．しかし，このような骨性の床面上におけるわずかな末梢神経の滑走や，この滑走が制限されることにより惹起される症状との臨床的関連性をもって，近位部の神経における"有害な緊張"という仮説の十分な科学的根拠になるかは疑問である．しかし，こうした仮説に基づいてリハビリテーション治療を行うことが臨床的に有益なこともある．これはおそらく長期間に及ぶ異常肢位の結果引き起こされた軟部組織の緊張を緩和することに関係しているのであろう．

病態生理学

　神経は単なる導管ではなく生きた構造物である（Lundborg and Dahlin 1992）．末梢神経の周囲には神経の滑走を障害しない程度に緩く結合した疎性結合組織が存在し，同部に存在する小動脈や静脈が末梢神経に血行を供給する．その後，この血行は正しく血行のネットワークを神経内および周囲に形成する．こうしたネットワークを維持することは神経の代謝や"神経血管関門"を介したイオンの移動に大切な神経内圧を維持することにつながるため重要である．こうした装置はほんの小さな圧力の変化によっても損なわれやすい．神経そのものはその周囲の神経外膜と呼ばれるしっかりとした外層によって囲まれる．これにより，神経は中程度の牽引力や外部からの連続的な圧力に対して抵抗できるようになる．神経における重要な要素である軸索の機能，つまり神経の内在的な機能にはエネルギーやイオン輸送だけでなく代謝産物や化学物質の近位および遠位方向への生理的な輸送を必要とする．こうしたものは微小管システムによって運搬され，また圧力の変化の影響を受ける．それゆえ，外部からの圧力，特に局所的な圧力の負荷は末梢神経にさまざまな解剖学的変化を与える．こうした変化を与える影響は，その部位だけでなく，圧力が加わった期間や大きさにも依存する．微小な一時的な圧力の変化ならば神経機能や神経伝導速度に変化を与えるのみで，神経実質に物理的な損傷を与えないであろう．しかし圧力が大きく，特に長期に及んで強い圧力が加わったならば，外部では神経上膜の線維化や狭小化を生じ，さらに重要な点として，神経内部にも瘢痕形成を促すことになる．特徴的な臨床症状，特にそのパターンや症状進行のサイクルおよび回復は圧迫の期間や大きさに密接に関係する．最終的な神経回復の可能性は神経自体の物理的な損傷の程度にも関連する．それが一過性であれば神経伝導速度の異常を検出するのは臨床的に不可能であろう．しかしながら神経伝導速度の測定は，多くの場合，持続する圧迫

やある程度の神経損傷に伴う伝導異常を確認するためには有効な方法である．

重複神経障害（Double Crush）

　一般的な絞扼性神経障害の多くは19世紀にすでに記載されていた．しかし，神経圧迫が神経学的な機能障害のみならず痛みの原因にもなり得ると着目され始めたのは，後半の50年間である．臨床家たちは頚椎管内や神経根レベルで神経圧迫病変をもつ患者に，その遠位での神経圧迫（手根管症候群，肘部管症候群）が生じやすいことに気づいていた（Mackinnon 1992）．アプトンらは"ダブル・クラッシュ（double crush）"という仮説を提唱した（Upton and McComas 1973）．この言葉は現在"重複神経障害（double-lesion neuropathy）"と修正されている．この仮説は2箇所における無症候性の圧迫の重要性を説明しようとしたものであり，この考えは現在の順行性および逆行性軸索内輸送の概念に合致する．この仮説は動物実験で無症状レベルの絞扼性神経障害を作製して実際に確かめられている．またこの仮説は手根管症候群が糖尿病患者に多いことの理由づけにもなる．よく観察される現象のひとつとして，近位および遠位の神経圧迫症状を呈する患者，たとえば，頚部脊椎症と手根管症候群で，一方の除圧が他方の神経症状を改善することがある．おそらく脊柱管内では症状を改善するのに最小限の神経の活動があったのであろう．もし，2箇所での痛覚受容値が測定できたなら，全体としての痛覚受容値はこうした2箇所のものを合計したものになるであろう．多数のレベルでの動的神経圧迫は"産業労働者の上肢痛"の原因として推測されている．これは非常に興味深いことであるが未だ証明されていない．しかし特に不慣れな姿勢，演奏技術，および非常に長い演奏時間から惹起される筋肉の緊張に関連した音楽家に起こった腕の痛みを扱う時，こうした動的な神経圧迫は意味をもってくる．

絞扼性神経障害の診断

　末梢神経の圧迫病変を診断するうえで，その神経の支配領域における感覚または運動障害の進行は重要な徴候である（Lister 1993）．しかし，多くの圧迫病変は早期には痛みだけを呈する．また，ある末梢神経における感覚異常（dysaesthesia）や感覚異常（paraesthesia）の進行は，圧迫病変が存在しなくても生じることがある．つまり神経周囲の腱や腱鞘滑膜の腫れや浮腫，もしくは近位の非圧迫病変などによっても引き起こされることがある．遠位における圧迫神経障害が知られるにつれ，いろいろな末梢における感覚の異常の原因として，こうした診断名が安易につけられることが多くなってきた．これは残念ながら多くの場合に認めることができ，音楽家の上肢に関すれば，真の原因，楽器や演奏方法との関連性を間違って分析することになり，また不適切な時には損害を与える治療方法につながる．それゆえ，絞扼性神経障害の診断は厳密につけるべきであり，ある状況下では電気診断の基準を満たした場合のみ下されるべきである．

電気生理学的検査

　絞扼性神経障害の臨床診断において神経生理学的な検査は重要である．針電極を要する筋電図（EMG），神経伝導速度や潜時測定（NCT）はどちらも有用である（Wynn Parry 1981）．検査は検者の技量に大きく依存するため，検者は臨床的に検査に慣れなくてはならないし，またどんな臨床状況であれ，非標準化比較研究ができなくてはならない．音楽家は基本的に検査を拒み，特に彼らの生活がかかっている身体の部分に針を刺したり，電気ショックを与えられたりすることを好まない．しかし，検査の重要性や，その必要性が説明されれば検査を受けるであろう．NCTは分節型神経損傷や圧迫部位の同定に最も価値があり，特に手根管症候群や肘部管症候群の確認には重要である．運動および知覚に関する検査

が利用される．正常な検査結果が得られるため早期または間欠的な圧迫障害については鑑別できないが，音楽家における手根管症候群や肘部管症候群において検査結果が正常であることは，少なくとも手術加療が不要であることを意味する．胸郭出口症候群においてはNCTも筋電図もそれほど有効ではなく，また橈骨神経管症候群においては全く役に立たない．しかし，重複神経障害の診断や評価に対しては有効で，全身的な末梢神経障害の鑑別にも役に立つ．しかしながら以下のような落とし穴も存在する．動的圧迫障害は指摘されない．NCTは大径の有髄軸索の神経伝導速度を評価しており，つまり神経自体のわずかな部分の評価をしているに過ぎない．解剖学的破格が存在する．神経伝導速度は年齢とともに低下する．それゆえ，こうした欠点や落とし穴を十分に理解して，検者は臨床能力を鍛えなくてはならない．こうした検査は必ずしも診断に必要とは限らないが，臨床上非常に重要な検査である．音楽家における手根管症候群や肘部管症候群においては，NCTで遅延を認めなければ，外科的除圧術は禁忌である．

絞扼性神経障害：一般的な臨床症状

手根管症候群は1854年にパジェ（Paget）によって記載され，肘部管症候群は1908年にラムゼー・ハント（Ramsey Hunt）によって記載された．この頃，診断は神経支配領域における重篤な運動障害や感覚障害を根拠になされていた．現代においては，そこまで重篤になるまで放置することは許されない．特に音楽家に関しては，ほんの少しの機能障害ですら演奏の支障となるため，音楽家は神経学的な異常がまだ認められない非常に早期の段階で受診することが多い．この場合，診断をつけることは非常に難しい．神経圧迫による早期の症状は痛みであると認識されている．この痛みは必ずしも夜間に生じるとは限らないが，一般的には患者は痛みのために目が覚め，その神経の支配領域における異常感覚（paraesthesia）に気づくであろう．しかしながら，

神経が運動神経のみを障害すれば，こうした異常感覚（paraesthesia）は存在せず，圧迫が長く続くか強くなって運動障害を起こす以前には，症状としては痛みだけであろう．痛みは通常圧迫部位に認めるであろうが，それより近位の部位，たとえば上腕や肩の痛みを手根管症候群の際に認めることも多い．こうした近位の関連痛は感覚神経が優先的に障害された時のみならず，運動神経が障害された時でも起こり得る．これは純粋な運動神経自体の中にも関節や筋肉からの求心性の感覚線維が含まれているからである．

次に末梢神経の圧迫障害の重要な徴候として，圧迫部位における局所的な圧痛と古くから行われている検査であるティネル（Tinel）様徴候の存在である（図1）．神経の圧迫部位を叩けば異常知覚が同部において惹起されるとともに遠位においても生じる．重度の圧迫病変が存在する時にこうした徴候を認めないことはほとんどない．それゆえ，胸郭出口症候群の患者は鎖骨上窩や頚部の基部に強い圧痛を訴えることがある．橈骨神経管症候群の患者は前腕近位の伸筋群内部の橈骨神経上に強い圧痛を訴え，肘部管症候群の患者に至っては肘高位で尺骨神経にティネル様徴候を認める．もしこうした徴候が認められなければ神経圧迫障害の診断には慎重を要す

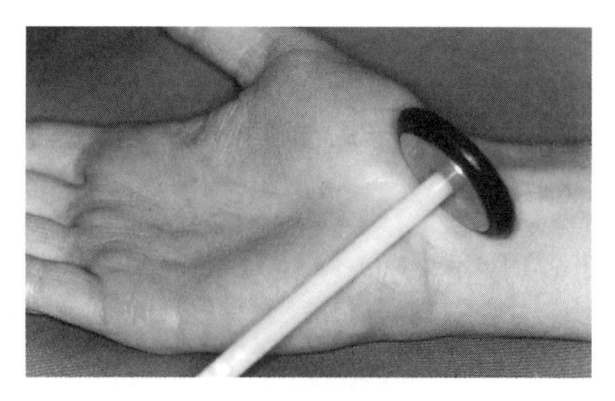

図1 正中神経の手関節高位において誘発されるティネル様徴候．通常，肘部管症候群や手根管症候群の患者においては圧迫部位において陽性所見が得られる．

る．

　神経圧迫による痛みや異常感覚はしばしば誘発テストにより再現することができる．圧迫が姿勢・肢位などにより誘発される場合，罹患関節の極端な位置での保持（肘部管症候群における肘の極端な屈曲位，手根管症候群における手関節の極端な屈曲位）で症状は再現される．もし動的因子が原因なら，原因となる筋または筋群の抵抗下での運動が症状を再現するであろう（橈骨神経管症候群における短橈側手根伸筋など）．もちろん，もし神経周囲や神経圧迫部位に組織損傷が存在する場合，こうした損傷された組織が症状の原因でないことを確認せねばならない．

　実際の感覚および運動障害は神経圧迫障害の晩期の症状である．音楽家においては演奏能力の低下のためこうした神経学的症状が現れる以前に助けを求めるであろう．しかし，一過性の感覚障害は早期にも見られるであろうし，診断にはこれらの障害の見られる部位を注意深く調べ，その神経が支配する個々の領域に限定することを確認することが必要である．この検査は触覚テストや痛覚テストにより容易に行うことができる．しかし，より詳細な検査には2点識別覚や動的2点識別覚を測定することが必要となる．感覚が正常にもかかわらず指が"痺れる"ような症状も存在する．これは感覚異常（dysaesthesia）と呼ばれ，知覚神経圧迫障害の初期にしばしば認め，部位を限定するのが困難である．運動障害は晩期の症状であり，音楽家はこうした運動障害が現れるずっと前に受診することが多い．しかし，軽度の感覚異常（dysaesthesia）と軽度の運動障害を呈する手根管症候群の患者は不器用さを感じるであろう．実際に音楽家の手根管症候群の場合，通常の手根管症候群で想像される症状ではなく，夜間の肩の痛みと軽度の不器用さを主訴に受診することが多い．それゆえ治療にあたる医師は音楽家における理解不能な神経症状の原因として常に神経圧迫障害を考えなければならない．

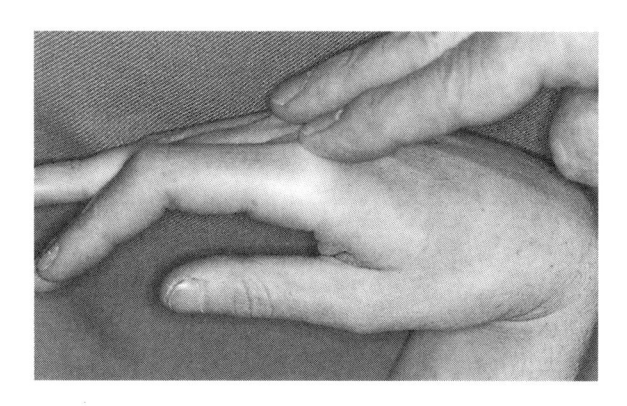

図2　ファーレン・テスト．手関節の受動的屈曲は痛みはないが感覚異常（paraesthesia）が60秒以内に生じる．一方，屈筋腱の腱鞘炎の患者では，このテストは直ちに不快感を惹起させる．

音楽家における手根管症候群

　手根管症候群は一般的にも音楽家においてもよく見られる神経圧迫障害である．しかし同時に腕や手の痛み，痺れなどを訴える音楽家は間違って神経圧迫障害と診断されることも多い．それゆえ，詳細にその状態を考慮することが重要である．手根管症候群は手関節部の手根管部で正中神経が圧迫されて特徴的な症状や徴候を呈するものを言う（Tubiana and Brockman 1991）．床面を手根骨で，天蓋部を非常に強い横手根靭帯によって形成された手根管が過度に狭かったり，もしくはこの手根管内部に存在する組織容量が過度に大きく，同部を過度に占拠したりして圧迫は生じるであろう．屈筋支帯の直下に位置する正中神経は靭帯による圧迫を受け——その近位や遠位の辺縁部で何度も圧迫を受けることにより——正中神経の圧迫障害の症状が進行する．これまで手関節を過度に屈曲させると手根管部の容積は小さくなり正中神経は物理的に圧迫されることが報告されてきた（Gelberman et al 1981）．これは音楽家，特にギター奏者にとっては重要な現象である．これはまた誘発試験であるファーレン（Phalen）テストの原理ともなっており（図2），手根管症候群の

患者が夜間に胎児姿勢で眠った際に症状が悪化する理由のひとつでもある．

症状と徴候

手関節レベルでの正中神経の圧迫は正中神経領域の感覚異常（paraesthesia），夜間痛，上腕および肩の痛み，指における正中神経領域の感覚障害（手掌部は手根管部を通過しない正中神経の枝により支配されるため障害されない），母指球筋の筋力低下，萎縮などを生じる．感覚および運動障害は晩期の症状であるので音楽家においてはあまり見られない．実際に音楽家において最も多い主訴は夜間のわずかな異常感覚（dysaesthesia），夜間の腕もしくは肩の痛みを伴った指のわずかな感覚の変化である．手根管症候群の臨床的な徴候は，正中神経領域にはっきりと限局した近くの変化，母指球筋の萎縮と母指回旋の筋力低下，手関節部の正中神経直上のティネル様徴候陽性，手関節過屈曲位で60秒以内に現れる感覚異常（paraesthesia）と痺れなどがある．少なくとも症状のうち2つと主要な徴候のうち2つは臨床的診断が下される前に存在する．もし夜間の症状が存在しなければ診断は非常に疑わしくなる．

鑑別診断

鑑別診断は，正中神経の運動障害，感覚障害を引き起こすあらゆる原因を考慮しなければならない．全身的な多発性末梢神経障害を引き起こす原因も鑑別しなくてはならない．前腕中央など正中神経の近位における圧迫（回内筋症候群），もっと近位の神経束，神経根レベルの原因も鑑別しなくてはならない．手根管部の腫瘍や腫脹についても鑑別しなくてはならない．特に音楽家においては手関節レベルにおける非特異的な屈筋腱腱鞘炎は一過性の正中神経領域の症状を引き起こす最も多い原因である．これは特にヴァイオリン奏者の左手，鍵盤楽器奏者およびピアノ奏者の両手に起こることが多い．実際に音楽家における手根管症候群の鑑別診断は以下の3つのグループに分類できる．

- 古典的な特発性手根管症候群
- 急性の肢位性手根管症候群
- 手関節の屈筋腱腱鞘炎

これらの鑑別に役立つ特徴的な症状は表2に記載してある．要約すると，手関節部での真の正中神経の圧迫（手根管症候群）と急性の肢位性正中神経刺激症状，または手関節の屈筋腱腱鞘炎の鑑別における重要な点は夜間の症状と神経伝導速度の遅延の有無である．それゆえ，臨床的な診断がつけにくい音楽家の手根管症候群の診断には神経伝導速度の測定が必要となる．

急性の肢位性手根管症候群

この病態は手関節レベルでの正中神経刺激症状を呈する全てのギター奏者に当てはまる．しかし，演奏中または演奏直後の正中神経領域の異常感覚（dysaesthesia）や痺れを訴える程度は異なることもある．たとえば安静時に症状を訴えないこともあれば，場合により夜間の症状を訴えないこともある．おそらく臨床検査は全く正常でありファーレ

表2 手根管症候群の鑑別診断

	日中の症状	夜間の症状	ファーレン・テストの徴候	ティネル様徴候	腫脹	神経伝導速度と潜時
古典的特発性手根管症候群	0	+	+	+	0	+
急性の肢位性手根管症候群	+	0	+	0	0	0
屈筋腱腱鞘炎	+	0	*	0	+	0

*ファーレン手技（手関節の屈曲強制）は手関節高位における手指屈筋腱腱鞘炎の患者では著明な不快感を生じさせる．これは有用な臨床上の徴候である．

第9章 絞扼性神経障害　89

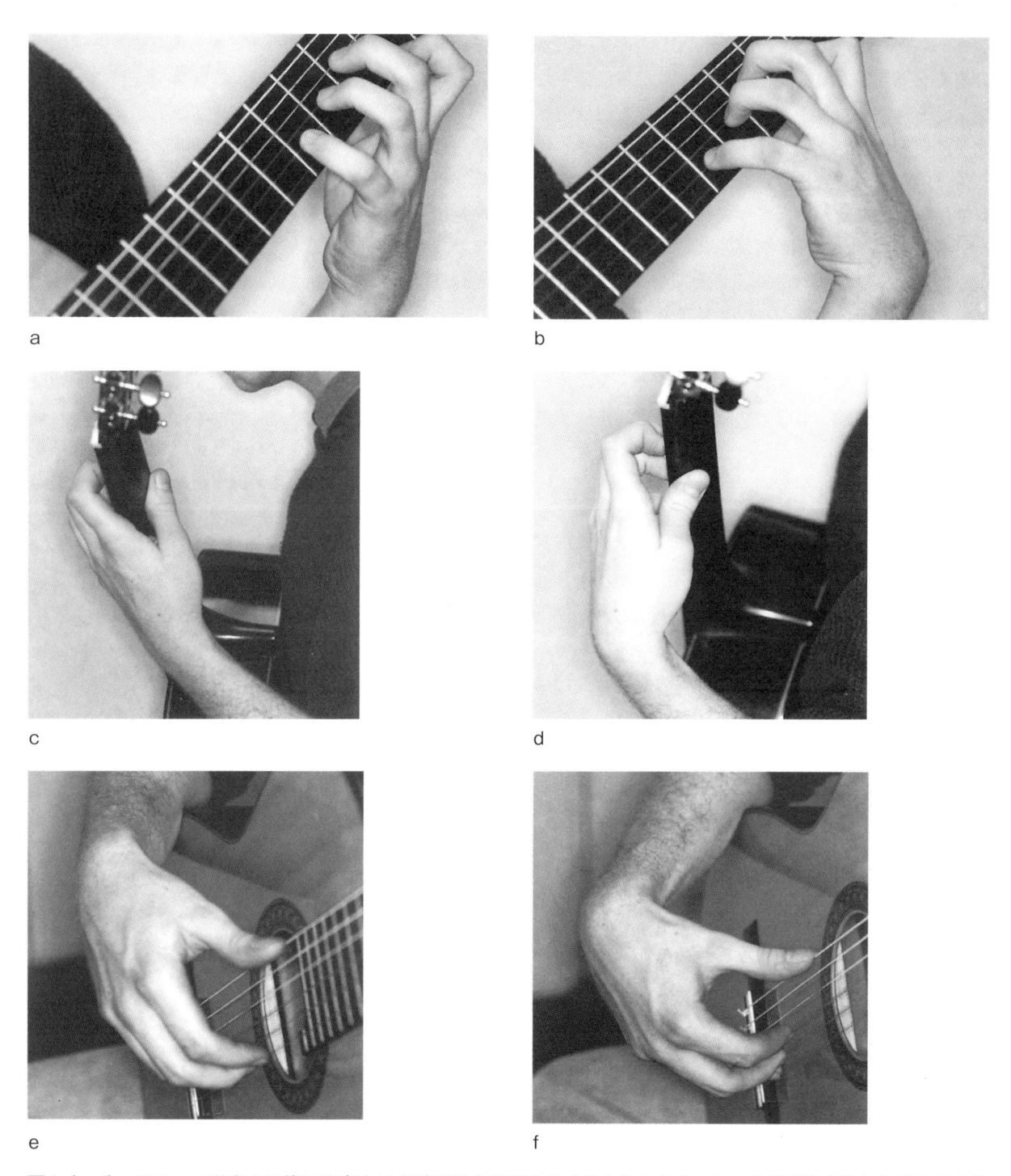

図3（a-f） ギターの過度の回旋は演奏中に右手関節を過屈曲させることになり，これは手関節高位における正中神経の圧迫症状を惹起させる．

ン・テストも正常である．しかし，そのギター奏者の演奏を見れば，演奏中ギターをどれほど回旋させて楽器を保持し，左手の手関節をどれほど過度に屈曲しているかということに気づく（図3）．

多くのギター奏者はその演奏方法を独学で学んでおり，こうした極端なギターの保持方法は有名なギター奏者の誤った方法を真似した結果生じていることもある．同時に12弦のギターを演奏するには，こうした誤った左手関節の保持を要求されることもある．このようなギター奏者の治療には演奏方法の修正と場合により楽器の変更が明らかに必要である．これは熟練した適切なギター教師によって指導されなければならない．このような患者に不必要な手術をすると経過は良くない．

手関節の屈筋腱腱鞘炎

鍵盤楽器奏者は演奏中または演奏直後に正中神経支配の指に痺れを訴えて受診することがある．注意深く問診すると，こうした症状はある一定の集中した練習の後や，慣れない部分の練習を長く行った場合に出現することがわかる．症状はどちらの手にも起こり得る．症状が悪化している時には夜間の症状を時に訴えることがある．しかし夜間の症状は決して顕著ではない．症状は音楽家が休憩したり休暇をとったり，演奏を制限している時には現れない．診察すると手関節レベルでの腫脹があり，多くの場合に中指への屈筋腱が障害されて腫脹し，圧痛がある．手関節レベルでの正中神経に関連した特徴的な所見はなく，ファーレン・テストは不快感を生じるだけで感覚異常（paraesthesia）は生じない．神経伝導速度は正常である．患者は屈筋腱の腱鞘炎を罹患し，一過性の手関節での腱鞘の腫れが実際の圧力というよりも腫れによって隣接する正中神経の機能障害をもたらす．同じことはヴァイオリン奏者が過度のヴィブラートを要求される部分を演奏する時に生じることがある．こうした屈筋腱腱鞘炎の治療は保存的に行い，たとえ神経学的所見が顕著であっても手術は必要とならない．演奏時間を減らすこと（必ずしも止めなくてもよい），演奏方法および楽器の，特にピアノのキーの重さとアクションの精確な解析が必要である．経口抗炎症薬も役立つことがある．手根管内へのステロイドの投与は，正中神経内に直接注射しないように気をつけて行えば，早期の効果と症状の改善が期待できる（図4）．NCTが異常値を示すまで手術は不要であり，もし必要となっても手術はあまり有効でなく，最後の手段でしかない．

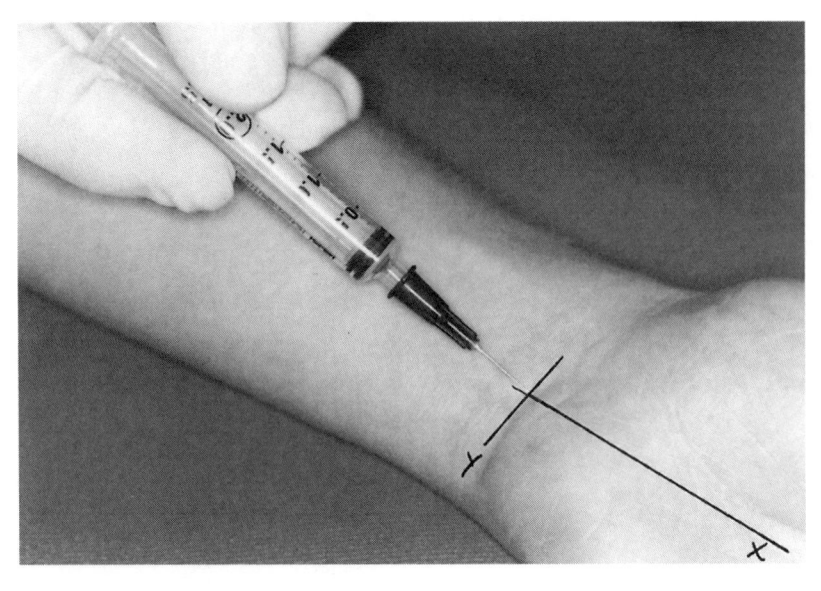

図4 手根管に対する注射方法．これは正中神経の直接損傷を避ける安全な方法である．短い注射針を用いる．Y軸：手首皮線の1 cm近位．X軸：環指の中央延長線．もし針が過度に尺側よりに入ると尺骨神経を損傷させる危険性がある．

古典的な手根管症候群

　音楽家において症状が早期であるならば夜間の装具固定や抗炎症剤，演奏方法の改良が有効であることが多い．また大量の経口 B_{12} 摂取や鍼治療の有効性を信じる者もいる．しかし，完全に症状が完成され，NCT も陽性となった場合は外科的除圧が長期的な症状の寛解のために必要となる．患者が音楽家であることは手術を適応外とする理由にはならない．標準的な手術方法がとられるべきである．はっきりと直視下に正中神経を確認することが必要である．それゆえ音楽家においては重篤な神経損傷を起こす危険性がわずかに高い関節鏡視下手術ではなく，掌側に皮切を置いた開放術が勧められる．皮切は遠位前腕部の確認が必要でない限り手首皮線を越えるべきではない．術後は軽度伸展位で数日間固定を行い，音楽家にとって致命的な屈筋腱の持ち上がりや転位の危険性を最小限に抑えなくてはならない．術後の挙上を止めたら直ちに（通常，術後36時間後）ゆっくりと手指の運動と短時間の演奏を始める．術後5日目の完全な練習を行う時点で，取り外し可能な手関節の装具を用いて軽度伸展位を保つ．しかし術後10〜12日間は手関節の持続的な屈曲は控えさせる．音楽家における手術の成績は一般の患者と同じように劇的に良好であり，このことはレダーマンによって報告されている（Lederman 1994）．私たちの経験では1例を除いて全てが完全な演奏に復帰できた．例外の1例は手根管症候群をNCTによっても確認できたが，同時に外科的除圧を要するC6，C7，C8の神経根症をもつ重複神経障害をもつ症例であった．実際に音楽家において，手根管症候群に対する除圧が無効である場合の原因として最も多いのは間違った診断である．繰り返し述べるが正確な診断を下すことは最も大切であり，遠位の神経障害を呈するものを全て"手根管症候群"として扱ってはならない．

絞扼性尺骨神経障害

　絞扼性尺骨神経障害は肘関節にしばしば見られる（肘部管症候群）．尺骨神経は肘関節高位で内側上顆の周辺を走行し，肘関節屈曲位で伸長される．特に局所の炎症，尺側手根屈筋腱起始部の線維性アーチや内側筋間中隔の線維性辺縁部による圧迫などで神経の滑走性が低下した場合，過度に伸張される．一般的に約15%の人において肘関節屈曲の際，無症候性もしくは一過性の症状を伴う尺骨神経の前方脱臼を認めると報告されている（Macnicol 1987）．多くの音楽家が長時間肘関節を曲げたままで演奏することを考えると，尺骨神経の圧迫障害がそれほど多くないことは驚くに値する．尺骨神経は手関節レベルで圧迫されることもあるし，その深枝が手部において圧迫されることもあるだろう．これら以外の部位での圧迫は骨折や良性腫瘍に伴うもので，過去にフルート奏者の報告はあるが（Brockman et al 1991），音楽家では稀である．

　肘部管症候群は小指および環指尺側を含む尺骨神経支配領域の感覚脱失，握力の測定によってのみ指摘できる手内筋の潜行性の筋力低下および尺骨神経支配の屈筋腱（小指の深指屈筋，時に環指の深指屈筋）の筋力低下などを呈するとされる．しかしこういった症状は晩期の症状であり，音楽家における早期の症状は通常肘周囲の痛みと小指，環指の感覚異常（dysaesthesia）である．感覚異常（dysaesthesia）は夜間に肘の屈曲角度により悪化する．実際にこうした症状のみで肘関節の屈曲角度が問題であり音楽家に説明できて，音楽家が演奏に肘関節の屈曲を要しない（弦楽器奏者でない）なら，睡眠時，運転時および電話時における長時間の肘関節屈曲を避けることが症状消失には十分である．主要な鑑別診断はC8-T1の神経根症や一般的に胸郭出口症候群のひとつとして考えられる下位腕神経叢の刺激などがある．

　もし尺骨神経が肘部管において刺激されたなら，通常圧痛，感覚の鋭敏性および強いティネル様徴候を認める（図5）．もし，こうした所見がなければ診断を疑うべきである．診断はNCTによって確認されるべきである．NCTの結果が正常だからといって早期や一過性の圧迫障害を除外することはできな

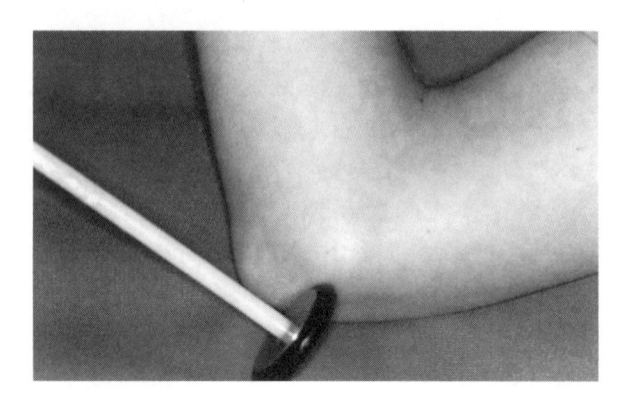

図5 肘部管内の尺骨神経に対してティネル様徴候を誘発する．

い．しかしNCTが異常でない限り外科的除圧は考えるべきではない．

早期例に対しては保存的に治療すべきである．これは睡眠時や運転時の肘関節の角度について助言をすることである．また患者の演奏方法を実際に見て，演奏技術が部分的にでも原因であるかどうか，方法や楽器を改良することで肘関節の長い時間の屈曲位保持を避けることができるかどうかを検討することである．もし保存的治療が，たとえばヴァイオリン奏者のように不可能であり，もしNCTが陽性であり，患者の症状が十分に強く，またその症状のために演奏能力が低下している場合には外科的治療も考慮する．除圧術が有効であった3名の音楽家（ピアノ奏者，ヴァイオリン奏者およびヴィオラ奏者）を知っているし，レダーマンは4例において50％の確率で改善したとしている．次に単なる除圧術か，除圧術と神経移行を加えたものか，また神経移行をするならその術式はどのような術式が良いのかという疑問が生じる．単純な除圧術（尺側手根屈筋腱起始部の線維性アーチの切離）が良いとされるが，未だ統一した見解を得ず，高い再発率を示す症例もある．加えて長時間の肘屈曲を演奏のために行う音楽家なら，長時間の肘関節屈曲に伴う持続的な牽引力を避けるため，除圧と同時に神経移行を行うのも論理的である．

次にどのような神経移行を行うかということが疑問になる．早期に復帰できる皮下移行術か，かなり長い間治療を要し，肘関節の拘縮も危惧される筋層下移行術もしくは内上顆切除術を選択するかである（Eversman 1993）．これ以上の複雑な手技の意義は明らかにされておらず，それゆえ音楽家において，できる限り早期に制限された演奏に復帰することが必要なら，私たちは皮下移行術を強く勧める．しかし手術は正確でなければならず，近位を完全に剥離して，プーリーやトンネルを作製した時にしばしば見られるような遠位でのよじれや捻りがないようにしなければならない．私たちは肘部管自体については緩く縫合後，後方皮弁をしっかり皮下縫合して緊張が加わらず，解除した尺骨神経がよじれないで前方に移行できるように工夫している．要約すると肘部管症候群は音楽家に起こるが，その頻度は予想するほど高いものではない．ほとんどは保存的に治療でき，結果も満足いくものである．しかし，保存的治療が効果なく，NCTが陽性であったなら，音楽家にも外科的治療が施されるべきで，結果も非常に良い．手術の際には除圧と同時に前方移行を行うべきで，その時は術後のリハビリテーションの軽減および術後の肘関節拘縮を避けるために単純な皮下移行術を選択すべきである．

橈骨神経管症候群

橈骨神経管症候群は一般的にも音楽家においてもあまり遭遇することのない絞扼性神経障害である．しかし以下の2つの理由により重要である．

・頑固に持続するテニス肘のような症状を呈することがある．
・長時間の演奏や間違った演奏方法により引き起こされる上腕の痛みや圧痛が前腕近位の橈骨神経の刺激または圧迫症状から起こることがある．

橈骨神経は上腕から前腕にかけて肘関節前面を走行し橈骨頭の橈側を通過して橈骨近位後面に向かい，そこで伸筋群への運動枝を本幹から出し，運動

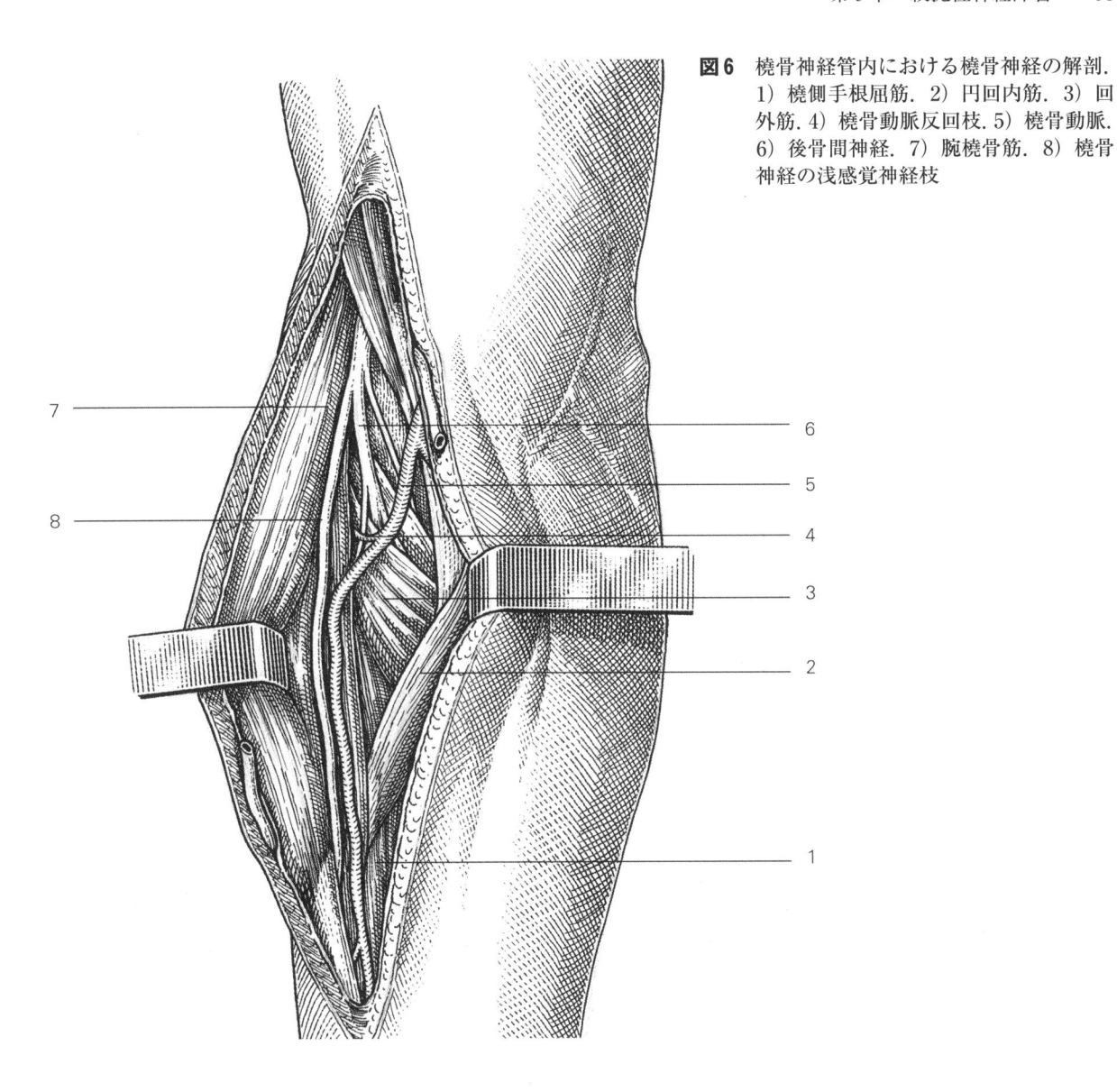

図6 橈骨神経管内における橈骨神経の解剖. 1) 橈側手根屈筋. 2) 円回内筋. 3) 回外筋. 4) 橈骨動脈反回枝. 5) 橈骨動脈. 6) 後骨間神経. 7) 腕橈骨筋. 8) 橈骨神経の浅感覚神経枝

枝の最終枝である後骨間神経,および手部の橈側2/3の感覚を支配する橈骨神経浅枝に分岐する(図6).
橈骨神経はいくつかの部位で絞扼される.もし単純に感覚神経枝のみが障害されたなら遠位感覚のみ障害される(ワルテンブルク症候群 Wartenburg's syndrome).また運動枝の最終枝(後骨間神経)が障害されたなら遠位の伸筋群の筋力低下が生じるであろう(Maffulli and Maffulli 1991).しかしこうした症状は晩期に起こるので,また橈骨神経は近位の

きつい橈骨神経管で圧迫されることが多いので,音楽家においては稀である(Lawrence et al 1995).
橈骨神経管は腕橈骨筋と短橈側手根伸筋の深部にあり,前腕近位にある回外筋の線維性アーチの下にもぐっていく.同部における圧迫は通常,静的因子(回外筋の近位で神経を横断する血管網や回外筋線維性辺縁部,フローゼ(Frohse)のアーケードである.しかし,筋肉の腫脹や浮腫,さらにはテニス肘のような近位の動的因子によっても引き起こされること

が多い．圧迫された橈骨神経は走行に沿って痛みを生じ，中指に向かう総指伸筋，短橈側手根伸筋もしくは回外筋の抵抗下運動などの誘発試験によって再現される．しかし，こうした徒手検査はテニス肘であっても陽性となる．NCTは神経が深部を走行し，また分離して検査することが困難であり，加えて動的因子が原因であることから有用性はほとんどない．しかし持続する上腕の痛み，テニス肘様の痛みや持続するテニス肘などを訴える音楽家は慎重に診察し，橈骨神経管症候群を除外しなければならない．診断は患者の既往歴から疑い，反対側の橈骨神経と比較して障害された橈骨神経上の持続する圧痛から下されるべきである（図7）．橈骨神経の圧迫は正常な場合でも不快感を伴い，診断はその不快感が増大していることによってなされるため，反対側との比較は重要である．

橈骨神経管症候群の治療は，演奏スケジュールの改善，経口抗炎症薬の服用など一般的に保存的に行う．たいていの症例は改善するため，音楽家でさらに積極的な治療を選択するには最低6～9カ月は待つべきである．残念ながら，NCTの検査結果は外科的除圧術の指針とはならない．しかし，もし症状が長期に及んで持続し，多数の検査の結果が変化しなければ，除圧も考慮されるべきである．除圧は肘屈側の皮線の遠位に4～5cmの横前外側皮切を置き（Crawford 1984），神経は腕橈骨筋と短橈側手根伸筋（Henry's Mobile Wad）の筋間そして屈筋群との境界から展開すべきである．腕橈骨筋筋肉実質を分けることは必ずしも必要でないし，これは術後の疼痛を増大させる．フローゼのアーケードの，回外筋の筋膜の完全な剥離と同時に橈骨神経本幹，浅枝および深枝の全ての線維組織や血管からの完全な剥離も必ず行わなければならない．しばしば回外筋の遠位も剥離が必要となる．

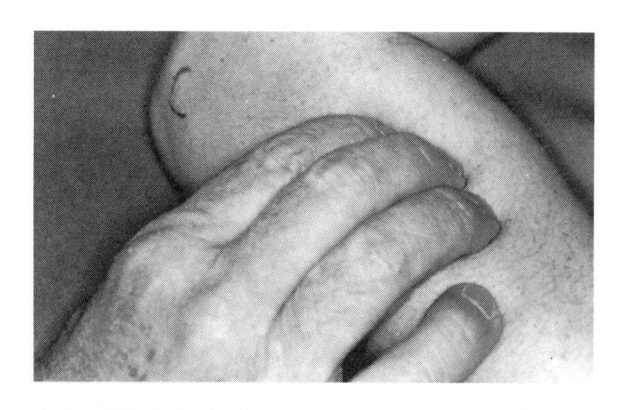

通常，術前の不快感は手術により劇的に改善する．もし改善しなければ診断を疑うべきである．時に橈骨神経管の解離はテニス肘の剥離とともに行われる．音楽家においてはテニス肘の解離は信頼性がなく，もし橈骨神経の剥離とテニス肘の解離を同時に行えば音楽家の演奏能力は損なわれる可能性がある．

胸郭出口症候群

胸郭出口症候群は頚部の神経根レベルでの神経血管障害を引き起こす症状と徴候の複合に対して臨床的につけられた診断名である．多くの構造物がこうした圧迫を生じる原因として示唆されてきた．古くは鎖骨動脈を捻ることにより血栓や塞栓をつくる頚肋や索状物なども含まれてきた．斜角筋群や第1肋骨なども下位神経根や腕神経叢を捻ることにより神経学的症状を中心とした障害を生じるとされてきた．しばしば，原因となる構造はひとつとは限らず，多くの患者，特に音楽家においては，肩甲帯と頚部の異常な姿勢が鎖骨，肩甲骨および胸郭により形成される狭い三角形の空隙に影響を及ぼすといった動的因子が多い（図8）．音楽家における胸郭出口症候群の臨床症状は第7章に記載してある．診断は臨床症状によって下されることが多く，いわゆる誘発テストは基本的にあまり診断に有用ではない．電気生理学的な検査は遠位における圧迫神経障害を除外するのに有用であるが，胸郭出口症候群の直接的な診断を下すのに有用ではない．

一般的に胸郭出口症候群を疑う症状としては頚部

図7 橈骨神経の圧痛に対するテスト（外側上顆にマーク付け）．このテストは正常な腕においても不快感を生じ得るため，健側との比較が必要である．

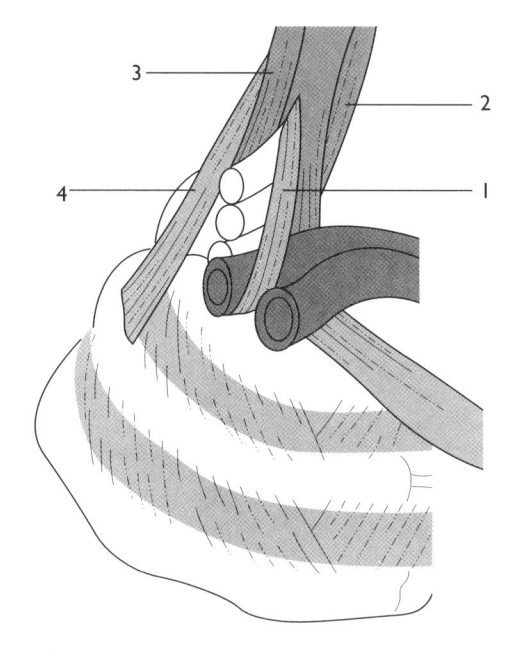

図8 胸郭出口：第1肋骨レベルにおける腕神経叢，鎖骨下血管，斜角筋群．1）斜角筋前の線維束．2）前斜角筋．3）中斜角筋．4）後斜角筋（Narakas 1993）

対する高解像度のMRIやMRI動脈撮影（音楽家により通常拒まれる動脈内注射をする必要はない）による検査は静的圧迫因子が存在する場合に有用である．しかしながら一般的に診断は，矛盾しない遠位の臨床所見や頚部の基部の深部の触診により生じる不快感などを統合した臨床症状に基づいてなされる．

胸郭出口症候群は音楽家クリニックの絞扼性神経障害に悩む患者に対してよくつけられる診断名である．これは胸郭出口症候群の症状発現には非特異的なさまざまな形があるといったことや，また実際に音楽家は演奏中に要求される特異な姿勢により神経の動的圧迫を受けることが多いことにも起因する．胸郭出口症候群に対してこれまで外科的治療は数多くなされ，実際に音楽家に対する外科的治療の多くは有効であった．しかし，別の経験のある臨床家は，こうした手術に伴う危険性に警告を発している（Leffert 1991）．また音楽家の多くが保存治療に対して改善を示す事実について注目している．実際にロンドンの音楽家クリニックの症例では132例が"上肢の器質的な疾患"と診断され，そのうち9例が胸郭出口症候群であったが，これらの9例は全て保存的治療で完全に治癒した．この事実から胸郭出口症候群といった診断が不正確であったかどうか，あるいは異常な構造物による静的圧迫が非常に稀であるかどうかを評価することは非常に困難である．

音楽家における保存的治療は演奏中に症状を誘発させる腕や首の位置を注意深く分析することからなる（図9）．これは実際に音楽家に演奏をしてもらって行わなければならない．治療は単純な鎮痛薬を利用すべきであり，非ステロイド系消炎鎮痛薬も有用である．首と身体の位置の改善や上半身の持久力を向上させるような理学療法は重要な治療の一翼を担う．こうした理学療法は，ある者にとって効果的な運動が，時には他の者にとっては有害で新たな症状を生み出し，結果として治療が失敗に終わることから，病態に理解のある熟練した理学療法士によってなされなければならない．またこうした患者はまた睡眠障害や反応性うつ病を患っているかもしれない

痛，頚部基部から腕にかけての痛みや不快感であり，こうした症状は特に腕を挙上した場合に強く，その他，肩や腕の夜間痛，上腕内側や肘の痛み，特に環指と小指に強い手の感覚異常（paraesthesia）である．これに関しては痛みの範囲と上腕内側や肘の感覚脱失で鑑別される尺骨神経の圧迫性障害と鑑別しなくてはならない．他の絞扼性神経障害による感覚脱失および運動障害は晩期に生じ，音楽家においては稀である．関連痛や感覚異常（dysaesthesia）の領域は一般的に肘や前腕の内側であり，これは胸郭出口症候群を肘部管症候群から鑑別するのに役立つ．軽微な運動障害は内在筋および屈筋群に認めるであろう．NCTは胸郭出口症候群を肘部管症候群から鑑別するのに有用であるが，胸郭出口症候群と正確に確定診断できるほど正確なものではない．手の挙上や頚部の回旋で橈骨動脈の拍動が減弱するといった鎖骨下動脈の障害を示唆する所見（アドソンAdsonテスト）は信頼性に乏しい．頚部神経根に

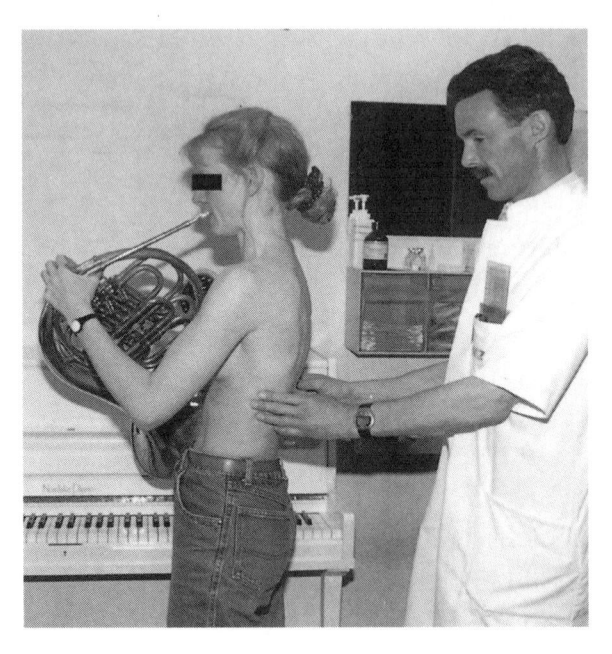

図9 演奏中における頚部，肩，胸椎の診察

ことにも注意を払うべきである．

　要約すると，胸郭出口症候群は上肢の筋骨格系疾患の音楽家にしばしば見られる診断名である．これは臨床的な診断名であり，しばしば不正確に用いられることがある．電気生理学的検査は遠位の絞扼性神経障害を除外する以外には重要ではない．たいていは保存的に治療され，その大半はこうした保存的治療によく反応する．外科的治療は保存的治療が全く効を奏せず，症状が強い場合にのみ考慮し，その場合は手術に伴う危険性をしっかり説明すべきである．しかしながら，音楽家で胸郭出口症候群に対する解離手術，通常は第1肋骨切除術の後に完全に満足のいくレベルまで演奏能力が戻った例もある．

指神経の圧迫

　最もよく遭遇する指の絞扼性神経障害は"ボウラー母指 bowler's thumb"と呼ばれる．この症候群は10ピン・ボウリングのプレイヤーがボールを保持した際に右手の尺側指神経を持続的に圧迫した結果，同神経の遠位知覚障害と有痛性神経腫が現れる．同様の病変がフレンチ・ホルン奏者にも見られる．ボウリングを中止すれば神経腫は解決するし，もし改善しない場合は神経周囲にステロイドを注射することが効果的である．同様の神経腫はヴァイオリン，ハープ，ギター奏者に見られ，フルート奏者の左示指に見られると報告されてきた．多くのチェロ奏者は指先に粘着性の包帯をつけて練習や演奏をすることを考えれば，小さな遠位指神経の神経腫の発生が実際には考えられているよりずっと多いのではないかという疑問がわくであろう．非常に稀ではあるがヴァイオリン奏者の指腹部の神経腫が報告されている（Dobyns 1992）．これはパチーニ小体腫瘍であり，神経終末の過形成であることが示された．こういった病巣は自然には治癒することはなく，外科的切除が必要になる．この場合，指腹部には小さな感覚脱失の領域が残存する．こうした知覚脱失は音楽家にとって致命的であり，それゆえ手術を行う前にこうした合併症についても考慮しなくてはならない．

まとめ

　要約すると，絞扼性神経障害は音楽家に発生するが，想像するほど多いわけではない．音楽家は通常，はっきりとした典型的な感覚および運動障害が現れる前の早期の段階で受診することが多い．最も多い症状は痛みであり，音楽家で腕の痛みを訴える場合には絞扼性神経障害を念頭におかなければならない．しかし，おのおのの絞扼性神経障害の診断は臨床的な診断基準を満たした時にのみ下されるべきであり，たいていの場合はNCTによって確認できる．たいていの症例は保存的に治療できるが，少数例については外科的治療も必要となる．手術の適用は厳しくされるべきであるが，もし診断が正しく，手術が熟練した者によってなされたなら，その結果は，特に手根管症候群の患者の成績は，一般の人々の場合と同じように満足いくものである．

――Ian Winspur（加藤直樹・訳）

文献

Amadio PC, Russotti G (1990) Evaluation and treatment of hand and wrist disorders in musicians. *Hand Clin* **6**:405–16.

Brockman R, Chamagne P, Tubiana R (1991) The upper extremity in musicians. In: Tubiana R, ed. *The Hand*, vol. 4. WB Saunders: Philadelphia: 873–85.

Crawford GP (1984) Radial tunnel syndrome. *J Hand Surg* **9A**:451–2.

Dobyns J (1992) Digital nerve compression. *Hand Clin* **8**:359–67.

Eversman W (1993) Entrapment and compression neuropathies. In: Green D, ed. *Operative Hand Surgery*, vol. 2 (3rd edn). Churchill Livingstone: New York: 1356–65.

Gelberman R, Hergenroeder PT, Hargens AR et al (1981) The carpal tunnel syndrome. A study of carpal tunnel pressures. *J Bone Joint Surg* **63A**:680–3.

Lawrence Mobbs P, Fortems Y et al (1995) Radial tunnel syndrome. *J Hand Surg* **20B**:454–9.

Lederman R (1994) Neuromuscular problems in the performing arts. *Muscle Nerve* **17**:569–77.

Leffert RD (1991) Thoracic outlet syndrome. In: Tubiana R, ed. *The Hand*, vol. 4. WB Saunders: Philadelphia: 343–51.

Lister G (1993) Compression. In: Lister G, ed. *The Hand Diagnosis and Indications* (3rd edn). Churchill Livingstone: Edinburgh: 283–322.

Lundborg G, Dahlin L (1992) The pathophysiology of nerve compression. *Hand Clin* **8**:215–27.

Mackinnon SE (1992) Double and multiple crush syndromes. *Hand Clin* **8**:369–95.

Macnicol MF (1987) Entrapment neuropathies. In: Lamb D, ed. *The paralysed hand*. Churchill Livingstone: Edinburgh: 169–88.

Maffulli N, Maffulli F (1991) Transient entrapment neuropathy of the posterior interosseous nerve in violin players. *J Neurol Neurosurg Psychiatry* **54**:65–7.

Narakas A (1993) Cervico-brachial compression In: Tubiana R, ed. *The Hand*, vol. 4. WB Saunders: Philadelphia: 352–89.

Tubiana R, Brockman R (1991) General considerations in carpal tunnel syndrome. In: Tubiana R, ed. *The Hand*, vol. 4. WB Saunders: Philadelphia: 441–9.

Tubiana R, McCullough CJ, Masquelet AC (1990) *An Atlas of Surgical Exposures of the Upper Extremity*. Martin Dunitz: London.

Wilgis S, Murphy R (1986) The significance of longitudinal excursion in peripheral nerves. *Hand Clin* **2**:761–8.

Winspur I, Wynn Parry CB (1997) The musician's hand. *J Hand Surg* **22B**:433–40.

Wynn Parry C (1981) Electrodiagnosis. In: Wynn Parry C. *Rehabilitation of the Hand* (4th edn). Butterworth: London: 208–33.

第10章　音楽家の外傷に対する特別な外科的治療
Surgical management of trauma in musicians going the extra mile
イアン・ウィンスパー

　重篤な外傷に関する限り，楽器演奏はリスクの少ない仕事である．
　しかし，音楽家は車を運転する．また彼らは料理や日曜大工（自宅の改良工事）といった趣味をもつので，鋭いナイフや電気器具，電動工具による家庭内の事故は不幸にも起きてくる．実際，音楽家が受ける全ての手術の20～30％はこういった事故から生じる．私たち自身の経験では，12年以上にわたってプロの音楽家に対して行われた34件の手術のうち，7件が外傷によるものであった．
  ・包丁によって完全に切断された指先
  ・包丁によって完全に断裂した深浅指屈筋腱損傷
  ・ガラスの台所のドアを突き破って筋肉が裂け，部分的に正中神経が裂けている伸筋側前腕裂傷
  ・ソフトボールによる近位指節関節（PIP）の重度の脱臼骨折
  ・日曜大工による伸筋腱裂傷
  ・ベッド・メイキングをしていて起きた非開放性の急性槌指変形
  ・喧嘩によって生じたベネット骨折

　音楽家は，手や指への危険を知っているにもかかわらず，コンタクト・スポーツやさらに危険な球技にふける．実際驚くことには，ある有名な英国のオーケストラは，最近のクリケットの慈善試合──指損傷で有名なスポーツ──に熱中していて，木管楽器と弦楽器奏者のうちの11名が出場を申し出た．幸いにも，誰も負傷しなかった！
　これらの種類のけがは，けがを負った音楽家に破壊的影響を及ぼす可能性がある．音楽家の手のこのようなけがを扱う時は，たとえ相対的な禁忌が存在するとしても，一般的な経験則は"安定した，解剖学的修復"であるべきである．そしてもし疑わしいのならば，この音楽家というグループの患者をゴールに到達させるために，他の努力も行うべきである．
　まず最初に創または内部の損傷を，他の患者と同様に，正確にかつ個々に評価しなければならない．しかし音楽家を診る場合，受傷時から，音楽家としての機能的な要求に外傷が与える影響も，慎重に分析しなければならない．引き続く修復，再建術と，いかなる予期された妥協も，音楽家の要望に合わせるために調節される．たとえばピアノ奏者における指先の斜めの切断では，骨を短くしたり，無傷で感覚のある橈側の皮膚で尺側の欠損を覆う調整をしたりするよりは，指先の柔らかい部分の橈側半分を温存し，まず最初に欠損部の皮膚移植を行わなければならない．これは明らかなことである．些細なことかもしれないが，もしまず最初に音楽家の要望と何の楽器を演奏するかを十分に，完全に評価しないならば，とんでもない失敗が起きる可能性がある．同様に，明確なリハビリテーションの計画は，初めから立てなければならない．不適切で長期の固定は有害な拘縮を引き起こす原因となり得る一方で，適切な固定をしなかった場合，骨折部の転位，不完全に引き裂かれた裂傷または一部の組織構造の損傷が引き起こされるかもしれない．

開放創
　最初に，関連する機能の分析と組織構造の損傷が潜在的に起きていないかの分析を正確に行わなくてはならない（図1）．もし最初の診察で，こういった組織構造のどれもが無傷であることがはっきりと

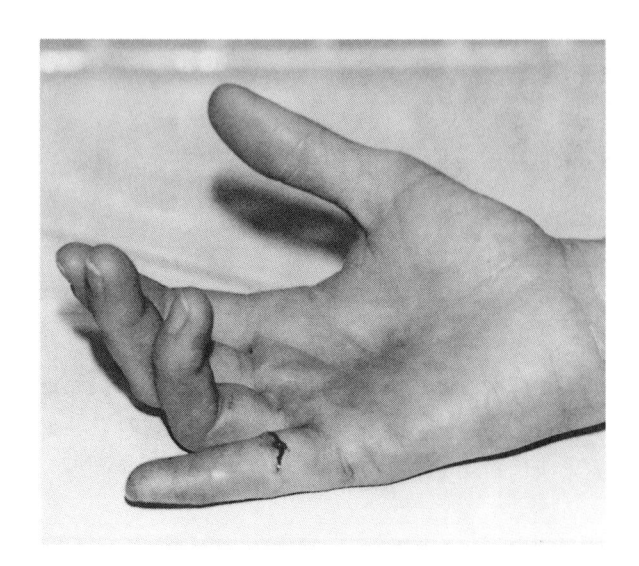

100　第10章　音楽家の外傷に対する特別な外科的治療

図1　組織損傷（屈筋腱と尺側の指神経の両方）の明らかな指の屈側の裂創．あまり明らかでない場合には，音楽家においては，早い段階での診断と正確な治療のために通常の展開が必要かもしれない．

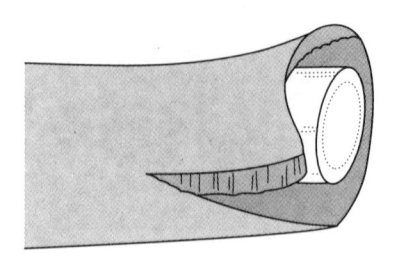

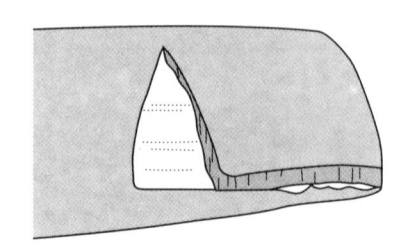

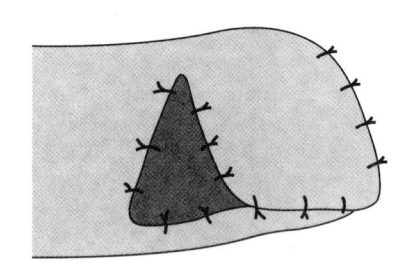

図2（a, b, c）　骨の短縮を行わず，既存の外傷によってもたらされた裂けた皮弁と小さい植皮用の皮弁から作成した神経血管皮弁で，指尖切断の先端を閉鎖（許可を得て Winspur 1983 からの引用）

確信できないのならば，それから最適の状況下で正式な創の精査を実行するべきである．それから全ての傷ついた組織に対する正確な評価をし，必要に応じて正式な修復を行い，適切な術後計画を立てることができる．指尖切断は，皮膚移植か適切な局所皮弁（Winspur 1983）のいずれかで正しく治療しなければならない（図2）．

一般に，骨短縮術は避けねばならない．そして既存の損傷を受けていない組織を，その音楽家の特別な要求を完全に分析した後に利用しなければならない．指尖部処置における開放創は治療期間が長引くため，避けねばならない．

腱損傷

屈筋，伸筋のいずれでも部分的な腱損傷があると，たとえ認識されていないとしても完全な断裂へ進展することがある．しかし，過度にそれらの腱を固定するならば癒着と拘縮は起こり得る．もし腱の40〜50%以上が損傷していたならば，部分的な屈筋腱損傷が引き金になるかもしれない．したがって，重要な屈筋腱損傷が疑われるならば正式な精査，修復と，適切な術後治療は必須である．腱の完全断裂（屈筋または伸筋）は従来の方法で，最初の手順として修復しなければならない．そして，術後の可動域訓練の手技は，腱の滑りを最大にする目的で行わなければならない．音楽家では，もし深指屈筋腱がZone 1または2で単独完全断裂の場合で，浅指屈筋腱が無傷であっても，正式な修復（Leddy 1993）と，保護下での早期運動を常に行うべきである．この種の複雑な修復に続く術後の治療期間において，音楽

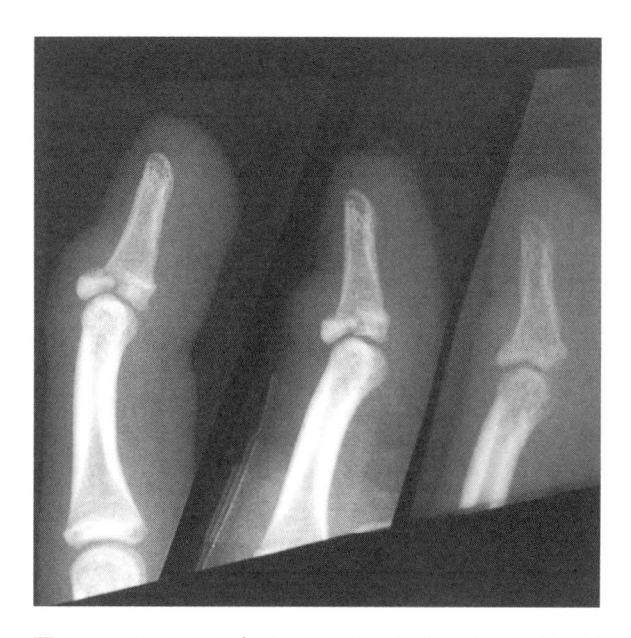

第10章　音楽家の外傷に対する特別な外科的治療　101

図3　スプリント固定による槌指の治療．レントゲン写真は，たとえかなり大きい裂離骨片があっても，伸展機構の再建の余地がある6週間の間維持されるなら，過伸展によって骨折は整復される．（G Crawford博士の厚意による）

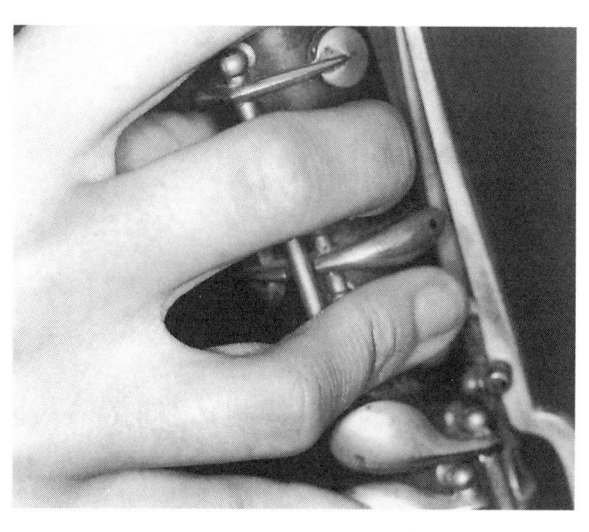

図4　30歳の女性クラリネット奏者の右の環指の"生理的な"ボタン穴変形の肢位

家はよく協力し従順に方針に従ってくれることが期待できるので，既存のPIP関節における能動的屈曲の低下はあまり起きない．

閉鎖性腱損傷

　2つのよくある傷のない外傷，すなわち裂離骨折の有無に関わらない槌指変形と，閉じたボタン穴変形である．槌指変形は直接の打撃で起こり，損傷は完全または不完全かもしれない．絶対的な固定を行う期間は，損傷が不完全なために短くすることはできるが，いずれの場合においても固定はしなければいけない．手術か保存的治療かによっての治療結果と固定期間は，非常に似通っている（Crawford 1984）．したがって，形取りしたプラスチック・スプリント（図3）での保存的治療のスプリント治療は，音楽家にとって選択の余地となる治療である．保存的治療が失敗した時は，外科的修復と一時的なキルシュナー鋼線による固定で治療するべきである．ボタン穴変形は直接外傷により起こることがある．あるいはPIP関節の背側周囲に腫張が起きるいかなる状況でも，摩擦によって変形がゆっくり起きることがある．その状態は完全または不完全どちらもあり得る（Zancolli 1979）．音楽家において，急に完全な変形が起きる場合は形式的に修復するべきである．それが結果的に固定期間を短くする．不完全または亜急性の変形は，標準的なやり方で，スプリントで治療するべきである．音楽家においては，PIP関節周囲に腫脹を引き起こすどんな外傷でも，ボタン穴変形が起きるのを防ぐためにPIP関節を短期間伸展位でスプリント固定して治療しなければならない．PIP関節をスプリント固定する全ての症例において，末梢部の指節間（DIP）関節は固定せずに活発に動かさなければならない（第11章を参照）．これは末梢部の関節の過屈曲を必要とする音楽家（たとえばヴィオラ，チェロ）で極めて重要である．時おり，特に木管楽器奏者では，患者の演奏する時

のポジショニングが"生理的"ボタン穴変形での位置取り（図4）を必要とするということを認識して，病的ボタン穴変形を過度に矯正しないよう調整しなければならない．

閉鎖性骨折

一般に骨折は，通常の方法で治療される．しかし，受傷した関節を解剖学的に正常な位置に回復させ，早期運動を行うことを強調しなければならない．このことにより，音楽家は音楽家以外の患者より早めに内固定をすることになるかもしれない．これは音楽家の母指のベネット骨折の治療において，よりはっきりとしている．全ての器楽家は，トランペット奏者の左母指（そして，この母指さえ連続的に楽譜のページをめくるか，額の汗を拭くのに用いる）を除いて，両母指を使う．たとえわずかな骨片のずれがあるとしても，ベネット骨折は潜在的に不安定な関節内骨折であり，正確な整復，関節面の保持，早期の関節授動は，非常に正確で安定した早期の観血的整復術によってのみ成し遂げられるのである．好ましい手術方法は1本の圧迫スクリューを使う方法で，外科的整復（図5）の2～3日間以内で関節授動を開始する．指節および中手骨骨折において妥協をしてはならない．関節内骨折は解剖学的に整復されなければならない（図6）．不安定な回旋した中手骨および指節骨折はまた，観血的に整復固定されなければならない（Crawford 1976）（図7）．同様に，非開放性の手関節骨折において，もしも，長さ，手掌の傾き，橈骨手根骨関節，遠位橈骨月状骨関節の安定した整復と復元が非観血的方法で満足に達成，維持されることができないならば，観血的整復を初期の段階で（Amadio 1995）（図8）行わなければならない．多数の複雑な外傷は，技術的に可能であるならば解剖学的に修復するか，さもなければ再建しなければならない．症例はこの章の後半で挙げる．

神経損傷

主要末梢神経の裂傷は破壊的な外傷であり，それほど重要ではない末梢の感覚神経にとっても重大な影響を与える．音楽家の手においてできあがった連続性の神経腫はやっかいで，部分的な神経損傷を治療するのにとても困難な状態であるためぜひとも避けねばならない．これらの外傷から最適の結果を得るには，損傷を早期に認知し，損傷した神経に緊張がかからないように早期に顕微鏡視下で修復をする

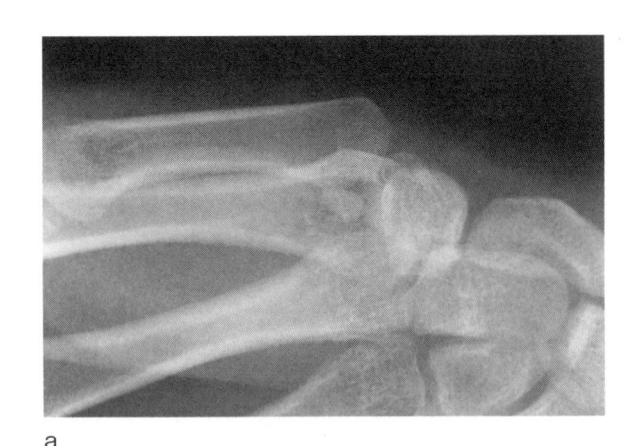

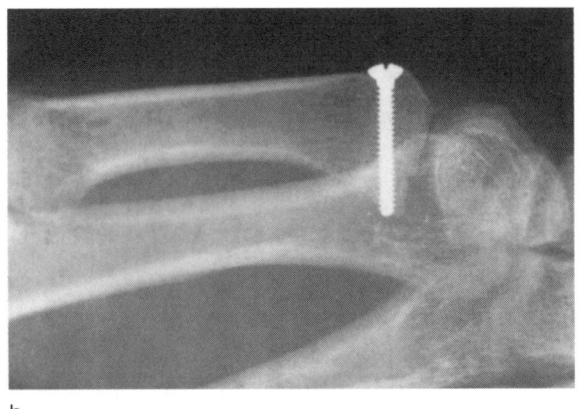

図5 (a) ベネット骨折．この場合掌側骨片は小さいが，手根骨中手骨関節が背側に亜脱臼していれば，それにもかかわらず中手骨は不安定になる．(b) 安定した解剖学的整復は，ごく早期での可動を可能にするが，1本の圧迫スクリューの固定で行う．

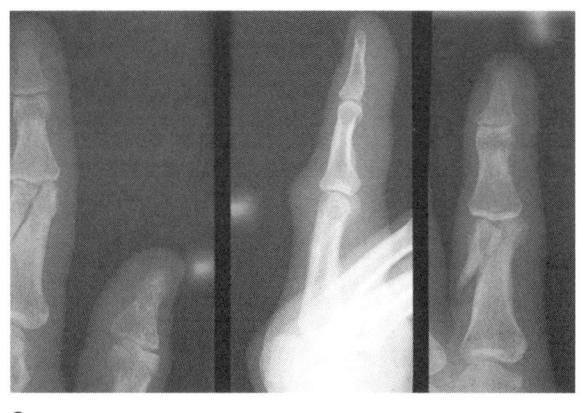

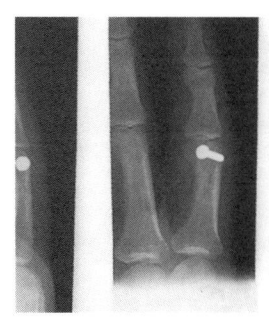

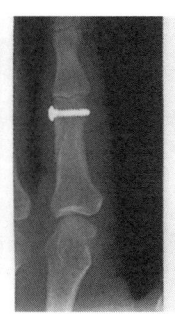

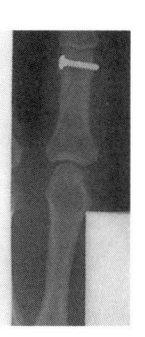

図6 (a) 不安定な関節内骨折. (b) 1本の圧迫スクリューを用いた解剖学的整復と生理的保持は早期の可動域を与える. (G Crawford博士の厚意による)

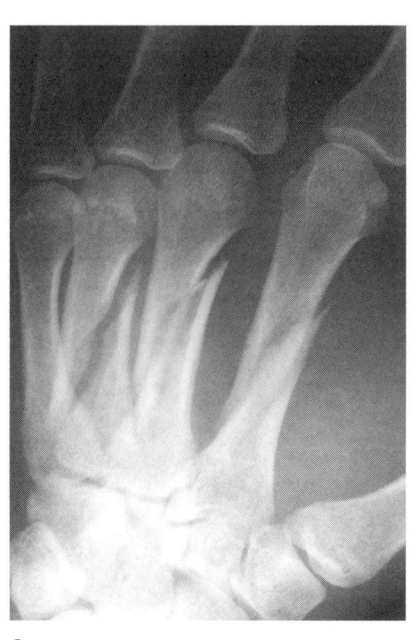

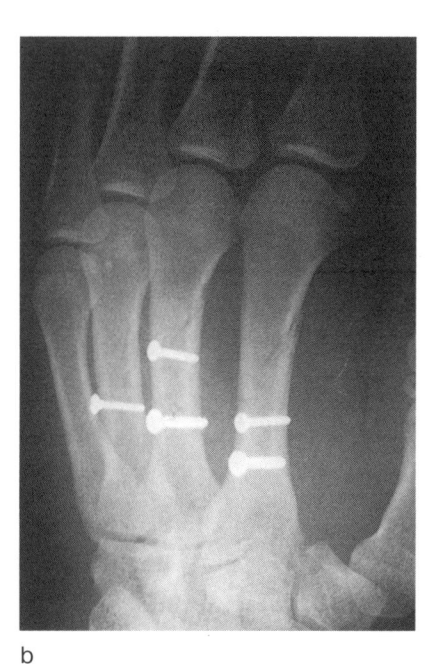

図7 (a) 多数の回旋する中手骨骨折. (b) 機能上容認できない変形を修正して, 早期の可動を可能にする観血的整復 (G Crawford博士の厚意による)

しかない (Wilgis and Brushart 1993). 修復のための正確な技術は, たぶんそれほど重要性はない. したがって, どんな神経断裂でも早期に正確な診断をし, もし必要であれば外科的に疑わしい外傷を切開を加えて確認し, 早期に正確な神経の修復を行うことが重要である. このことは遠位にあってあまり重要でない指神経にも当てはまり, 実際, 音楽家の指神経損傷においてはいかなるものでもDIP関節の皮線のところまで, 状況によってはその先までも外科的に修復されなければならない. 以下の4症例は, 重篤で破壊的な恐れのあった外傷において, その受傷した音楽家の損失と必要とを早期に分析し, 関係する外科医たちが積極的に治療して最大の解剖学的復元を得た優れた症例である. より単純な方法で,

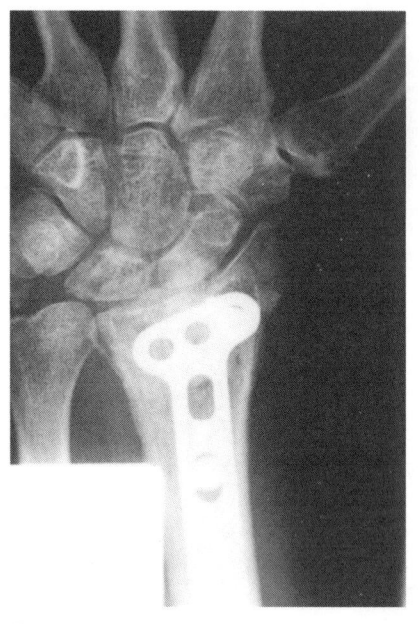

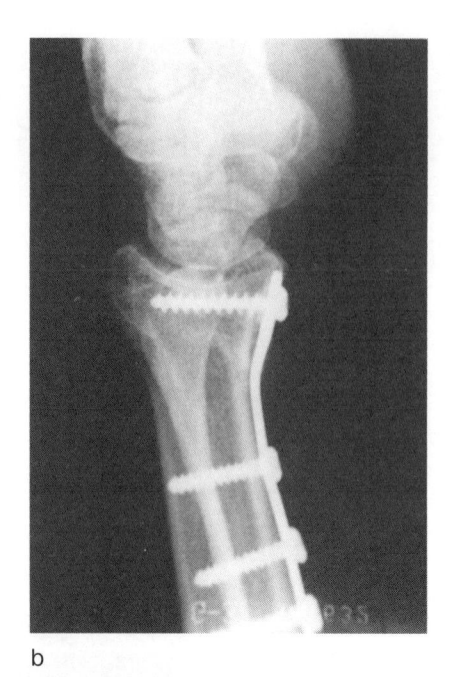

図8（a, b, c）
60歳のジャズ・サキソフォン奏者，自転車から転落し，左手首に重篤な関節内骨折を受傷．最初の観血的整復は地元の整形外科病院で施行された．患者は術後10日後で限定付きの演奏を再開，そして8週間後には完全にプロの演奏に戻った．彼は受傷8カ月後，手首の腫脹と屈筋腱腱鞘炎のため，プレート除去に現れた．彼は手術でプレートを抜去した後1週間は，演奏できなかった．

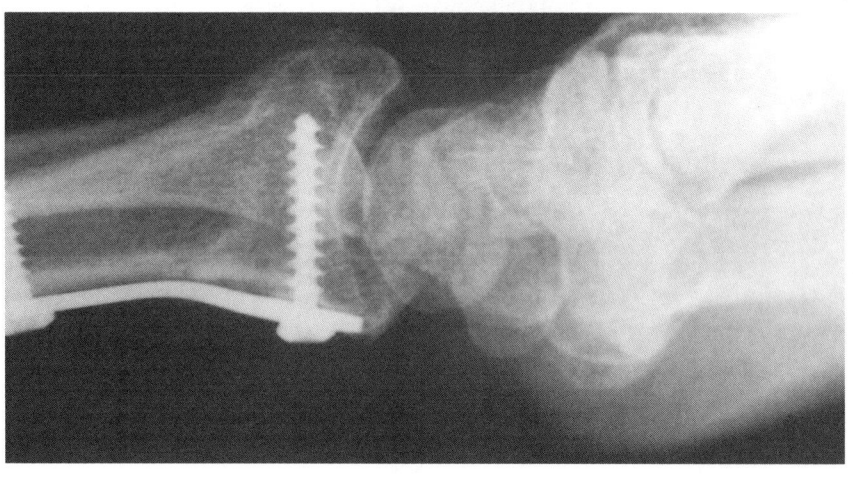

これらの音楽家に対して彼らが演奏を続けるために必要な機械的な要素を提供できなかっただろう．

症例1
プロのバグパイプ奏者における母趾移行術による母指再建
——スチュワート・ワトソン

患者

患者は，43歳男性．プロのバグパイプ奏者で，鍵盤楽器奏者，ギター奏者でもあった．

彼はちょうど中手指節関節（図9）の末梢部で左母指が完全に切断された状態で来院した．切断は，粉砕した近位指節骨の基部を通って中手指節関節に斜めに入っていた．自宅で日曜大工をしている時，丸鋸でけがをした．経験豊かなコンサルタントとシニア・レジデントによって再接着が試みられたが，それによっては切断された部分の動脈循環は戻らなかった．

丸鋸外傷は本来，広範に及ぶ，ぼろぼろの汚い外傷で，再接着はこの種の外傷に対して決して確実でないが，もちろん，試みられなければならない（Elliot et al 1997）．切断は斜めで，断端の尺骨側で余分の皮膚が付いていた．断端は皮膚移植で閉じられた．彼は利き腕と反対の母指を失った．これは彼がバグパイプのチャンター・パイプを演奏できないことを意味した．彼は，母趾移動（Buncke et al 1973, O'Brien et al 1975）で母指の再建をされた．彼はそのような移植再建を受けた患者の例を説明され，この再建がプロの音楽家として復帰できるかどうかについて彼自身で決定することができた．

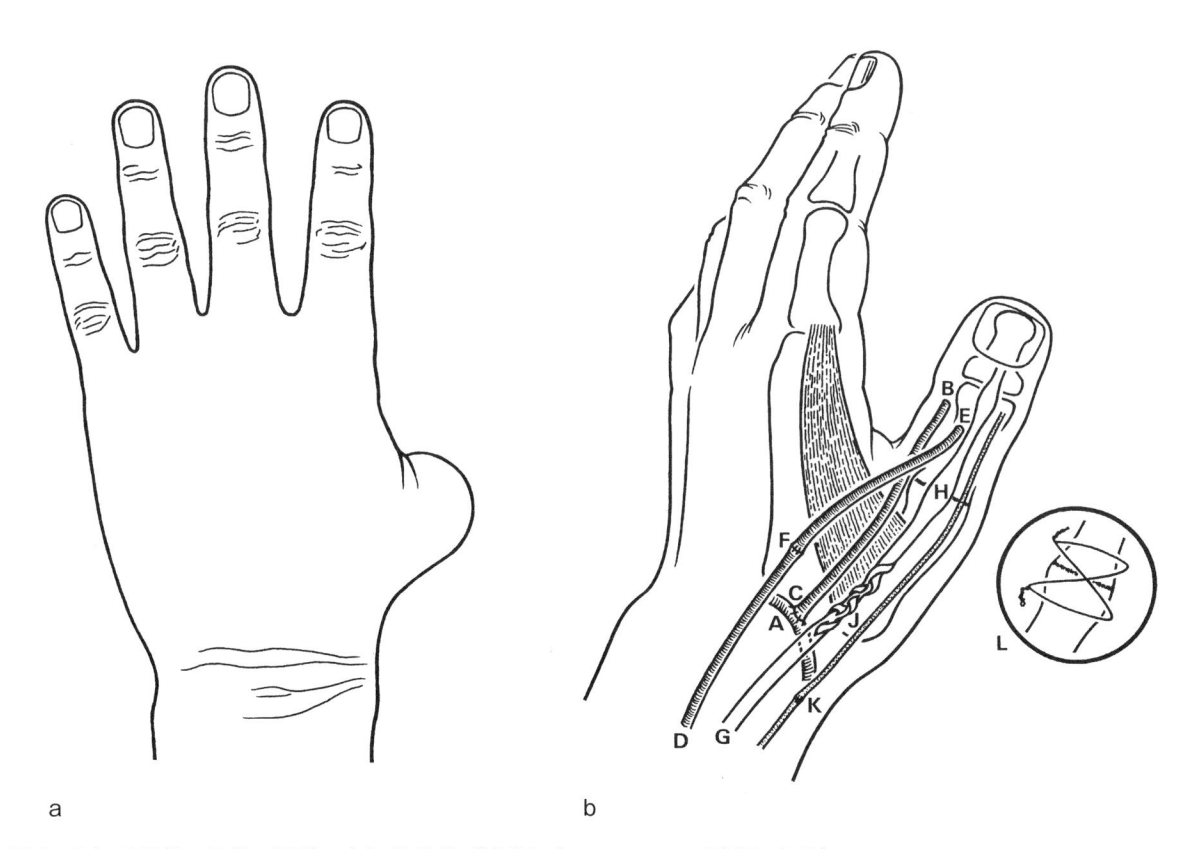

図9 （a）手術前の母指の断端．（b）外科的 "連携"（K Harrisonの厚意による）
A：橈骨動脈，B：足背動脈，C：吻合された橈骨動脈—足背動脈，D：皮静脈，E：背側静脈，F：吻合された皮静脈—背側静脈，G：長母指伸筋腱，H：長母趾伸筋腱，編み込み縫合された長母指伸筋腱—長母趾伸筋腱，K：縫合された背側神経，L：骨接合術

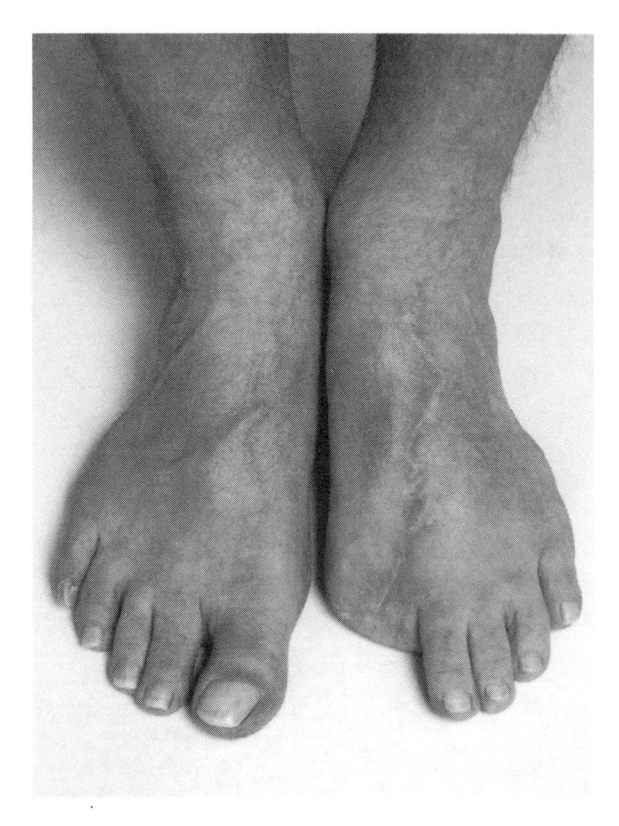

図10 採取部の母趾欠損

　左母指再建のため左母趾移行術が行われた．手術によって左母趾は中足骨指節関節で切断された．足背動脈とその中足骨への分枝は動脈血供給に，足背静脈は静脈還流に使用された．足底趾神経と背側知覚神経は切除された．長母指屈筋腱と長母指伸筋腱は，その後修復された．足は，第1中足骨骨頭を温存し一次的に閉創された．

　母趾は，中手骨指節関節に固定された．指節間関節を動かすため屈筋および伸筋腱は修復され，3つの神経は修復された．関節固定術は，2本の平行なキルシュナー鋼線と8の字締結ワイヤーで行われた．足背動脈は解剖学的嗅ぎタバコ窩で橈骨動脈と端側吻合し，静脈は橈側皮静脈（図9bを参照）に吻合した．母趾移動は合併症なく行え，骨接合部は一次的に癒合した．骨接合では母指腹の最適な位置決めをするために多くの注意を払った．再建された母指は基部の関節と指節間関節があり，関節固定は，母指がバグパイプのA音の位置に最適に置くことができるように正確な屈曲角度と軽度の回旋をもって行われた．

　彼は，手術後3カ月でパイプ演奏を始めた．母指は完全な手根中手関節の運動を保持しており指節間関節の可動域は30°であった．感覚の回復は，再建された母指腹でAホールを開くことを感じることができるほどである．再建された母指の慎重な静的2点識別覚は14 mmで，反対側のつま先は（それは動かされなかった）11 mmであった．

　彼のリハビリテーションにおける唯一の問題は，彼の母指の爪が内向きに伸びてきたということで，新しい母指の母床の両側を3 mm，爪が伸びてこないように切除しなければならなかったことである．

手術結果

　図10〜図14を参照．

考察

　音楽家の機能欠損は，慎重に評価されなければならない．彼または彼女は，それから全ての再建選択の自由を与えられなければならない．母趾移植のような複雑な再建において，音楽家は複雑な再建術のうちどちらが最良であるかについて自分で決めることができるだけの情報を示されなくてはならない．

　そのような複雑な再建は，経験を積んだ外科チームによって行われる必要がある．再建がとても価値があり特殊である場合は多くの専門知識をもった外科チームによって行われねばならない．このことは患者を院内の異なった診療部門に送ることを必要とし，活発に奨励されねばならない．

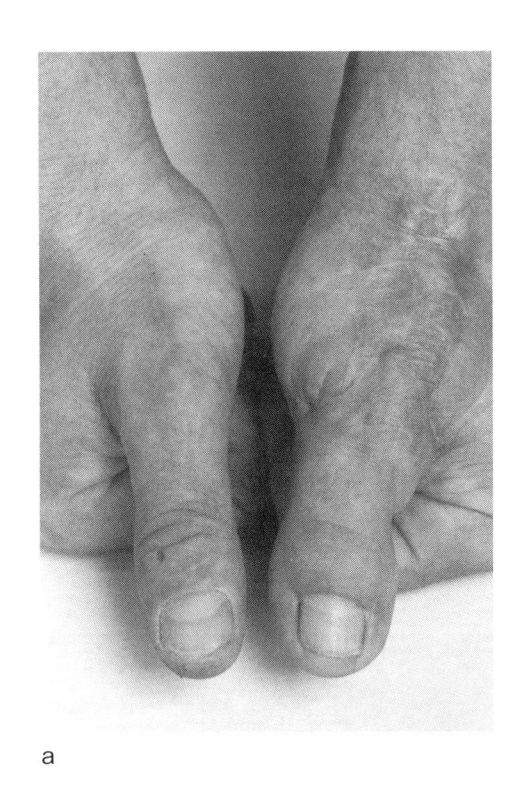

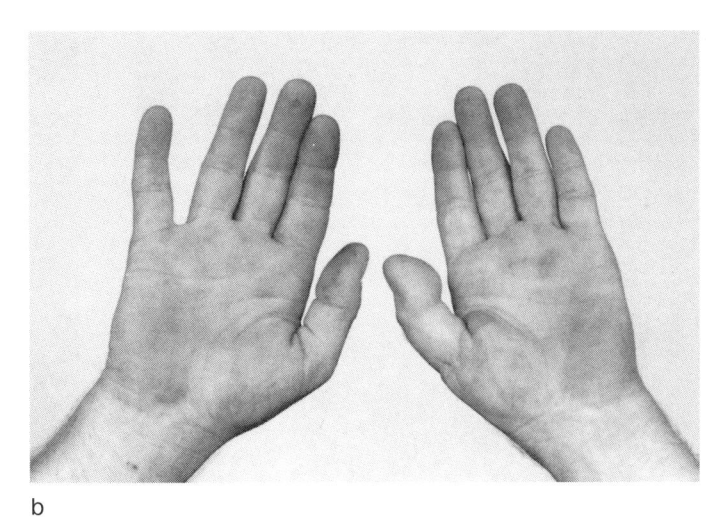

第10章　音楽家の外傷に対する特別な外科的治療　107

図11　治癒した母指への母趾移植術．(a) 背側からの様子：細小血管吻合のある，嗅ぎタバコ窩の上の瘢痕に注意．(b) 掌側からの様子．指尖部の大きさがわずかに大きくなっていることに注意．

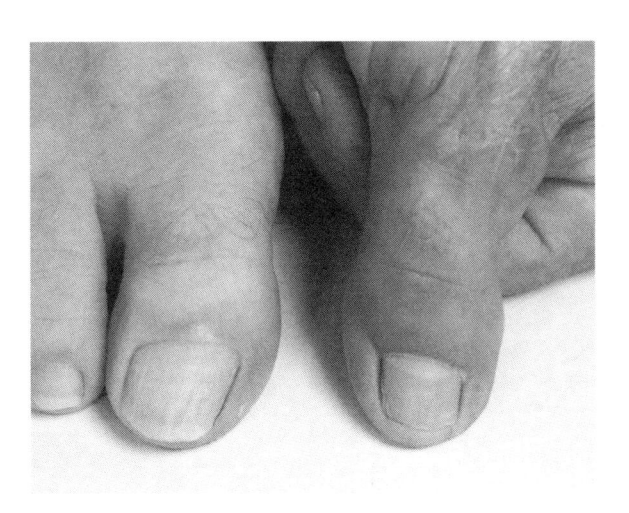

図12　陥入爪を予防し，整容を改善するために外科的に幅を細くした"母指"の爪．再建が正常な右母趾と比較して示されている．

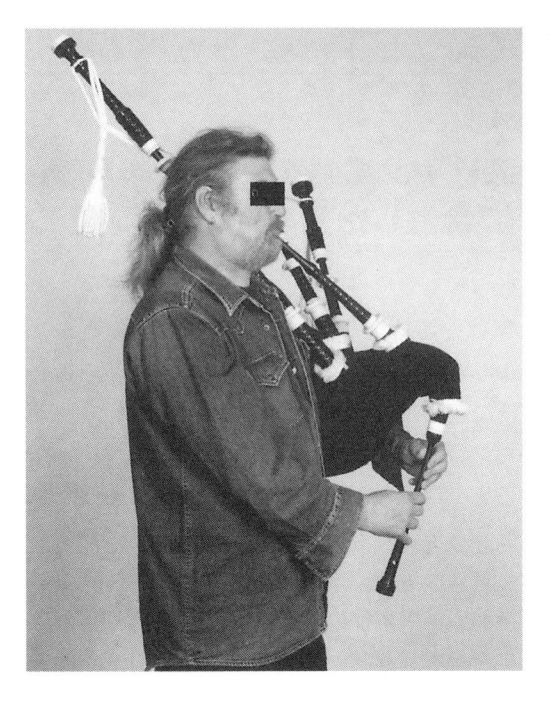

図13　演奏中の患者

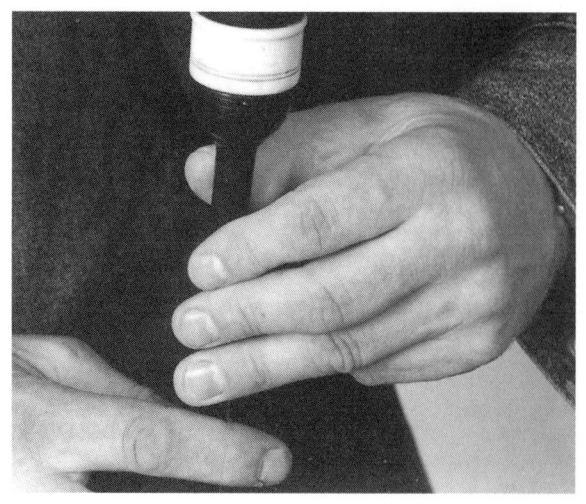

図14（a, b） バグパイプのチャンターの上の左母指の細部．母指が活発にAのキーホールの運指を行っていることに注意．

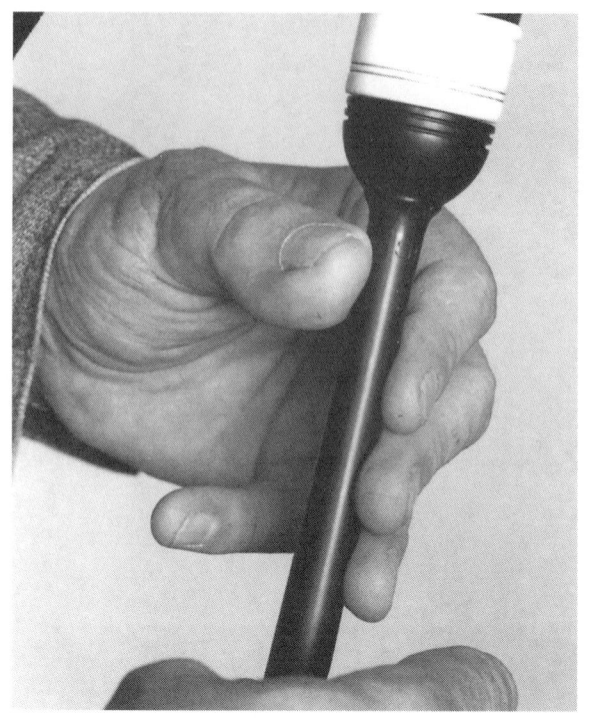

症例 2
プロのピアノ奏者の重篤な手関節骨折に合併した舟状月状骨解離
——ジョン・スタンレー

　音楽家はその特別な才能と楽器，彼らの要求によって生じる独特な問題に悩むものだが，彼らは普通の生活で起こる外傷に対して無縁ではない．しかしながら，音楽家に必要な高い水準の手の器用さを考慮すると，"普通の"外傷と見なされるような外傷に対処する場合でも，外科医は普通以上の責任を負わなくてはならなくなる．

　特に手および手関節の中や周りで起こる外傷は，利き腕または非利き腕のどちらであっても，その音楽家が以前に到達した高い水準で演奏できるかの能力にしばしば大きな影響を与える．したがって，外傷を全体として評価することは大変重要であるし，予後を決めることはそれ以上にもっと重要なことだろう．

　予後とは，手関節ないし手が1年，2年，5年または10年でどんな状態かということではなく，外傷から回復するのにどれくらいかかりそうか，どんな特定の損害または障害が生じそうかということである．したがって，治療方法を選択するに際しては，リハビリテーションと必要な再訓練について音楽家である個人と話すうえでは，その外傷が回復するまでにかかる期間についても現実的に見積もることが必須となる．

患者

　26歳のコンサートを行うピアノ奏者．転落により，橈骨遠位端に関節内骨折を伴う手根骨の複雑な骨折を受傷した．この利き腕の手関節に起きた橈骨茎状突起を通る lesser arc 損傷に対し，はじめ，ショーファー（Chauffeur）骨折の時に行われる経皮的鋼線固定術が行われたが，舟状月状骨間と三角

骨月状骨間の手根靱帯損傷は認められず，初期の外科的治療が行われた．このため，舟状骨の回旋不安定性とこういった場合（Linscheid et al 1972, Mayfield 1984）（図15）で見られる古典的な圧壊変形が起きた．尺側手根中央の不安定性（Lichtman et al 1981）のような他のパターンの不安定が起きるかもしれないので，特別な検査と評価（通常関節鏡検査を用いた）（Kelly and Stanley 1990）や適切な関節鏡視下手術（Stanley and Saffar 1994）が必要となる．ひき続いて起こる関節可動域制限が深刻なため，最初のけがから右の舟状骨骨間靱帯の再建処置までに5カ月かかった．

この若い男性には鍵盤楽器やピアノを非常に高いレベルで演奏する必要があり，どのような治療にせよそうした要求に沿って方法が決められた．このためには，手関節の屈曲30°，伸展30°，尺屈15°，橈屈5°が必要であった．舟状骨の回旋不安定性は，手関節遠位列が圧壊して本来の位置に存在しなくなったことを意味する．すなわち，これ以上屈曲することができないまで屈曲するということである．これにより，橈骨手根関節ではいかなる屈曲制限も起きてくるので，唯一屈曲できるのは手根中央関節のみとなる．しかしながら，その圧壊した（延長した）位置で月状骨が完全伸展位に落ち込むため，それ以上伸展することができなくなる．したがって手関節レベルでの伸展は，手根中央関節のレベルでしかできなくなる．しかし，この伸展制限はすでに過剰な舟状骨の屈曲によって起きているので，かなりの屈曲，伸展の可動域損失は必然的に起きるものであり，この症例でも実際に起きた．再建前は，全ての平面において手関節を自動的および受動的に動かすことが全くできなかった．

おそらくより大事なことは，舟状骨が過度に動く患者においては，橈側偏位や尺側偏位をとると，普通舟状骨のかなりの屈曲，伸展（Craigen and Stanley 1995）と移動（図16）が起こり，もちろん三角骨の移動と回旋も起きてくる．舟状月状骨間の骨間靱帯断裂と月状骨周囲の靱帯損傷によって起きるつぶれた変形（近位手根列背側回転型手根不安定症：DISI）があると，橈側偏位や尺側偏位もまたひどく制限される．そして，これが音楽家，とりわけコンサートを行うピアノ奏者にとっては決定的に重要なことである．

図15のX線像では，特徴的な舟状骨のリング徴候，以前の橈骨茎状突起骨折とテリー・トーマス（Terry Thomas）徴候――舟状月状骨間のギャップ――を示している．おそらく診断的見地からより重要なことは，ギルラ（Gilula）線が明らかに途切れて

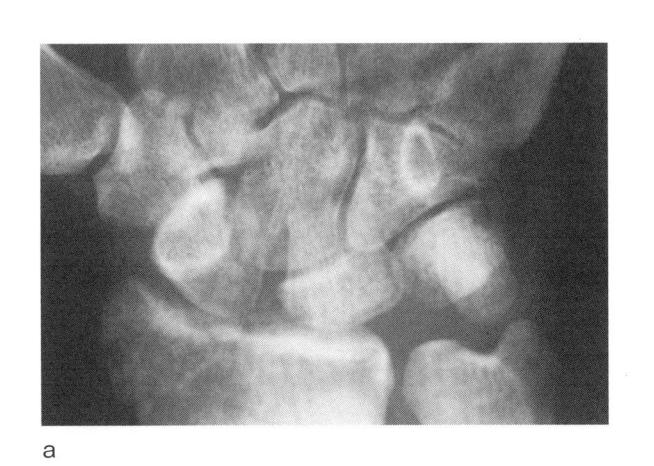

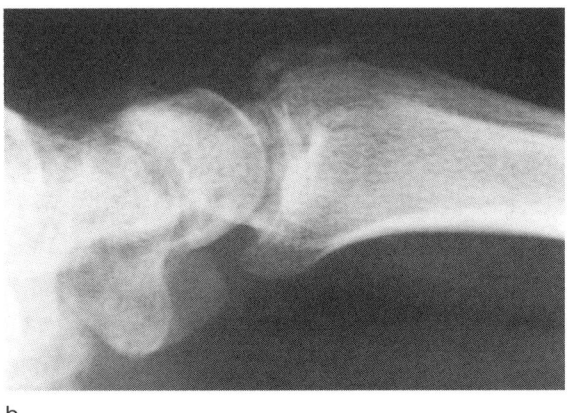

a

b

図15 X線写真．(a) 前後像そして (b) 拡大した側面像．これらの受傷した手関節の写真は橈骨茎状突起骨折と舟状骨と月状骨の解離と舟状骨の圧潰（リング徴候）を示している．

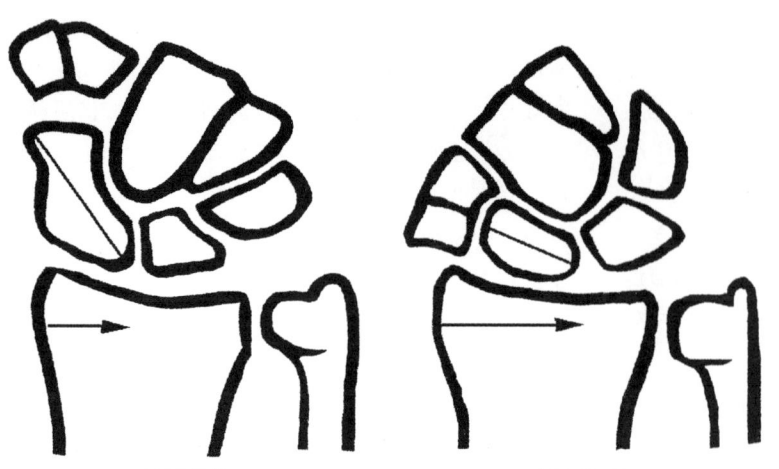

110　第10章　音楽家の外傷に対する特別な外科的治療

図16　橈側偏位と尺側偏位での舟状骨の動きの図解：舟状骨の見かけの長さにおける正常な変化と手根骨の平行移動に注意.

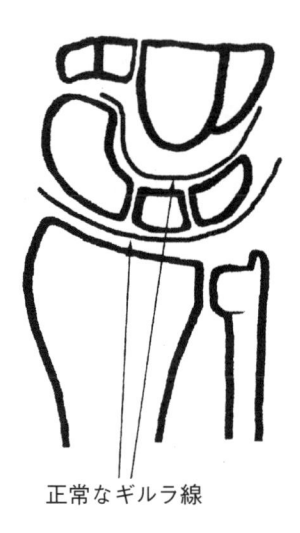

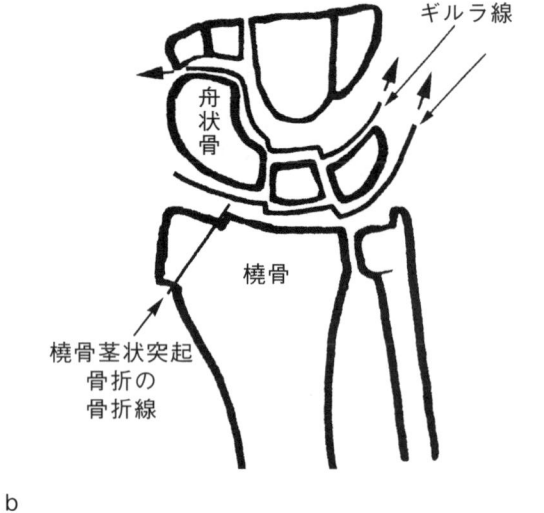

尺側偏位　　　橈側偏位

正常なギルラ線

ギルラ線
舟状骨
橈骨
橈骨茎状突起骨折の骨折線

a　　b

図17（a, b）　ギルラ線の図解

いることである．この線は中央の手根骨関節に沿って引かれて，舟状骨と月状骨の有頭骨面と楔状骨の有鈎骨面とで形作られる，連続して途切れのないものである（図17）．股関節のシェントン（Shenton）線のように，この線の存在は骨折がないことを意味する．図15ではギルラ線が実際に途切れている．つまり舟状月状骨間と楔状月状骨間の靱帯損傷を示唆している．現実に，この古典的な小アーチの骨折についてはメイフィールド（Mayfield 1984）の記載がある．

これらの患者に対する治療のプロトコールは，行える任意の外科治療と患者の症状のレベルによって決まるが，もしこの程度の外傷を完全に無治療の状態にしておいたならば，カーク・ワトソン（Kirk Watson）らによって記述された舟状月状骨のその後の圧潰パターン（SLAC）をもった，最終的な変性関節症にほぼ確実になるということは，一般的に認識されている（Watson et al 1986）（図18）．

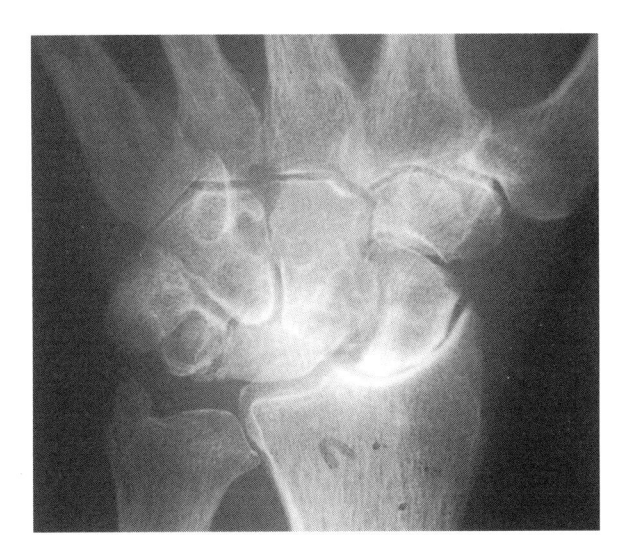

第10章 音楽家の外傷に対する特別な外科的治療　111

図18 SLAC（進行した舟状月状骨の圧潰）パターン変性を起こした手関節のX線像

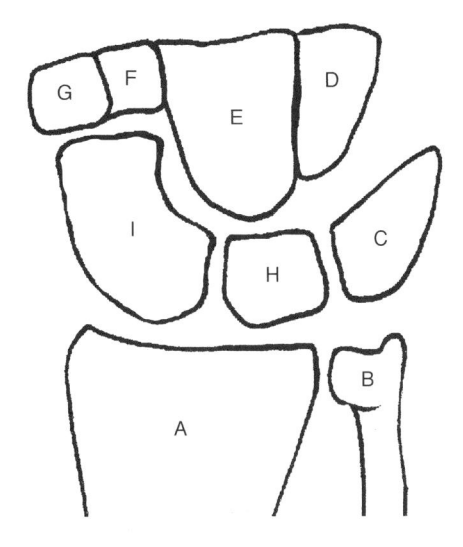

図19 手首のコラムの図解．A：橈骨，B：尺骨，C：三角骨，D：有鉤骨，E：有頭骨，F：小菱形骨，G：大菱形骨，H：月状骨，I：舟状骨，C＝手関節の内側柱，DEFGH＝手関節の中央柱，I＝手関節の外側柱

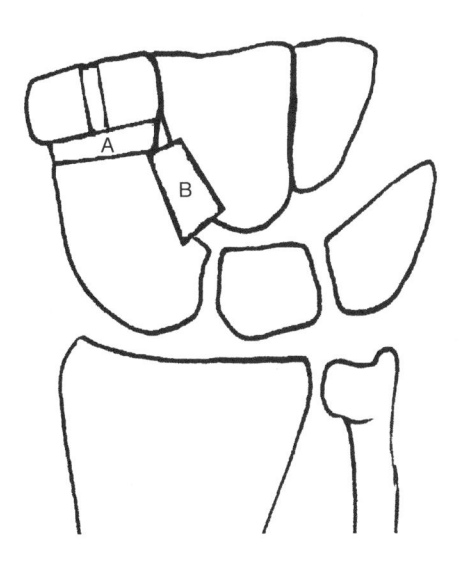

図20 舟状骨大菱形骨小菱形骨の関節固定（A）と舟状骨有頭骨の関節固定（B）の図解．

手術の選択

　圧潰が慢性化している場合，手術の選択は実際にはかなり厳しい状況である．何らかの軟部組織再建が行われるか，手根間関節固定術が選択されるかである．"長期にわたる（慢性的な）"ということは，12カ月にわたる損傷が重篤な二次性の変化をきたし，そのために損傷靱帯の初期の修復をするのがひどく困難になったり，大半の症例では不可能になったりすることを示唆する．

　この状態で述べられる手根間癒合とは，外側柱（舟状骨）の固定法か手関節の中央柱（月状骨）の固定法である（図19）．

　側面柱の固定法には，カーク・ワトソンの述べた舟状骨—大菱形骨—小菱形骨（scapho-trapezio-trapezoidal：STT）の関節固定術か（Watson et al 1986），舟状骨—有頭骨の関節固定術（図20）のいずれかを含む．前者の固定法は，クラインマンら（Kleinman and Carroll 1990）によって，中期から長期にわたって良好な結果をもたらすことが示されているが，5年の時点で後縁の変形性関節症（Vender et al 1987）を起こしてあまり良くない結果となることが言われている（Rogers and Watson 1989）．

　舟状骨と有頭骨との癒合は危険を減らすように見えるが，この関節固定術のメカニズムはSTTの関節固定術のメカニズムとわずかに異なるだけで，もっと時間がたてばこの手技による二次性関節症が起き

上述のように，もし受傷から時間がたっているために，舟状月状骨間靱帯の初期の修復が不適切である場合は（Stanley and Trail 1994），2つの手技を現在では利用できる．

ひとつめはブラット（Blatt 1987）によって述べられているが，手背側の関節包固定術であり，これによって舟状骨を背側にひっぱり，その圧潰を防ぐ意味がある．ふたつめはブルネリの手技（Brunelli and Brunelli 1995）である．それは橈側手根屈筋の一部を用いて舟状菱形靱帯（キュールマン Kuhlmann の靱帯）を補強し（Boabighi et al 1993），舟状骨に開けたドリルの穴を通して手根の背側まで通し，舟状骨と月状骨の間を交差してその部位を補強するものである．

私たち自身のこれら両方の手技の外形は，受傷後6カ月から18カ月までの期間に手技を行うと，中期から長期間良い手術結果となっている．しかしブラット手技については，適切な治療処置までに3年以上の遅れがあると，不満足な結果になる率が高く，それはほぼ確実に慢性的な関節包の拘縮が適切な補正の妨げになるためだとわかった．

理想としては（Stanley and Trail 1994），発症時に，靱帯損傷は起きる可能性があり，実際別個に起きるが，舟状骨や月状骨窩のダイパンチ骨折（軸方向の陥没）の結果として必然的に起きてくるのだということを認識することである．これらの外傷には，後部で骨間靱帯をできるだけ直接的に修復することを含め，正確な骨折の整復（補助として関節鏡視下に）を真剣に考慮する必要がある．直接的修復による骨間靱帯損傷の早期治療の結果は極めて励みになるものであり，長期間の機能低下を最小限に抑える．亜急性の外傷の場合，つまり，4カ月までの間は，第一次に修復することがやはり選択肢となる．第一次の修復では，キルシュナー鋼線を用いて舟状骨を有頭骨と月状骨に，少なくとも6週，望ましくは8週の期間，一時的に固定することが必要である．遅れて第一次の修復と第二次の再建を行っても，この期間の固定が必要である．

手術の結果

この患者は，手関節の痛みとブルネリ再建術後の関節滑膜炎がなくなってくると，手関節の可動域が著明に改善した．彼は修復後4カ月（最初の外傷か

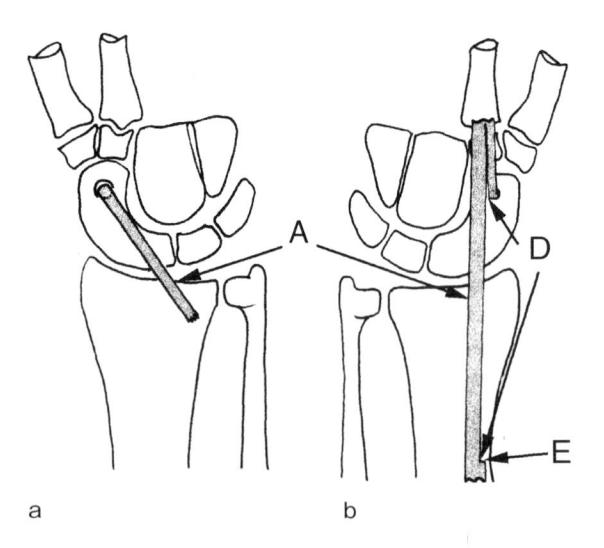

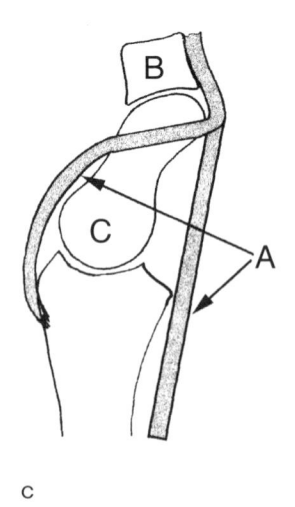

図21 ブルネリ手技の図解：（a）背側，（b）掌側，そして（c）側面からの様子．A：橈骨手根屈筋，B：大菱形骨，C：舟状骨，D：腱をここからここまで裁断した，E：腱はここから採取された腱

ら9カ月）で制限付きでの演奏を再開することができ，また4カ月後には完全な演奏能力を手に入れることができた．その時の彼の手首の可動域（広範囲に手の治療を行った後）は，屈曲60°，伸展55°，尺屈30°，橈屈10°と記録された．彼は，事故の前に獲得した音楽の道を再開しようとしていた．

上述のタイプの意味深い手根内外傷に対する手術結果は，4〜5カ月以内はよく回復するが，12カ月未満の評価は適切とは言えない．リハビリテーションに最高18カ月かかるかもしれないし，2年までの間，機能的には能力は改善していくかもしれない．機能の見かけ上の改善は，演奏の技術（それは若干の技術的な低下を含むかもしれないが）を適応させることで得られることがしばしばある．しかし，この適応が起きているならば，教師が演奏の技術を慎重にモニタリングすることが必須である．これは，以前の高度な技術とけがや能力の低下との折り合いをつけざるを得なかった演奏家にしばしば起こる"ノックオン"効果に見るように，受傷に付随する全ての問題のために現在の劣った技術がもはや"標準"には達しないことをはっきりとさせるためにも避けては通れないことである．

症例3
70歳のヴァイオリン奏者における二次的屈筋腱移植術
——イアン・ウィンスパー

二次的再建術

理想的な環境にあっても，第一次の修復の後に"ゴールデン・ピリオド（golden period）"が過ぎた後になっても，重要な器官の損傷やダメージは依然として起こり得るかもしれない．これは不運と言うしかない．なぜならば，二次的再建は一般的に一次修復ほど予想できるものではなく，無傷の器官にまでさらなるリスクが実際及ぶかもしれないからである．しかし，1％演奏能力が低下してもプロとしての演奏に値する演奏ができなくなるかもしれない音楽家に対しては，二次的再建に力を入れるとかなり報われる結果となることが多い．

二次的再建では通常，非常に正確で特殊な術後の手の訓練を必要とし，音楽家は一般的に非常にモチベーションも高く，十分に協力的で，コンプライアンスも良好である．したがって，一般に相対的な禁忌があっても，音楽家に対しては，二次的再建に乗り出す価値がある．これはもちろん，一般に音楽家はあまり手術の対象にはならないといった，現在の知識と反対のことである．次の症例では，音楽家に対する二次的再建が複雑であり，かつ価値があるということを説明する．

患者

70歳の活発なアマチュアのヴァイオリン奏者．包丁でPIP関節の皮膚の皺のすぐ近位で，左の（指使い）示指の屈側に，小さいが深い裂傷を受けた．彼は地元の診療所で診察と傷の縫合を受けた．その時は指の自動屈曲があったので，屈筋腱は無傷だと感じられた．しかし，2週過ぎて指の屈曲はますます難しくなってきた．そして外傷を受けて2週間後に，突然，患者はDIP関節，PIP関節ともに完全に屈曲できなくなり，中手指節（MP）関節の非常に限られた屈曲だけしかできないことに気づいた．彼はGPに援助を求めて，左の示指の両方の屈筋腱が完全に断裂しているはっきりした証拠とともに，最初の外傷から6週間後に専門家に紹介された．指神経は無傷であった．患者は演奏家としてのキャリアが終わったと感じ打ちのめされた．

手術の選択

1. 処置せず機能的な損失を受け入れる．
2. 第1段階，第2段階のいずれかで，遊離腱移植術による示指の屈曲機能の再建を試みる．

（選択1は，患者に受け入れられなかった．したがって，選択2が唯一の選択肢であった）

禁忌

この高齢患者の手は巨大に腫脹しており，末梢部の関節に初期の変形性関節症があった．それゆえ損

114　第10章　音楽家の外傷に対する特別な外科的治療

傷を受けていない他の部分も今後，ひどい拘縮が進行していく重大な危険性があり，実際に示指の屈曲拘縮が存在していた．示指の遠位指節関節はすでに変形性関節症を呈しており，彼がヴァイオリンのE弦を指で押さえるのに必要なDIP関節の自動屈曲50°を得る可能性は低かった．基本的な外科的皮切や末梢部の腱移植の端を徹底的に縫合することで生じる点在した瘢痕によって，指腹と指の先端に触ると痛い瘢痕ができることもまた，演奏の妨げになる．

再建術

　この男性の場合，示指がヴァイオリンのE弦に触れることができるようにMP関節の屈曲が90°，PIP関節の屈曲が90°，DIP関節の屈曲が50°必要と，手術前に慎重に分析された．手術は局所麻酔下にて施行され，深指屈筋腱と浅指屈筋腱がノー・マンズ・ランドにおけるA3プーリーのレベルで切れていたことがわかり，近位断端は手掌の中に引っ込んでいた．A3プーリーは破壊されていたが，屈筋腱鞘の残りは無傷であった．したがって，長掌筋腱の

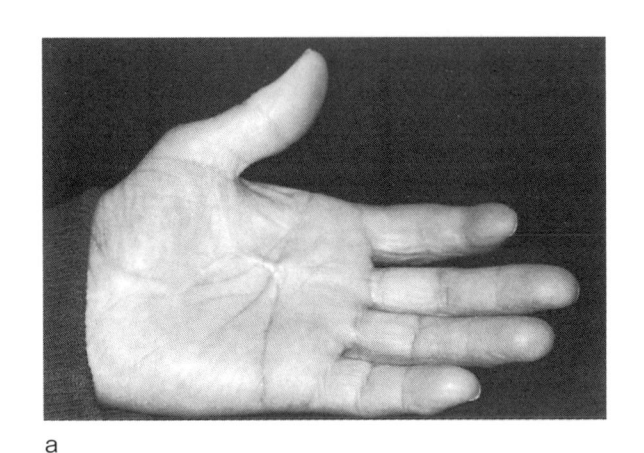

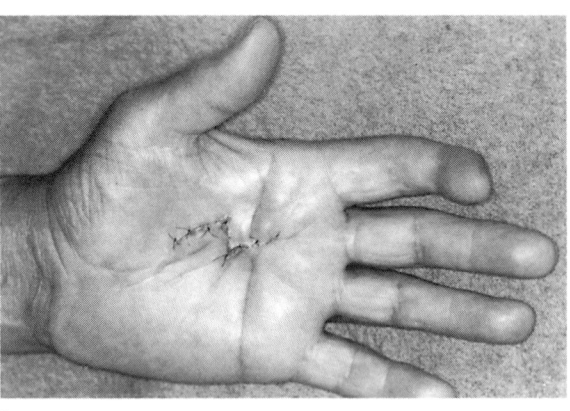

図22　(a) 70歳のヴァイオリン奏者，遊離腱移植術による左示指屈筋腱再建とDIP関節内固定術後8カ月，伸展位の手．(b) 瘢痕拘縮は3回目の手術で解離した．

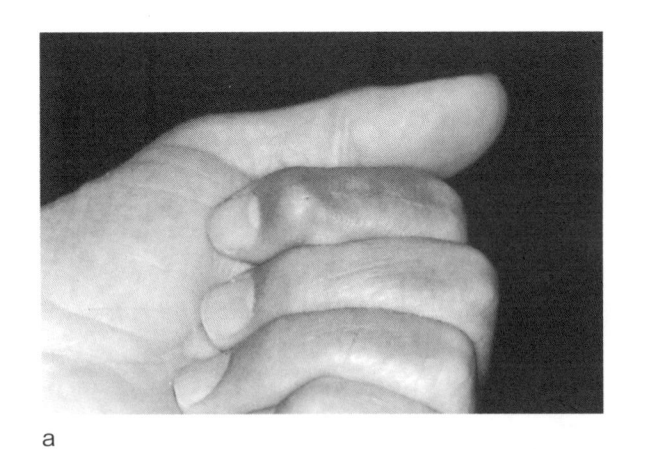

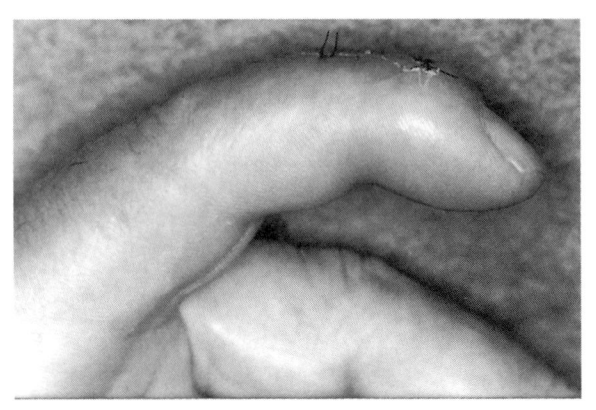

図23　(a) 屈曲位の手：背部の皮膚は締結鋼線があるためにまだ炎症がある．(b) そして，3回目の手術で鋼線を取り除いた．

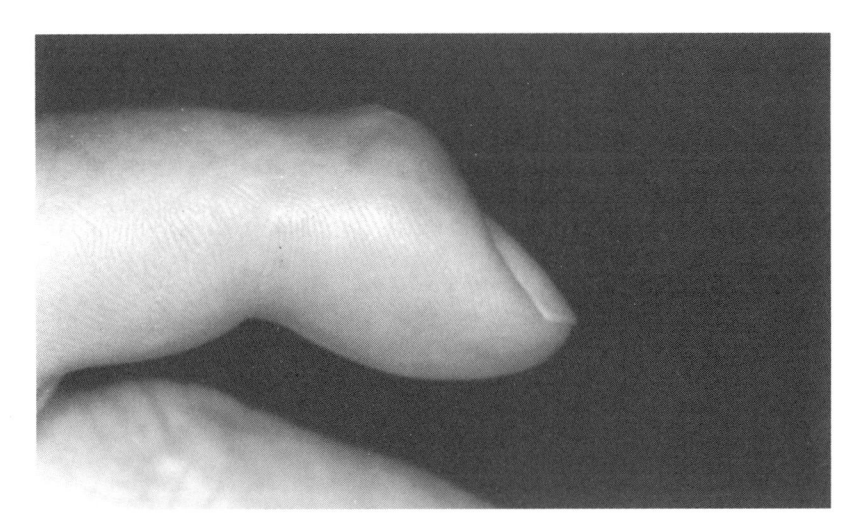

図24 背側の指節骨関節内固定の位置はヴァイオリンのE弦を指で押さえることができるように計算された.

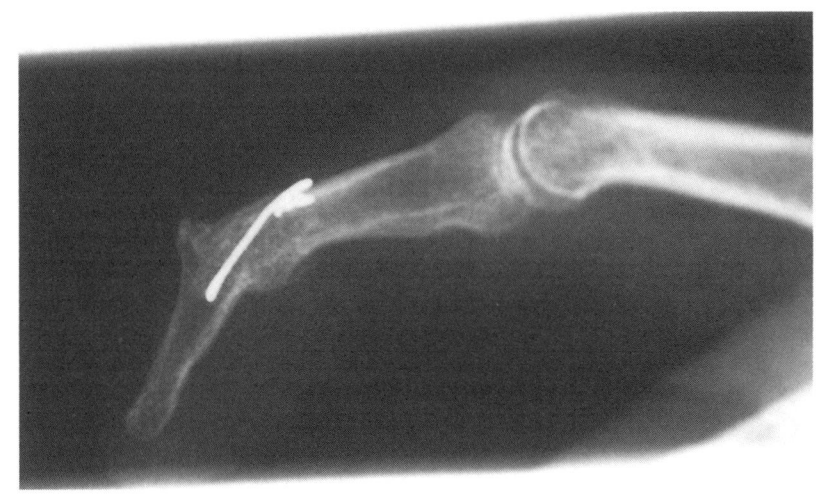

図25 緊張をかけた鋼線がまだ適所にあった状態での（後で取り除かれた）治癒した関節固定

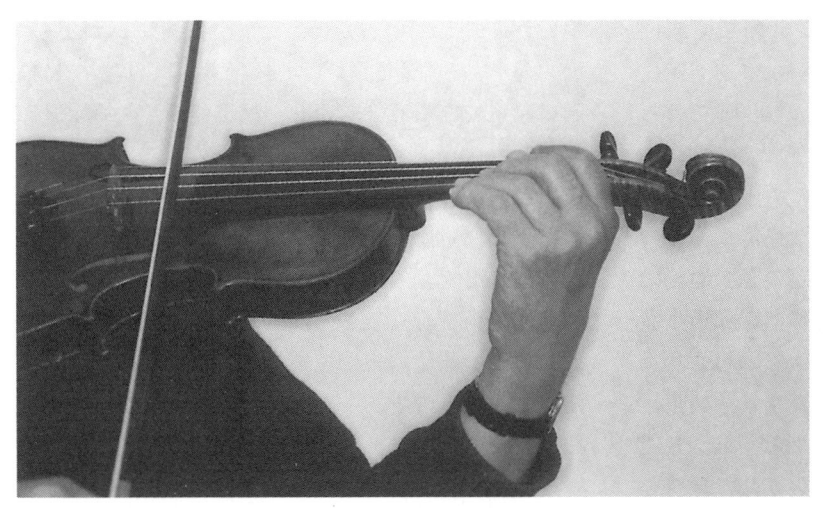

図26 再建を始めてから8カ月後に演奏している患者

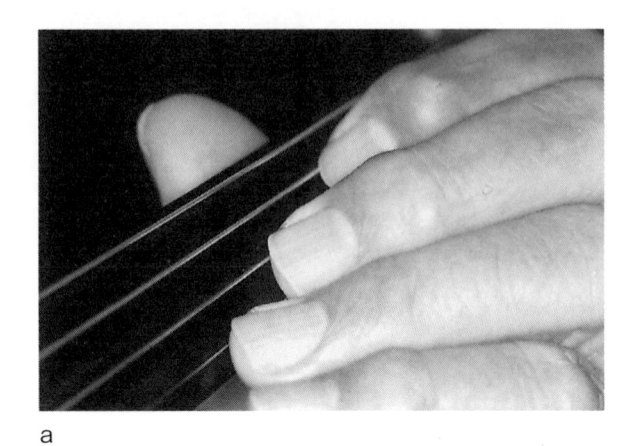

図 27（a, b） ヴァイオリンの上の示指指先の位置

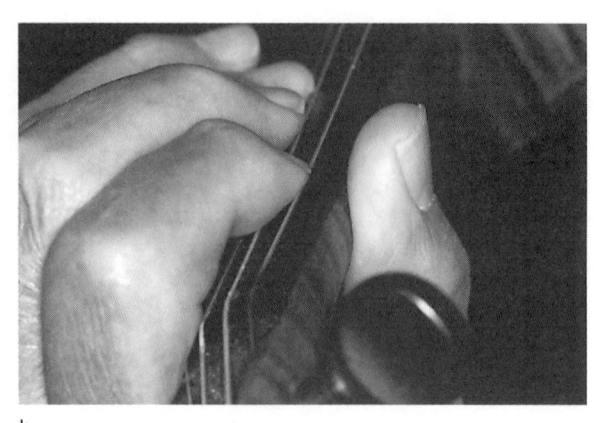

移植腱を用意し，虫様筋起源のレベルでの近位の深指屈筋腱の断端から，末梢の深指屈筋腱の断端まで挿入したが，徹底的な断端の縫合は行わなかった．浅指屈筋腱は，手根管の部位で切除された．手術後4日目から保護された自動運動を始めた．指の可動域の回復は遅かったが，手術後16週で自動的なMP90°屈曲とPIP90°屈曲ができるようになり，示指はほぼ完全に屈曲できるようになった．しかし，自動的なDIP屈曲はたった10°だったため，E弦を指で押さえるために必要なDIP全体の屈曲には，20°，30°が足りなかった．近位の関節ですでに優れた可動域が得られていることを考慮して，遠位の関節を演奏に必要な位置，正確に再度計測して屈曲50°で癒合することに決定した．移植後20週，圧縮関節固定術（Allendea and Engleman 1980）を行った．手術時慎重に関節固定術の位置を計測し，1本のキルシュナー鋼線で固定し，指背に引き寄せ締結法（第7章を参照）を行った．極端な遠位指節骨の屈曲位で生じる皮膚の緊張と骨長保存の必要のために，創閉鎖の間，指背にさらに皮膚移植を利用しなくてはならなかった．しかし一次性治癒は起こり，そして関節固定術から6週でヴァイオリンを制限付きで練習する許可が患者におりた．軸ピンは，6週後に取り外された．患者は受傷から7カ月で練習を開始し，そして受傷から12カ月で再び舞台での演奏を開始していた．彼の唯一の困難は，技術的に多くを要する"ダブル・ストップ"が必要になることだった，とその時点で彼は述べている．そして彼は，第3の処置の後，"ダブル・ストップ"ができるようになった．

手術の結果

図22〜図27を参照．

考察

通常，70歳で利き手でないほうの示指の両方の屈筋腱が断裂している人に，7カ月かかる二次的屈筋腱再建を勧めないだろう．実際，通常の状況では再建は禁忌であろう．しかし，演奏能力を失い完全に絶望したことで逆に決意を心に固めたこの男性の症例では，この長い道のりに価値があることがわかった．彼の決意がわかっていたので，DIP関節は必要な程度まで自動的に屈曲できず，演奏時の位置での関節固定術を行うことになった．しかし，これはそれ自体が微調整の細かな技術の一部であり，非常に満足すべきものであった．

症例4
外科的な皮膚開放と皮膚移植による二次的再建術
——スチュワート・ワトソン

患者

患者は40歳，右利きのプロのカントリー・アンド・ウエスタンのギター奏者．数年前コンサート後にロンドンのホテルに滞在していた際，虫に噛まれたと思って目を覚ました．1時間以内に彼の左手背は，ふくらんで赤くなり，3時間たたないうちに高圧酸素室に入れられた．そして，もう数時間後には，皮膚が手の甲からはがれ落ちていた（Snyder and Leonard 1990）．

調べてみると，そのホテルはオーストラリアの学生たちの，多くは旅行中の学生が頻繁に利用していたものであった．毒グモとこの種の損傷は，オーストラリアでは見られるものであるが，毒グモが今では自然には存在しない英国では珍しいものだった．

患者は，何回かの皮膚移植手術を受けた．外科的試みとしてはまた，離れたところの腕の外側の皮膚面からの皮弁で被覆しようという外科処置も行われたが失敗に終わった．最初に噛まれてから8週後，続けて手の治療を行っているにもかかわらず，手はまだ治癒しておらず，とても固く，拘縮して変形していた．最初の傷はまだ開いたままだった（図28）．マイコバクテリウム（毒グモでは珍しい）（Oppenheimer and Taggart 1990）が創培養で検出され，そのため治癒と外科的再建がさらに遅れた．

手術の選択

2つの手技，方法があった．被覆して拘縮を容認するか，外科的に完全に皮膚を開放し，良質の皮膚移植によって被覆して術後しっかりとハンドセラピーを行うか，である．最初の方法は，この患者に受け入れられなかった．

手術の結果

したがって，正式な外科切開と皮膚の開放は最初の受傷から4カ月たってから行われた（図29）．部分的に厚みのある厚めの皮膚移植によって完全な被覆をした．すぐにハンドセラピーを再開した．この段階では創は治癒しておらず，頻回のガーゼ交換が必要であった．手の動きはとても制限されており，ゆっくりと治癒していくにつれて，結果として瘢痕は過形成となり，拘縮した．ハンドセラピーを最初の6カ月間は毎週3回行った．すなわち中手指節関節の屈曲を増すために手背に連続スプリントを用いたり，屈曲装置の使用したり，受動的なストレッチングを長くしたり，抵抗下の自動運動（ギターを弾くことも含めて！）をしたりした．

創が治癒するまでは，親水コロイドの包帯の助けのもとに，浮腫の引きと瘢痕の管理のため，早期に圧迫被覆を行った．動きが回復するにつれて処置の頻度は減り，受傷後18カ月で手は完全に自動で動けるようになった（図30）．

この患者は18カ月のハンドセラピーの治療を行った．2週間は入院中で毎日2セッションを，6カ月間は週に3セッションを，12カ月間は週に1セッションを行った．

完治には2年がかかったが，彼はギターを弾くこととプロとしてのキャリアを完全に再開した．

考察

この患者の手を救済するのに用いた外科的な技術は，基本的なものである．圧迫包帯と圧迫手袋は，瘢痕の肥大と腫れをコントロールする点で不可欠である．しかし，高いモチベーションをもった患者だけが長い経過の治療を支えることができるのであり，そしてこの患者が最終的に素晴らしい治療結果を迎えられたのは，多くは彼がプロの仕事に戻りたいという強い決断をもっていたことによるものだった．外科医が特別な努力をしたという事実が，最終的回復のもとであった．

ちなみに，クモはオーストラリア・ホワイトチップの一種であったと考えられる．

——Ian Winspur, Stewart Watson, John Stanley
　（天門永春・訳）

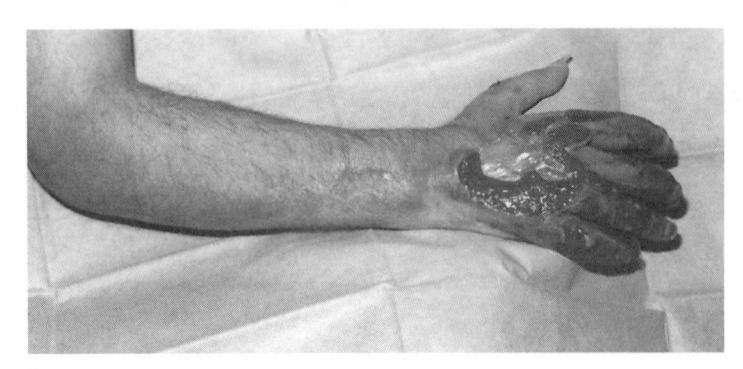

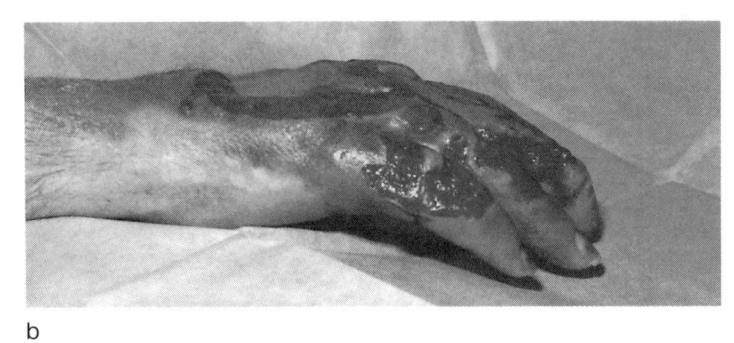

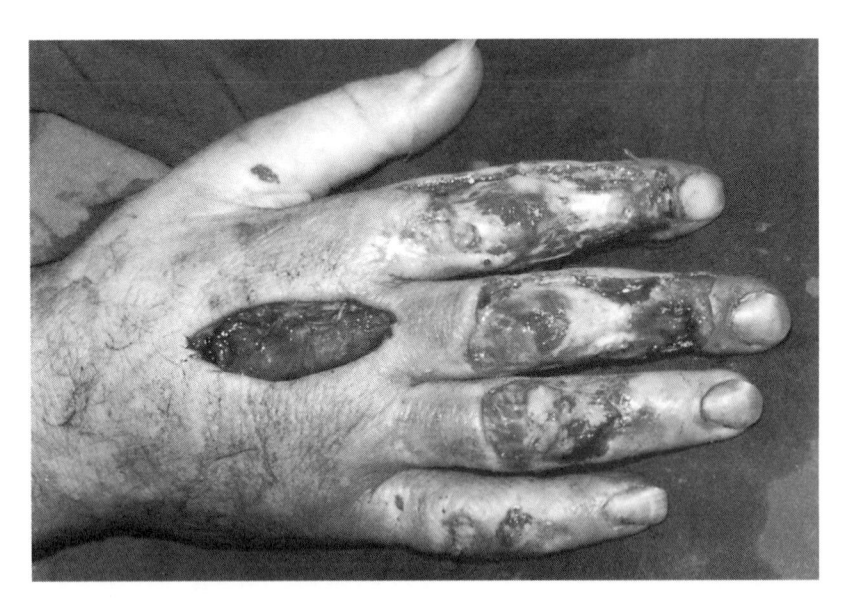

118　第10章　音楽家の外傷に対する特別な外科的治療

図28（a, b, c） 毒グモに噛まれて4カ月後の患者の手．まだ創は開放しており，腫れてひどい変形をきたしている．治癒した植皮と生着しなかった皮膚の遺存が見える．

図29 外科的な開放と，病的な創面と瘢痕を切除している手術中の写真．完全に解離されたことに注意．

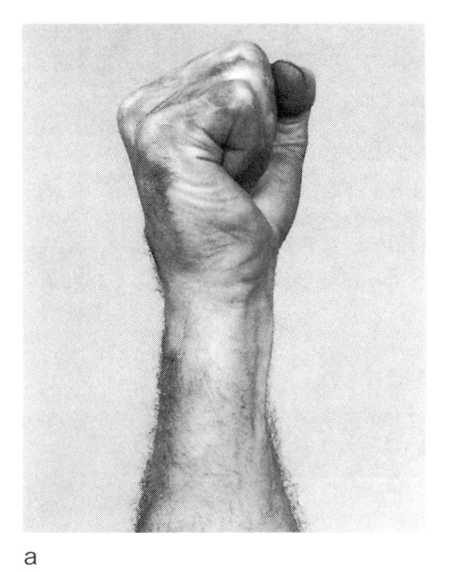

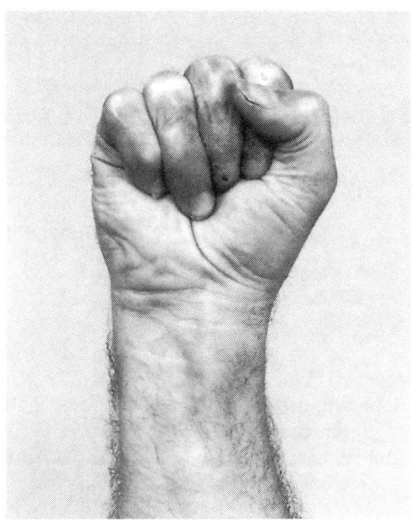

第10章　音楽家の外傷に対する特別な外科的治療　　119

図30（a, b, c）
最終結果：可動性は素晴らしく，カントリー・アンド・ウエスタンのギターをプロとして演奏するのに十分である．

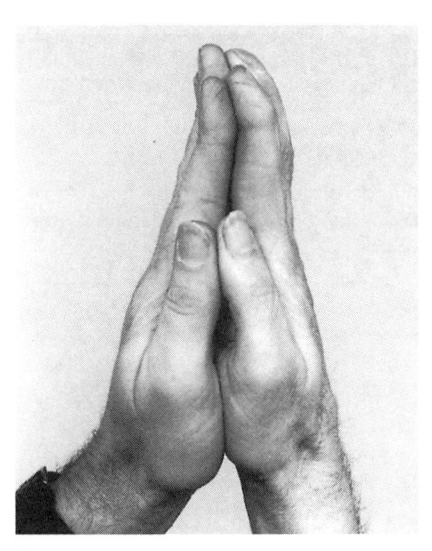

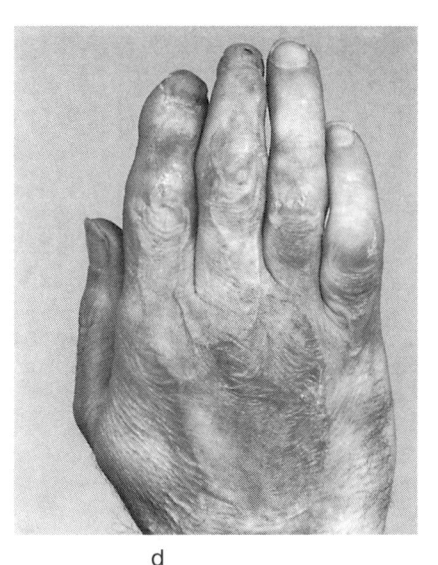

文献

Allende B, Engleman J (1980) Tension band arthrodesis in finger joints. *J Hand Surg Am* **5**:269–71.

Amadio PC (1995) Open reduction of intra-articular fractures of the distal radius. In: Saffar P, Cooney WP, eds. *Fractures of the Distal Radius*. Martin Dunitz: London: 193–202.

Blatt G (1987) Capsulodesis in reconstructive hand surgery: dorsal capsulodesis for the unstable scaphoid and volar capsulodesis following excision of the distal ulna. *Hand Clin* **3**:81–102.

Boabighi A, Kuhlmann JN, Kenesi C (1993) The distal ligamentous complex of the scaphoid and the scapholunate ligament. An anatomical, histological and biomechanical study. *J Hand Surg Br* **18**:65–9.

Brunelli Georgio A, Brunelli Giovanni R (1995) A new technique to correct carpal instability with scaphoid rotary subluxation: preliminary report. *J Hand Surg Am* **20A**(3, Part 2):S82–5.

Buncke HJ, McLean DH, George PT (1973) Thumb replacement: great toe transplantation by microvascular anastomosis. *Br J Plast Surg* **26**:194.

Craigen MA, Stanley JK (1995) Wrist kinematics. Row, column or both? *J Hand Surg Br* **20**:165–70.

Crawford GP (1976) Screw fixation for certain fractures of the phalanges and metacarpals. *J Bone Joint Surg Am* **58**:487–92.

Crawford GP (1984) Polythene splints for mallet finger deformities. *J Hand Surg Am* **9**:231–7.

Elliot D Sood MK, Fleming AFS, Swain B (1997) A comparison of replantation and terminalisation after distal finger amputation. *J Hand Surg Br* **22**:523–9.

Kelly EP, Stanley JK (1990) Arthroscopy of the wrist. *J Hand Surg Br* **15**:236–42.

Kleinman WB, Carroll C 4th (1990) Scapho-trapezio-trapezoid arthrodesis for treatment of chronic static and dynamic scapho-lunate instability: a 10 year perspective on pitfalls and complications. *J Hand Surg Am* **15**(3):408–14.

Leddy J (1993) Flexor tendons – acute injury. In: Green D, ed. *Operative Hand Surgery*, vol. 2. (3rd edn). Churchill Livingstone: New York: 1823–45.

Lichtman DM, Schneider JR, Swafford AR, Mack GR (1981) Ulnar midcarpal instability – clinical and laboratory analysis. *J Hand Surg Am* **6**:515–23.

Linscheid RL, Dobyns JH, Beabout JW, Bryan RS (1972) Traumatic instability of the wrist. Diagnosis, classification and pathomechanics. *J Bone Joint Surg Am* **54**:1612–32.

Mayfield JK (1984) Patterns of injury to carpal ligaments. A spectrum. *Clin Orthop* **187**:36–42.

O'Brien GM, MacLeod AM, Sykes PJ et al (1975) Hallux-to-hand transfer. *Hand* **7**:128.

Oppenheimer B, Taggart I (1990) More in spider venom than venom? *The Lancet* **335**:228.

Rogers WD, Watson HK (1989) Radial styloid impingement after triscaphe arthrodesis. *J Hand Surg Am* **14**(2, Part 1):297–301.

Snyder C, Leonard L (1990) Bites and stings of the hands. In: Tubiana R, ed. *The Hand*, vol. 3. WB Saunders: Philadelphia: 873–902.

Stanley JK, Saffar P (1994) *Wrist Arthroscopy*. Martin Dunitz: London.

Stanley JK, Trail IA (1994) Carpal instability. *J Bone Joint Surg Br* **76**:691–700.

Vender MI, Watson HK, Wiener BD, Black DM (1987) Degenerative change in symptomatic scaphoid non-union. *J Hand Surg Am* **12**:514–19.

Watson HK, Ryu J, Akelman E (1986) Limited triscaphoid intercarpal arthrodesis for rotatory subluxation of the scaphoid. *J Bone Joint Surg Am* **68**:345–9.

Wilgis EFS, Brushart TM (1993) Nerve repair and grafting. In: Green DP, ed. *Operative Hand Surgery*, vol. 2. (3rd edn). Churchill Livingstone: New York: 1315–40.

Wilson AJ, Mann FA, Gilula LA (1990) Imaging the hand and wrist. *J Hand Surg Br* **15**(2):153–67.

Winspur I (1983) Fingertip injuries. In: Boswick JA, ed. *Current Concepts in Hand Surgery*. Lea and Febiger: Philadelphia: 19–23.

Zancolli EA (1979) Pathology of the extensor apparatus of the finger. In: Zancolli EA, *The Structural and Dynamic Basis of Hand Surgery*. JB Lippincott: Philadelphia: 79–902.

第11章　セラピストの役割
The physical therapist's contribution
アリソン T デーヴィス，ガブリエレ・ロジャー，ジェーン・ケンバー

手
──アリソン・T・デーヴィス，ガブリエレ・ロジャー

音楽家は彼らの手に対して特別な要求を求める独特な人々である．彼らは何年もの練習を積んで，自分の選んだ楽器の正確なコントロールと協調性を習得する．外傷にせよ必要な手術によってにせよ筋骨格系に起こるさまざまな損傷は，彼らの特殊な手の動きに影響を与える．外傷や手術後のリハビリテーション期間中，音楽家はハンドセラピストとともに厳密に必要とされる動きを再獲得する必要がある（図1）．

評価

どんな治療でも，それを開始する前にハンドセラピストによる徹底的かつ注意深い評価が必須である．問題は確定して議論することができ，評価は記録することができる．関心のある楽器に関する音楽家のコメントは，セラピストがその楽器をよく知らない場合には特に重要である．またセラピストは，関連するあらゆる病歴に注意し，それまでの治療の詳細を知る必要がある．音楽家が受けている薬物，特にステロイドやベータ遮断薬を知る必要がある（第17章参照）．

詳細な音楽歴はとても大切で，以下のような質問を考慮すべきである．

- 音楽家は今も楽器を正確に演奏できるか？　もしくは演奏を行うために姿勢や技術の妥協を強いられているか？
- そもそも音楽家は演奏することは可能か？　もしそうであればどのくらいの時間？

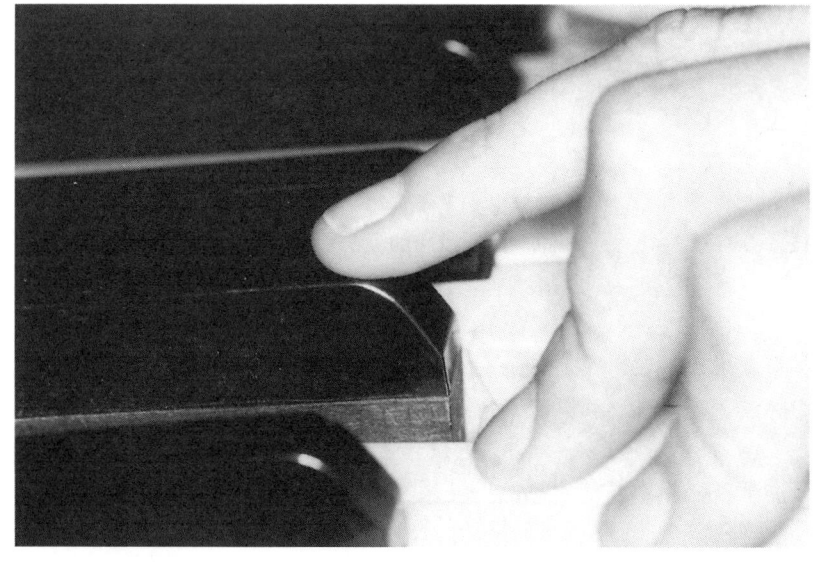

図1　ピアノの白鍵から黒鍵に移動するのに必要な指先の距離＝16～17 mm

- 日々の練習パターンや実際の曲目の要求に変更や修正があったか？
- 音楽家の演奏環境で変化があったか？
- 指揮者の変更や演奏のパートナー，座る位置などに変化があったか？

　セラピストが特定の楽器により必要とされる演奏姿勢，楽器を演奏するために要求される動きの早さと性質，演奏中に楽器を支えるために必要な筋力などによって負荷される危険因子を知ることもまた必要不可欠である．さらに，コントラバスなどの大きくて扱いにくい楽器をあちこち持ち運ぶ時に，音楽家の体にかかる機械的ストレスと過労を知るべきである．

　音楽家を診察する時，服を着ない状態で全身の姿勢と演奏時の姿勢を記録しなければならない．これを達成するために，演奏の姿勢を静的姿勢と実際に演奏する姿勢の両方で観察するべきである．各患者の演奏に必要な各関節の相対的重要性を記すこともまた重要である．たとえば肩の拘縮や頸部の痛みは，ヴァイオリン奏者に大きな影響を与えるがピアノ奏者にはそれほどの影響は与えない．一方，手もしくは関節の拘縮が続発するスパンの減少はピアノ奏者に著しい影響を与えるが，ヴァイオリン奏者にはほとんど影響を与えない．定期的な触診，評価，そして関節可動域と筋力の記録が標準である．近位の関節も含まれるべきで，感覚の変化も同様に注意し記録する．姿勢の問題と可動域の減少は，熟練したセラピストにより取り組まれ修正できるが，未熟な技術の確認と修正は通常熟練した音楽教師によって達成され一度ならず多方面の評価が必要である．

[実際の測定手技]

　標準的で容易に再現可能な測定手技は，有意義で価値ある結果のために必要不可欠である．患者の観点から測定できる改善結果を知ることは，心理的な効果を高める．セラピストにとって，正確な計測は治療のどの段階であっても治療効果を評価するために必要である．

　小さな角度計は指の関節可動域を計測するために使う．角度計は指の背側に当て，0°を完全伸展とし，90°＋を完全屈曲とする．損傷を受けた領域の全ての関節は定期的に測定する．しかし指の総合的な動きもまた重要で，これは決まった箇所からの距離として容易に測定できる．最も一般的で有用な測定法は以下のようなものがある．

- 指先から遠位手掌皮線まで
- 平面から持ち上げた指尖
- 母指と示指の指間または他の指間の直接計測
- 隣接する指の中手指節間（MP：metaphalangeal）の皮線に対する母指の回旋

　握力とつまみ力は市販されている筋力計で計測する．音楽家もまた，非管理下の自宅治療の間，自分の進歩を観察し目標を決めるために，定規を利用した簡単で実用的な計測を教えられる．

治療の方法

　標準的な治療方法が用いられる．それらは，次のようなものである．

- 冷却と挙上
- 圧迫
- 電気治療
- マッサージ
- スプリント
- 運動

　外傷の治療に際し，早期治療は浮腫，炎症，痛みの減少を目的とし，さらなる損傷を予防する．非ステロイド系抗炎症薬と共に冷却，挙上，そして安静が推奨される．急性期の変化が過ぎたらすぐに強調すべきことが変わる．特に音楽家では，早期運動を進めるために4～5分間の緩やかなシャドウ・プレイまたは楽器の軽い演奏を1日2～3回行うことによる穏やかな段階的運動が強調される．保護的・支持的スプリントまたはテーピングが必要かもしれないが，楽器の練習が勧められる．患者の不快感が減少し，動きや強さが向上すると，患者の4～5分の演奏セッションを1日2～3回から1日4～6回にし，3～4日ごとにさらに期間を増やしていくといった段階的に難しくなるプログラムとする．慢性的な問題は同様に治療することができ，再損傷の危険性を

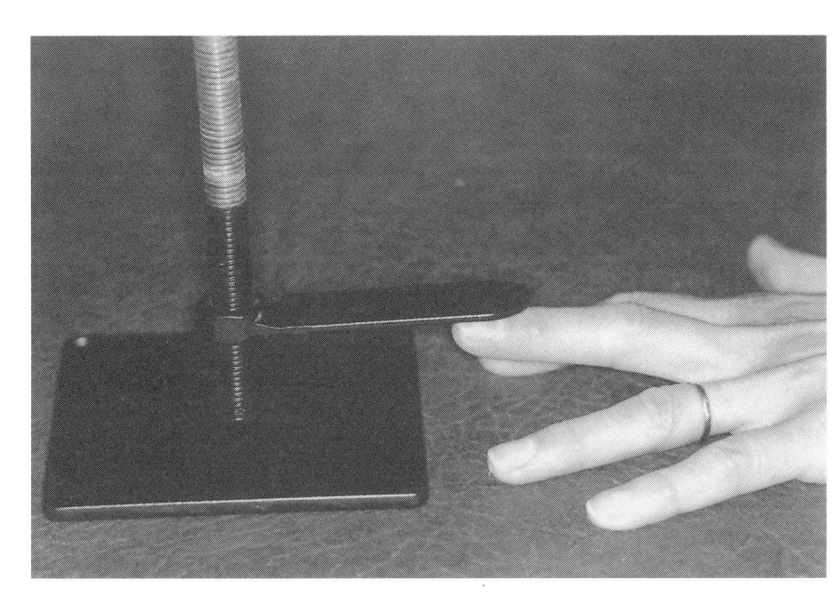

図2 ピアノ奏者の重要な指の伸展を測定し，増大させるためのネジが切ってある器具

減少させるために治療プログラムの一部に条件づけと予防的な方法を含むべきである．

冷却と挙上は，損傷または手術に続発する浮腫を減少するために効果的な手段である．迅速かつ効果的に浮腫を取り除くことは最も重要である．というのは，浮腫自体が痛みを増悪させ，動きを制限させ，そして持続する浮腫は組織の線維化を起こす原因となる．数分間の氷を使った冷水浴または局所的な冷却は血管収縮を起こし，浮腫を減少する．交代浴は一般的に循環を改善し，浮腫の消散を助ける．手を温水と冷水それぞれが入った容器に1～3分ずつ交互に浸し，15～20分間繰り返し，始まりと終わりは温水に浸す．挙上は浮腫の消退に重要であり，術後早期，休む時に枕で支える時を除いて，手を頭よりも高い位置に挙上することは浮腫と痛みを取り除き早期運動を促進する．圧迫も浮腫を取り除く助けになるだろう．チューブグリップ（Tubigrip），ライクラ指サック（Lycra finger stalls），コーバン包帯（Coban wrap），ゴムバンド巻きは全て圧迫を加えるのに効果がある方法である．また，間欠的加圧は空気圧を利用したカフで与えることができる（ニューモセラピー pneumotherapy）．マッサージ，特にやさしく揉むことは浮腫を軽減させるが時間がかかる．もし許されるのであれば，コントロールされた自動運動を高位挙上と組み合わせて行うことで，組織から浮腫を引かせることができるだろう．

さまざまな温熱の方法は循環を改善し，炎症を除き，組織を柔らかくし，痛みを緩和することにより授動を助ける．温熱はモイスト・ヒート・パックや温浴を用いる．炎症と損傷のある組織は正常組織よりも熱傷を起こしやすいので注意深い監督が必要である．

治癒した後，早期から柔らかいクリームを用いて穏やかに瘢痕マッサージを行うことは，コラーゲン線維組織を減少させて整え，また硬い瘢痕組織を減少していくのを助けるのにとても有益である．患者は自己マッサージの方法を指導される．音楽家は，通常短気であり，瘢痕の成熟と軟化について十分理解し，これらの過程に含まれる生物学的な時間経過を理解することは重要である．さもないと，受傷後4～6カ月の間，未熟な瘢痕のためにわずかな制限があると落胆するだろう．

[音楽家の手に対するスプリント治療]

外的支持スプリントは，損傷または治療過程にある組織に対して保護と支持を与えるために用いられるが，可動域の制限された関節や滑走組織の動きの

再獲得を助ける道具として用いることもできる．スプリント治療の主題は広大である．基本的な概念と原則はフェスとフィリップス（Fess and Phillips 1987）により詳細に説明されている．スプリント治療は最近20年で新たな低温の熱可塑性プラスチックの開発と共にとても発展した．素材の基本的選択は，当初，穴あきプラスチックか穴なしプラスチックかを選ぶことであった（図3）．現在ハンドセラピストはドレープが硬いか，厚いか薄いか，形状記憶性があるプラスチックかどうか，自己接着性があるかないか，そして色の選択ができる（「付録」の熱可塑性プラスチックと特性のリストを参照）．低温熱可塑性プラスチックが石膏ギプスやグラスファイバーさえもうわまわる長所は，順応性と再調節性からもたらされる高い正確性である．スプリントは強度をもたせながらも取り外せるように作製することが可能で，患者に入浴を許すことができるし，その部分に制限された支持なしでの運動を許せるし，もし適当であればそれによって早期運動を行うことができる．これは，早期の術後創にとって重要である．また整容的にもよく，一般的にベルクロで固定され，利用が簡単である．それら正確に作ることのできる特性は，支持を必要とする部分に正確な支持を与えることを容易にし，損傷に影響しない関節には制限を与えないままにする．

患者は熱可塑性プラスチック・スプリントを装着し支持が与えられることで，ある程度の身体活動により早く戻ることができる．個別に成形されたスプリントによって保護することで彼らの楽器に早く戻ることがしばしば可能であるので，このことは音楽家にとって重要である（図4，図5）．

音楽家の痛みはしばしばスポーツや日曜大工に伴う偶発的外傷や事故に関連する．しかし，ある状況においては，彼らの症状は音楽活動と演奏する楽器に完全に関連する．明白に演奏と関連する問題は次のとおりである．

・過剰な機械的ストレスの負荷された関節の滑膜炎
・過度の力の入ったつまみや負荷による母指の手根中手（CM）関節の滑膜炎
・楽器の重量を支えることによる木管楽器奏者の母指指節間（IP）関節の慢性有痛性滑膜炎
・演奏中の既存の有痛性関節炎の悪化

演奏に関係しない主な問題は次のとおりである．

・近位指節間（PIP）関節の損傷と捻挫
・指の骨折
・伸筋腱，屈筋腱の損傷
・手関節と舟状骨の骨折，および手根間靭帯の損傷
・術後の症例

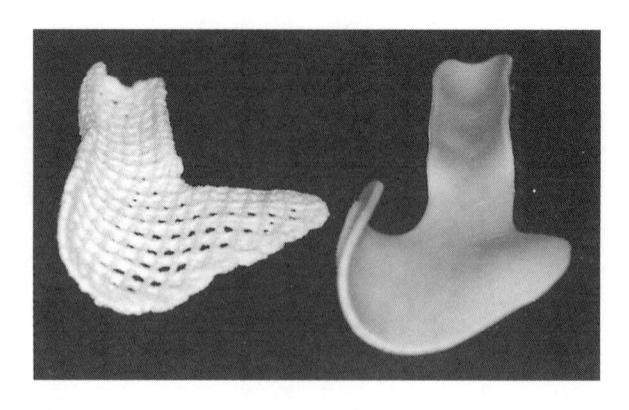

図3 穴あきと穴なしの熱可塑性プラスチック

何らかの楽器に関連した問題が技術や楽器そのものを変えることで軽減することができたとしても，損傷された関節は一時的な安静と演奏時の保護スプリントを必要とするだろう．熱可塑性プラスチック・スプリントで容易に達成できるものであるが，関節スプリントが非常に役立つ領域である．外傷後のリハビリテーションにおいて，外的支持スプリントの強さと脱着可能であることは有用であり，非常に早い段階で抵抗をかけない自動運動を許し，早い段階でスプリントを取り外した状態での"シャドウ・プレイ"や非常に軽いタッチでの楽器を使った指の練習さえ可能とする．

楽器の重さを指節骨で支える時の木管楽器奏者の母指IP関節の慢性有痛性滑膜炎では，楽器のサム・ポストの変更や（第13章参照）演奏を続けられる

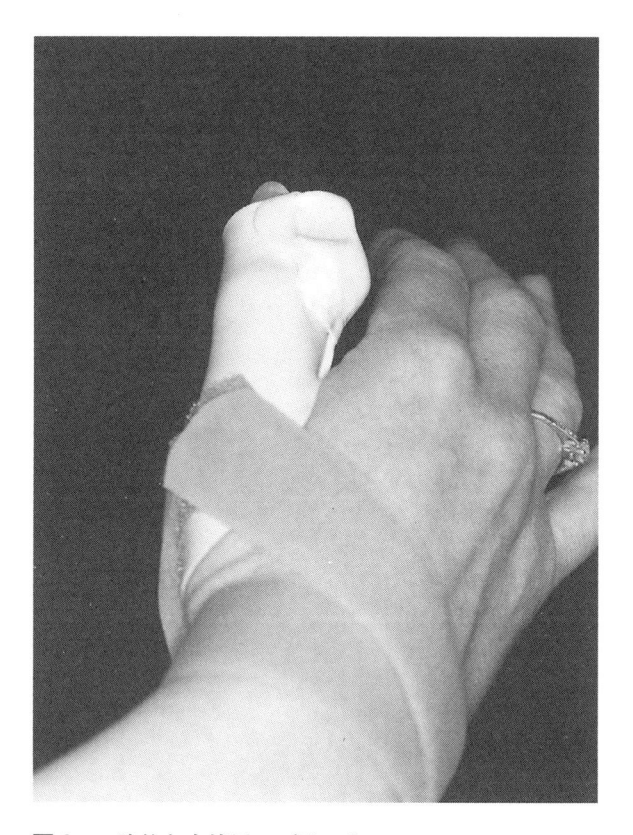

図4 一時的な支持用スプリント

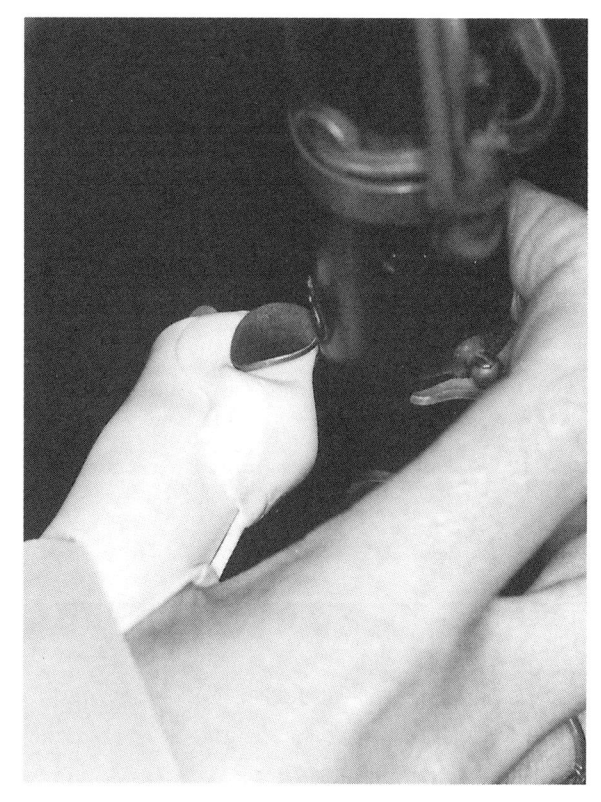

図5 このスプリントで母指IP関節の損傷後に早く演奏に戻ることができる．

ように成形したスプリントを音楽家に与えることにより，楽器の負荷を基節骨に分散することが可能である．過度のつまみによりCM関節の痛みがある音楽家に対しては，母指を機能的な肢位に保ちIP関節の屈曲を許しながらも過度の外転を防ぐ小さなガントレット・スプリント（gauntlet splint）は，症状を軽減する助けとなる（図6）．このような熱可塑性プラスチック・スプリントには，多少ドレープするが調整できなくなるほどは伸びないタイプのプラスチック素材を用いる．弓を構えることも必要だから，つまみ動作のために母指と示指が接触しないようにするか，時には，音楽家がフランス式からドイツ式へ弓を変える必要がある（第13章参照）．機能的スプリントは，どんな関節でも保護するように使うことができる．スプリントの厳密な必要条件は，注意深く分析されなければならない．スプリントは正確なフィットと要求される指の位置を与えるためにあつらえて作らなくてはいけない．

［筋力強化と運動］

関節可動性は機能にとって不可欠なもので，どのようにしてでも維持する必要がある．制限された場合，関節可動域は，正確で技術的な演奏に必要とされる分だけ拡大されるべきである．他動運動と自動運動は早い時点から用いられる．一般には安静を長引かせること，演奏させないことは避けるべきである．筋力と持久力は損傷の後の演奏に必要とされるまで回復されるべきである．関節の動きが制限される場合，等尺性収縮（isometric）運動は筋機能を維持する助けになるだろう．特に段階的抵抗に対する等張性収縮（isotonic）運動は筋量と強さを改善す

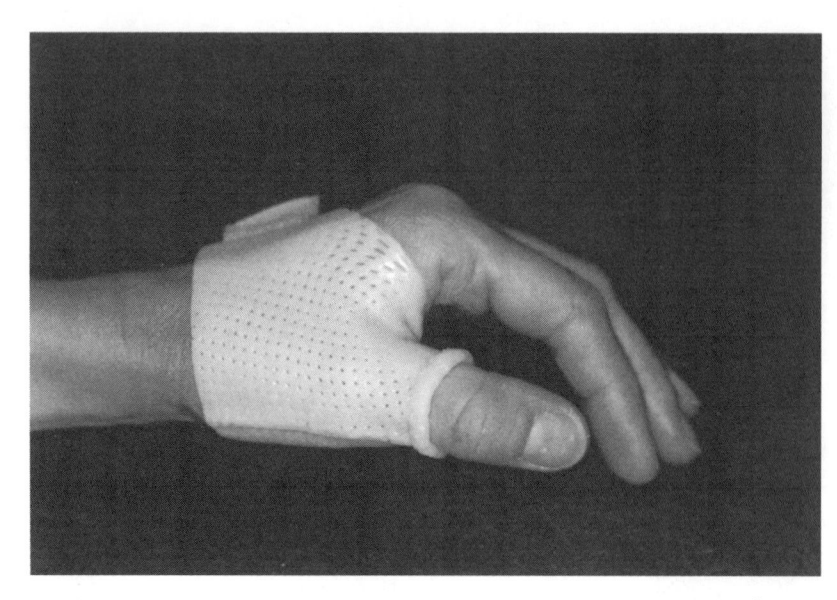

図6 CM関節への負荷を軽減するためのガントレット・スプリントは手の機能的肢位，IP関節の動きが可能である．

るだろう．治療用パテは力強い握りと動きを増すのでとても効果的な運動となる．注意すべきは強い握り運動の方法であり，若い音楽家の無条件な運動後には，近位の屈筋腱腱鞘に対する直接的な圧迫によってばね指の発生率が増加することが知られている（U Büchler 教授からの私信）．内在筋の強化が，特に過度可動性をもつ音楽家にとって，極めて重要である．これらの小さな筋肉は，容易かつ早期に疲労する．そのため頻回の短い運動プログラムは推奨されるうえに効果的である．固有受容覚性神経筋促通法（Proprioceptive neuromuscular facilitation：PNF）のテクニックが促通を助け，筋の収縮と弛緩，そして協調運動を再教育し正常運動のパターンと機能を助ける．

[感覚再教育]

重要な触覚領域の完全な感覚損傷があると，楽器を効果的に演奏することはできない．重要性の少ない領域の感覚を失うことさえ演奏を錯乱させる．しかし感覚喪失もしくは神経回復の間の一時的な喪失の時期において，訓練によって付加的な感覚の入力は代償することができ，効果的な感覚を獲得できる．感覚再教育の技術はよく記載されていて（Wynn Parry 1982），神経損傷から回復する音楽家にとって十分にやりがいがある．

疲労と痛みのある腕と手

多くの音楽家の問題状況は，日常では違った形で使われている筋に対して，一定の静的な負荷をかける誤用によるものである．これは明確な損傷がなくても長期の練習，演奏時によく見受けられる（そして筋肉の痛み，うずき，疲労感が特徴である）．注意深い評価は，どの解剖学的構造が関連しているのかを治療プログラムが始められる前に確かめるために重要である．原因となる因子には，悪い姿勢，拙い技術，音楽家と楽器のインターフェイスの問題，演奏曲目の変更，練習や演奏の突然の強化，または練習習慣，楽器，椅子の変化も含まれる．

治療は活動を減じた期間，もしくは可能であれば短期間の完全な休止とそれに続く統制された段階的運動と厳格に定めた練習プログラムで成り立つ．筋肉の痛みを和らげる特定の方法は必要だろうし，それ以上の損傷や新たな損傷の発生を防ぐために，再教育プログラムは必要不可欠であろう．いかなる要因も訂正または修正される．関連する筋は完全な伸張を妨げるトリガー・ポイントを生じ，筋の弛緩期にも持続する小さな負荷とそれに引き続く痛みを起

こすことになる（Travel and Simons 1983）．特殊な痛みのパターンが記録されている．一般的には，局所もしくは関連痛が消えるまでトリガー・ポイントは直接圧迫により治療される．これには少し時間が必要だろうし，しばしば筋の攣縮が感じられる．痛みが消失したら圧迫を筋腹に加え，筋を痛みの起こる限界までゆっくりと伸張する．患者は同様に自宅でもできるストレッチを指導され，それは一日2回，まず筋を温めてから行う．

　鍼治療もまた，症状を起こすトリガー・ポイントを緩和する助けとなる．時に筋は短縮し拘縮した肢位に慣れ過ぎ，弛緩して安静時の長さまで伸長できない．冷却スプレーとストレッチの技術が，このような場合には最も有益である．患者は自宅での特別なストレッチも指導される．加えて，音楽家の技術に対する調査も行うべきで，必要であれば修正を行う．全ての場合に，総体的な自宅での調整されたケア・プログラムが，再受傷や新たな損傷を防ぐために非常に重要である．手と腕の一般的な準備運動は指導され（Leader 1997），また全身，特に上肢に対する準備運動とストレッチングも同様である．練習予定はよく組み立てられ，練習は20分以上に延長すべきでなく，休憩時間を細かく入れて全身運動，ストレッチとリラクゼーションが実施されるべきである．一般的なフィットネスも大切で，ノンコンタクト・スポーツやボールを使わないスポーツへの参加が推奨される．体を知ることは同様に重要で，ヨガやアレクサンダー（Alexander）やフェルデンクライス（Feldenkreis）のテクニックから大きな恩恵を得ることができる．

［過度可動性（Hypermobility）］

　過度可動性（第7章を参照），すなわち過度関節弛緩性は，音楽家の手の特定されないうずきや痛みを起こす原因となる．これはしばしば多年にわたり診断されないが，いったん診断されれば特別な運動プログラムによって大きな恩恵を受けられる．異常に弛緩した靭帯による関節の不安定性によって，関節を支持する筋は関節を安定させるために正常な筋の収縮を増大して代償する．もし筋の収縮が関節を安定させることができなければ，腱炎を伴っていっそうの伸長と関節捻挫と弛緩が発生する．この筋負荷の増加は，ほんの短時間の演奏の後でも筋腹の不快感を引き起こし，深刻な症例では完全に演奏を妨げる．手の小さな筋，内在筋，虫様筋，拮抗筋群，手関節の伸筋群と屈筋群はしばしば関連する．過度可動性は男性よりも女性に多く見られ，十代半ばにそのピークがある．若者の手には試験の準備のために書くことが増えたり，また音楽コンクールや試験で大きな成功を収めるために集中的に演奏したりといった大きな要求がある．いったん診断されれば，注意深い評価とハンドセラピストによる治療が必要となる．演奏時の姿勢も入念に調べ，特に演奏後に起こる何か"疲れた"肢位を見ることにより，どの関節に過度可動性があるのかを確かめることが重要である．治療の基本はそれらの筋を特定して強化することにあるので，対象となる関節を支持する個々の筋力を注意深く評価することは重要である．通常の治療的測定を随伴する関節捻挫や腱炎に対して最初に行う．特定の運動プログラムが，過度可動性をもつ関節をコントロールする筋，通常は内在筋，手関節，指の伸筋群を強くするために個別的に適合させる．着実に抵抗を増加するさまざまな運動を行う．ゴムバンド，ビー玉，治療用パテ，鉛筆やコースターをはじくことはアイデアのいくつかである（図7）．より近位の大きな筋群に対する通常の腕の運動も同様に勧める．音楽家はこれらの運動の重要性と我慢の必要性に気づかねばならない．結果は一晩では起こらない——小さな内在筋は簡単に疲れる．"少しを頻繁に"というモットーが最も重要である．音楽の練習時間は長時間にわたるよりも，一日に何回か痛みのない範囲の演奏に制限する．姿勢への気づきは同様に大切で，必要な修正を試みる．重さを軽減するためのストラップや支持，可能な楽器の修正は，弛緩した関節の負荷を減らすために必要だろう．小さな筆記補助用スプリント（図8）は書字の際の激しい痙攣やうずきに対して大きな助けになり，これらの活動の際のストレスや負荷を軽減し楽器の練習時間の増加につながる．個別的で特別

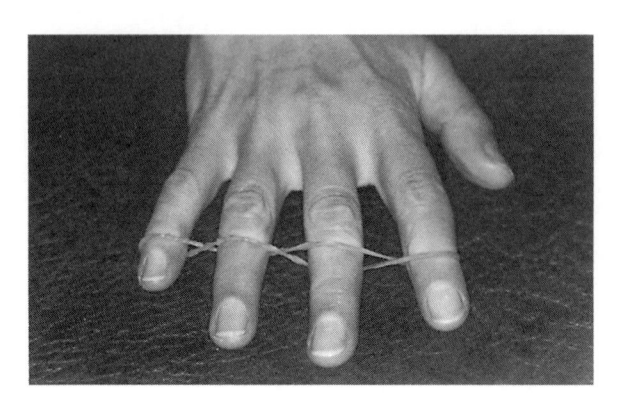

図7 輪ゴムの抵抗に対する内在筋の強化運動

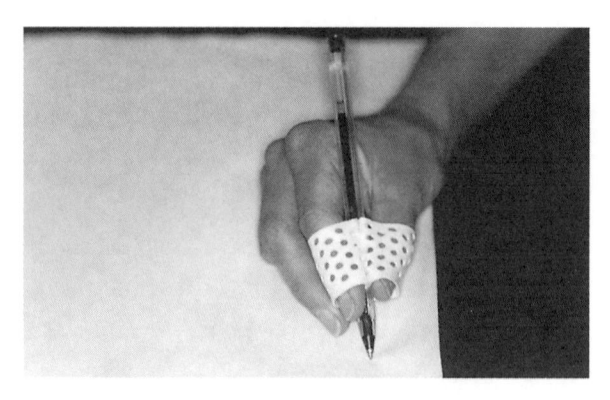

図8 音楽の練習や演奏のために関節を"温存"しつつ長時間書くのに必要な過度可動性の若い患者に特に有用な小さな筆記補助用スプリント

な筋力強化運動を行うことの理解と実行により，過度可動性に苦しんでいた音楽家は筋が少しずつ強さと持久力を増し，関節の支持性が増加して，ゆっくりと恩恵を得ていくだろう．

急性外傷，過労，捻挫（PIP関節を除く）

音楽家には，楽器演奏による急性外傷は稀である．それはたいてい腱炎や滑膜炎を起こすような不馴れなスポーツや日曜大工の結果である．すぐに48時間の安静，冷却，挙上，そして非ステロイド系消炎鎮痛薬投与による治療を行う．超音波は炎症の消退を早めるために最も有効となる．局所の安静のための保護スプリントも同じく適応となる．48時間の完全な安静に続いて，一日2回5分間の保護下の練習と共に穏やかな段階的運動を取り入れる．痛みがなければ3～4日ごとに練習量を増す．自宅療養のガイドラインは話し合ったうえで実行する．注意したいのは，これは完全な演奏休止が効果的である稀な症例のひとつであるが，その期間はできる限り短くすべきで，理想として48～72時間を超えてはいけない．

PIP関節の急性外傷

PIP関節周囲の外傷はありふれたものでもあり，音楽家では最も治療が難しい．これらの外傷は最も

技術と忍耐を必要とする．異なる段階において実にさまざまな技術と器械を必要とし，関節が再び損傷しないように動きを再獲得するために運動と安静の間の正しい割合のセラピストによる判断を要する．音楽家では，時に機能的な演奏のために余分な可動域を確保するためにある方向の可動域を妥協せねばならない．

PIP関節は外傷を受けやすく，通常，音楽とは無関係な活動において外傷される．それは関節への直接外傷（骨折，脱臼，靭帯断裂，捻挫）もしくは関節周囲の構造，特に伸展機構（皮下断裂，剝離，もしくは裂創）などがあるだろう．これら全ての外傷に伴い関節は腫脹し，当然20～30°屈曲肢位に陥り，伸展機構が伸ばされたままになる．関節拘縮は急速に進み（5～10日のうちに），伸展機構は損なわれ中央部は引き伸ばされ，側索は関節軸を超え掌側に移動し，さらにPIP関節の屈曲変形とDIP関節の過伸展変形，すなわちボタン穴変形が発生する．このような損傷に対して，ハンドセラピーでは次のことに焦点を置く．

- 変形の予防
- 炎症が落ち着き治癒が進む間のDIP関節の可動性を期待しつつPIP関節の完全伸展維持
- 変形の再発を予防しつつ動き（屈曲）の回復

この治療は通常3つの期間に分かれるが，症例の

状況によりその期間が重なる場合もある．

[第1期]

　拘縮が起こる前の急性期では，指は炎症と腫脹が落ち着くまで静的スプリントで7～10日間完全伸展位に保つべきである．もし早期に拘縮が発生すれば，動的スプリントによって確実に伸張を加え，完全伸展が獲得されたら，関節を再び完全伸展位で7～10日間安静を保つ．時に完全伸展が獲得できる前に解離術が必要になるかもしれない．術後療法はこれから述べるポイントと同様である．

[第2期]

　慢性的な腫脹は，コーバン包帯やマッサージによって抑制でき，動的スプリントによって保護されるか，間欠的な自動屈曲運動と取り外し可能な静的スプリントを用いて運動を開始する．伸展スプリントは夜間装着するべきである．もし技術的に可能であれば，この時に短時間の楽器演奏練習を始めてもよい．DIP関節は完全な可動性を保たねばならない（図9）．

[第3期]

　これは機能的な動きが回復する期間であり，第2期が開始されており関節液の貯留や屈曲変形の再発がなければいつでも始めることができる．もし音楽家が完全伸展を求めるならば，第2期のプログラムからわずかな変更をする．もし音楽家がDIP，PIP関節の完全屈曲を求めるならば（第2期を通して慎重に動かされてきたのでDIP関節はこの時点で完全な可動性を獲得しているべきである）徒手的な，もしくはこの課題のために作られた熱可塑性プラスチックの動的スプリントを用いて他動的なストレッチを加える（図10）．これが50～60°のDIP関節の屈曲と90°以上のPIP関節の屈曲を求める多くのヴァイオリンやヴィオラ奏者の状況である．PIP関節もしくは隣接する伸展機構の損傷後にこの屈曲角を得るためには，第3期の間に強い動的屈曲器具が必要で，およそ5～10°の自動伸展角度が失われるだろう．しかしながら，この期間にも静的伸展スプリントと動的屈曲スプリントと運動を交互に行うことにより，他動完全伸展を保たねばならない．逆に，木管楽器奏者の中には，軽度のボタン穴変形の肢位で演奏しており（図11），演奏者が満足にクラリネットやオーボエに戻る前に，第4期に屈曲を犠牲にしてある程度元の変形を作ることが必要であろう！

　音楽家の患者は，その時はささいなものと思うかもしれないが，このタイプの損傷の複雑さを最初に警告すべきである．また，音楽家は時間的見通しと2～3カ月以上続くかもしれない一時的な演奏スケジュールの中断について警告されるべきである．し

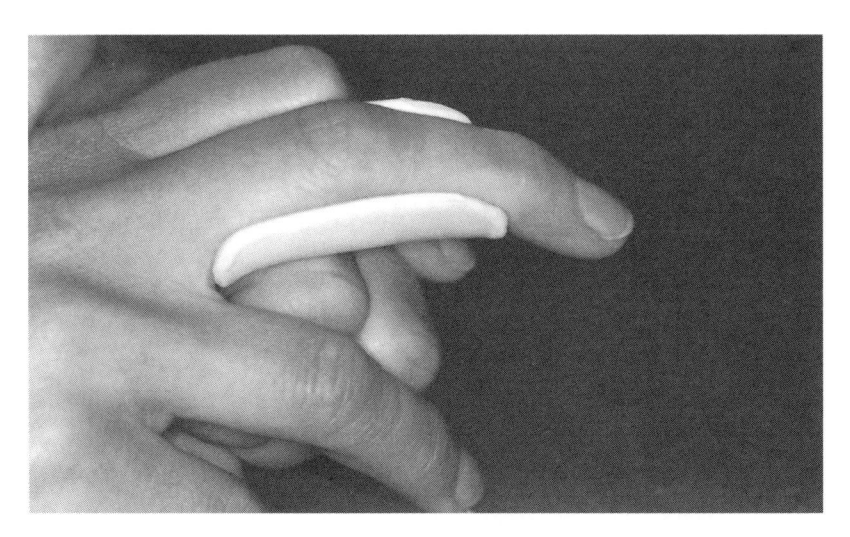

図9 PIP関節損傷のリハビリテーションの第2期に極めて重要な，DIP関節の完全な可動性を許容する取り外し可能な静的PIPスプリント

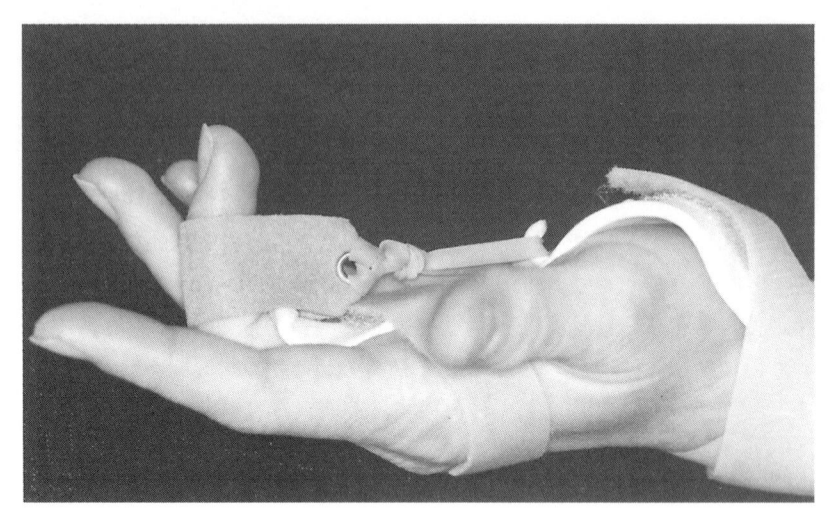

図10 極端な屈曲角を要する音楽家においてPIP関節の屈曲を再獲得するために有用な，あつらえの動的スプリント

かしながらたいてい音楽家は理想的な患者であることが判明し，複雑なプログラムにも取り憑かれたように熱心に取り組む．私たちの経験では，全ての患者が完全な演奏に戻ることができた．

音楽家の術後療法：デュピュイトラン拘縮

デュピュイトラン拘縮解離術は，音楽家に行う手術で一般的なもののひとつであり（第8章参照），術後のハンドセラピーは重要である．術前の変形にはスパンの著しい喪失（ピアノ奏者では重要）を伴う中等度の指の屈曲変形から，はるかに重篤な拘縮や硬い瘢痕を伴い皮膚移植を必要とする再発した拘縮までいろいろな程度がある．私たちのハンドセラピー部門では，全てのデュピュイトラン拘縮解離術の全ての症例に対して厳密な術後療法のプログラムを用いるが，音楽家には修正したものを用いる．

もし手術が皮膚移植を含んでいなければ，石膏ギプスと中等度の圧迫包帯で手術を行った指を5日間，伸展位に保つ．手は常に厳格に挙上位に保ち，固定されていない関節は動かす．5日目に圧迫包帯を外し，伸展位を保持するためにあつらえの熱可塑性プラスチック・スプリントによる瘢痕の治療を開始する．これは1週間，手を洗う時，運動する時，制限された楽器練習の時以外は昼夜着用する．この演奏は5分間のセッションを一日2〜3回行い，演

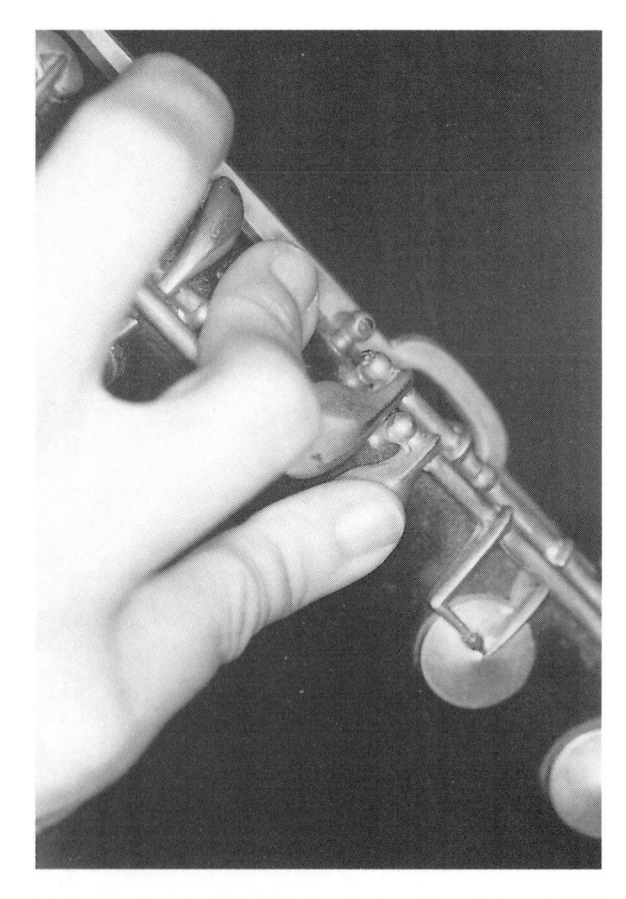

図11 一部の木管楽器奏者がとる，軽いボタン穴変形のポジション．このような音楽家では外傷性ボタン穴変形の過矯正は少し控えるべきだろう．

奏前には動きを増すために温浴を行う．自他動の屈曲・伸展運動は，最初は監督下で行うが，ほとんどは家で監督なしで行う．患者はしばしばMP関節の過伸展や全ての指の自動外転を含む患者の演奏にとって重要な方面に集中した特別なプログラムの指示を与えられる．創のケアの助言も与えられ，音楽家は創洗浄と，また練習と演奏に先んじて柔軟性の増加を助けるため，ぬるめの流水で手を洗うことを推奨される．不潔な水の入ったボウルの中に不自由で腫れた手をつけることは満足できることではないため，水と湯を混合できる水道栓が便利であろう．

12日目には抜糸を行い，瘢痕のマッサージを始める．未熟な瘢痕に直接加圧するため加圧部品を装置に付け，さらに伸展を増加させるために熱可塑性プラスチック・スプリントを改造して調整することができる．この時点で音楽家はたとえ短時間でも自分の楽器を使った練習を行っているようになり，そして演奏量の増加に伴って生じると予想される特定の問題について話し合うことができるだろう．音楽家はハンドセラピストと話し合ってスプリントの調整が可能である．小指外転はしばしば難しくなり，スプリントの調整は環指と小指の間のスパンの拡大（図12）または指間基部に外転保持用のブロックを挿入することを含む．

この段階から後は，スプリントを最低6〜8週間，夜間のみ装着するが，もし手術部の瘢痕が続いていれば3〜6カ月間続ける．もし特別に指の外転を要する時は，音楽家は一日のうちに何時間かスプリント装着を要する．軽い日常生活動作は，演奏量の増加と同様に推奨され，最良の症例では2週間半から4週間までに完全なリハーサルを行えるレベルに達する．指の完全な屈曲・伸展の可動域は通常，術後4週間で達成されるだろう．ほとんどの音楽家は6〜8週間で舞台での演奏になんとか戻れる．

皮膚移植が必要だった場合，移植した皮膚がさらに強くなるためにプログラムのうち運動は1週間延期する．私たちは音楽家に対して12日間は手を安静にするよう指導し，移植した皮膚を治癒させるために非常に穏やかな屈曲のみ行う．熱可塑性プラスチック・スプリントは術後5日目で作製するが，創の通気性を保つためしばしば穴あきの素材で作る（図13，図14）．通常，スプリント下の創に軽いべたつかないガーゼを当てる．創が良好に治癒したら，よりたやすく外せるより強固な熱可塑性プラスチック素材で新しいスプリントを作製する．皮膚移植後に創を洗うことは非常に重要で，音楽家には12日目から，移植部の辺縁から浮いた痂皮と壊死組織を洗い流すために流水で手を洗うよう助言する．患者はこれにより自動運動がはるかに容易になる．

皮膚移植をした症例もしない症例も，浮腫が制御され患者が患部への軽い筋力練習からより重い抵抗運動に進める．さまざまな品質の治療用パテがこの

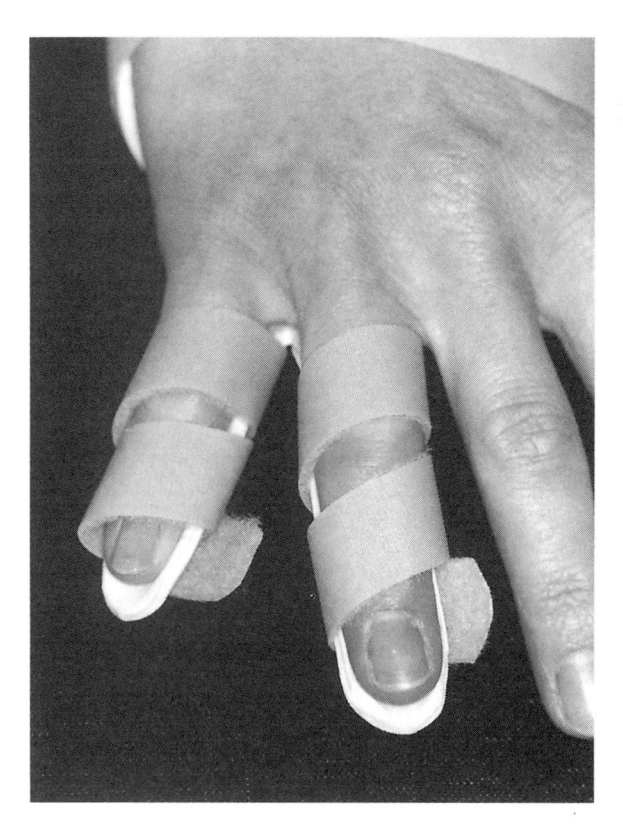

図12 デュピュイトラン拘縮の解離手術の術後治療のために用いる静的伸展スプリント．この症例では2本の指が解離術を受けたが，ピアノ奏者であるこの音楽家は広いスパンを必要とする．環・小指の指間はさらに広くなるであろう．

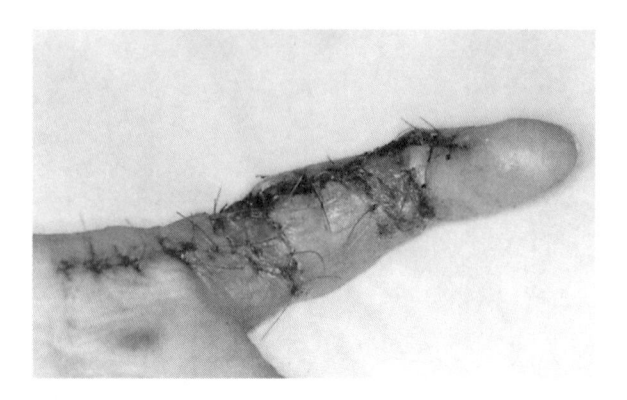

図13 局所皮弁と介在植皮を行った再発デュピュイトラン拘縮の解離術後5日間の早期の移植皮膚

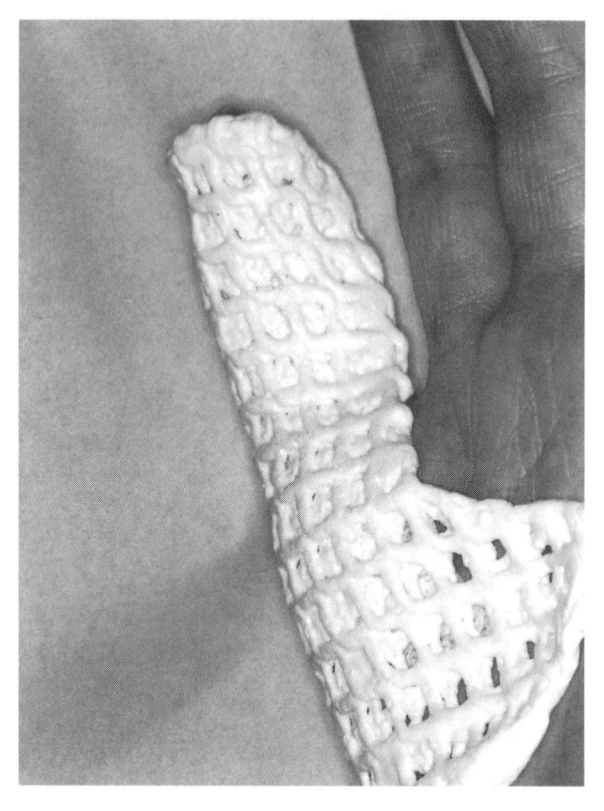

図14 図13と同じ症例で、術後早期に使用した穴あき熱可塑性プラスチック製静的伸展スプリント

効果をもたらす．標準的計測はセラピストが進行を監督し音楽家に対してゴールと励ましを与えるために，術後療法のプログラムを通して行われる．患者は完全可動域を再獲得してかなりの程度演奏するまで毎週評価される．いったんこの段階に達しスプリントのこれ以上の調整は必要ないと確信したら，フォローアップの間隔をもっと広くあける．一般的に言えば，いったん音楽家が演奏に戻れば，もはや定期的なフォローアップを必要としない．しかし2～6カ月は間欠的なスプリント装着の必要性を説明し促すべきである．もし最初に一晩試しにスプリントを外してみて患指の屈曲拘縮の傾向が見られなければ，音楽家はさらに数日間細かく注意して患指を観察せねばならない．もし48～72時間後に拘縮傾向が見られれば，少なくとも2晩に1回はスプリントの装着が必要である．この取り外しと観察を，瘢痕拘縮の傾向が生じなくなるまで続けねばならない．個人差がある．私たちの経験では，全ての患者で最短6～8週間の夜間スプリントを要するが，強い瘢痕形成傾向と肥厚性瘢痕のある者は，4～6カ月のスプリントを要する．今日までに全てのデュピュイトラン拘縮の解離術を受けたプロの音楽家は，皮膚移植をした者もしない者も，フルタイムの職業的演奏に戻った．私たちの経験は音楽家たちは，非常に厳格な運動とスプリントのプログラムを文字通り遵守するとても良い患者であることを示した．

手根管開放術

手根管開放術に引き続いて，手関節20°背屈位で小さな石膏ギプスシーネを屈側に当て，手をバルキーで軽く圧迫を加えて包帯を巻く．これは稀ではあるが，音楽家では破壊的な合併症となり得る屈筋腱の転位を防ぐので重要と思われる．包帯は5～7日目に除去され，患者は再び手関節軽度背屈位で取り外し可能な手関節スプリントを装着する．この段階で手関節スプリントを装着することの重要性は，最近ゴルドナー（Goldner）の個人的経験により強調された（1997）．患者はこの状態でさらに7日間留まる．しかし入浴や穏やかで抵抗のない手関節運動，楽器を使った軽い指使いの練習時にはスプリン

トを外すことができる．患者はスプリントを使って強制的に指の完全屈曲・伸展を維持することを勧められる．術後12〜14日目で抜糸し，音楽家は術後10〜14日目からは段階的に強化する音楽の練習が推奨される．ほとんどの患者は術後4週で完全なリハーサルに戻る．

ガングリオン切除術，良性腫瘍切除術

ガングリオン切除術は，この障害が惹起する症状がしばしば音楽家を当惑させたり演奏を混乱させたりするので，音楽家では一般人よりも比較的に多い．屈筋腱腱鞘ガングリオン切除術を受けた音楽家の術後療法は，もし術後24時間以内に患指の完全可動域を動かすならば，単純な創処置でよい．もしも音楽家がこの単純な課題を嫌がるような様子があれば（稀ではあるが），術後48〜72時間以内に厳重に監督した自動運動プログラムを行う．

手関節背側のガングリオン切除術を受けた音楽家の術後療法は，手根管開放術を受けた患者のものと極めて類似する．初期は軽い圧迫包帯と石膏ギプスで手関節を軽度背屈位に保つ．5〜7日目で取り外しできるスプリントへ変更するが，手関節は少なくとももう1週間は軽度背屈位を保ち，スプリントは入浴時のみ外す．術後14日までに手関節の自動屈曲運動を始めるが，重いものを持ち上げる時や強い握りを必要とする時には，引き続き外的支持としてスプリントを用いる．この時，瘢痕マッサージも行い，これを3〜4カ月続ける．術後4週経過しても手関節の良好な可動性が得られない場合は，手関節の他動的ストレッチを始める．著明な手関節の拘縮は8週までは予想されるが，永続的な可動性の喪失は稀である．術後に協調性が多少失われるのは一般的であり，通常の流れるような楽器演奏に戻るには，特に高いレベルの活動性が必要な場合，多少の時間がかかる．そのためガングリオン切除術は，予想以上に長く音楽家のスケジュールを中断させるかもしれず，これを計画に入れねばならない．手関節屈曲が重要である楽器では特にそうである．逆もまたしかり——演奏のポジションが手関節伸展位のみを要する楽器（例，木管楽器）では必要な中断は非常に短期間である．

腱損傷

腱修復術後には，標準的なプログラムを用いる．管理下での早期自動運動と可能であれば早期に部分的な演奏に戻る．特に屈筋腱では腱の滑走を維持することが不可欠であるが，音楽家では動的伸展スプリントは伸筋腱修復後の断裂，摩耗，癒着形成を最小限にするために用いることがある．セラピストはまた，特定の楽器をうまく演奏するために正確な指の肢位に気をつけるべきで，症例によっては，他の余分な運動が演奏に必要である時，一方向あるいは一平面の自動運動を犠牲にする覚悟が必要である．

骨折

音楽家の骨折治療でのセラピストの役割は2倍である．

・必要な時に適切な外的支持スプリントを供給すること．
・骨折が治癒し音楽家が演奏に戻る準備ができた時に，骨折の近位，遠位の全ての関節に十分な可動性と機能を確保すること．

音楽家にとって，損傷後の筋骨格の痛みの一般的な原因は，骨折に続発した損傷はないが関連した関節の気づかない拘縮である．関節モビライゼーションの標準的技術が用いられ，骨折部を支持するが隣接関節は制限しないような，あつらえて型取りした熱可塑性プラスチック・スプリントによって促進されるだろう．

首と肩
——ジェーン・ケンバー

手，手関節，前腕に問題のある音楽家は診断に難渋することがある．原因が局所にある以外に，他の部位の関連症状の可能性もあるためである．たとえばある症状は手関節の直接損傷によるかもしれないし，肘や前腕に関連症状を起こす肩に原因があるかもしれない．特に脊椎はしばしば末梢の四肢の原因

になる (Maitland 1986a).
　このことを念頭においたうえで適切な診察を行う．病歴，症状の発現と変化を観察することで合理的な治療が可能となる．

病歴

　十分な病歴の聴取が重要である．発症，外傷の既往（最近だけでなく過去についても），その他の医学的事項について調査する必要がある．症状の発現と変化は，これを悪化および沈静させる要因を含めて病態解明の手がかりとなるものである（Maitland 1986a）．疼痛が出るまでの範囲で診察を進める．疼痛がない範囲内で，可動域の限度を超えて他動的に動かしてみる．
　問診はテクニック，楽器，教師，練習量の変化に的を絞るべきである．姿勢を保つうえで体重を支える脊柱や骨盤の対称性をチェックすることも含め，上半身の診察が完全に行われて初めて，十分な治療が可能となる．

実際の診察手技

　診察は次のような手順で行う．
1. 座位，立位，演奏時の姿勢を観察する（服は着ない）．
2. 関節，筋肉，その他の軟部組織の診察．

　静的な筋力テストは筋肉や腱と症状との関わりを明らかにする．診察時の身体の反応の変化は疼痛によるものか，あるいはなんらかの神経学的な原因による可能性がある．

［骨格の視診］

　患者の立位姿勢を前方，後方，側方から観察する．脊柱の変形はどの方向でも観察でき，特に後方からは側弯が，側方からは亀背を観察することができる．この時，患者がとる静止姿勢は演奏前の基本姿勢であり，演奏後もこの姿勢に戻ることを銘記すべきである．背部の視診では，両肩が水平で頭部の角度（頚椎の傾斜）が正常であることをチェックする．頭が傾いていたり，頚椎が一方に回旋していないか？　次いで両腕の肢位を観察する．上腕は過度に内旋もしくは外旋していないか？　もしそうであれば，その結果として前腕の過度の回内もしくは回外が起こっている可能性がある．リラックスしたまま垂れ下がった手の姿勢から，筋肉のアンバランスを知ることができる．リラックスした状態での手掌は胴体に向いているべきで，前方や後方を向くべきではない．肩甲骨は挙がっていたり，脊柱から離れたり，回旋したりしてないか？　こうした肩甲骨の肢位は腕や手の肢位に変化をもたらすものである．
　患者を横から診た場合は，頭から首，肩にかけての姿勢に注意する．これらの部位は重要で，末梢の症状を起こすことが多い．顎を突き出した姿勢では頚椎が前弯し，顎が上を向いて第1頚椎上の後頭部が伸展するために，頭部全体が頚椎・胸椎の移行部より前方に出てしまう結果となる．耳から肩に垂線を下ろした場合，耳の位置は肩峰上にこなければならない．しかし実際には耳の位置が前方にきてしまうことが多い．この不良姿勢では軟部組織に機械的ストレスが生じ，安静時や演奏前になんらかの症状を引き起こす可能性がある．患者を横から診ることは，肩の姿勢や胸椎後弯をチェックするうえでも好都合である．肩甲骨は胸郭上で平坦となり，上腕骨が耳の真下にこなければならない．肩甲帯の筋肉のアンバランスは腕の位置を前方寄りとすることが多く，腕全体の運動に影響を与える．以上のような所見が，触診の前に得られるのである．

［理学所見］

　病歴から病状が把握できたら関節の動きや軟部組織について理学所見をとり，疼痛や運動制限の有無を診る．関節運動が十分できても，最大屈伸で引きつれや引っかかり感がないかを患者に確かめるべきである．これによって微細な症状を見出すことができる．疼痛部位を直接診るだけでなく，関連痛の原因となり得る関節や軟部組織も診察する必要がある．治療を要する前腕や手の問題の多くは，頚椎および胸椎の姿勢や筋肉のアンバランスが原因だからである．

[神経学的所見]

知覚異常や痺れ，筋力低下などの神経症状がある場合は，触覚や温痛覚，腱反射を診る．四肢の鈍重感に手の色調変化や腫脹があれば，自律神経系の関与も考えるべきである．神経の可動性を調べるために，神経緊張テスト（neural tension test）を行う．関節炎や筋炎，外傷の瘢痕や狭い部位での絞扼により，組織中の神経の滑動は制限を受ける．疼痛が強く過敏になっている患者に対しては，関節可動域を最大限まで調べず抵抗を加えた筋力テストも行わないなど，診察を手加減すべきである．症状が慢性化した患者は，関節可動域や運動パターン，神経緊張テストにおいて小さな異常も見逃さず調べる必要がある．

触診や運動テストの前に服を脱いだ状態で上半身を観察することで，多くの情報が得られる．患者は"指だけのために"受診しているのにと奇妙に思うかもしれないので，症状が首や肩からきている可能性もあることをあらかじめ説明すべきである．診察の予約の際，演奏時の姿勢を診るため楽器を持参するよう求めておく．頭部や頸部のポジションは演奏中変化するものであり，座位・立位を問わず骨盤のポジションの変化は，不均衡な体重負荷バランスや胸・腰椎カーブの変化を引き起こす．演奏テクニックのデモンストレーションのためにピアノ奏者やドラム奏者に練習用パッドを持参させることも有用である．これまでの章でみてきたように，楽器はそれ自体が問題をもっており，これに伴う困難さを理解していれば患者に必要なのは理学的治療か，専門家の演奏テクニックに関するアドバイスかを判定することができる．現在の症状の原因が演奏にあるかもしれないし，誰にでも起こる疾患でたまたま患者が音楽家であっただけかもしれないからである．

治療

最初の診察所見をもとに治療計画がたてられる．これは治療の進行状況や症状の変化と緩解に応じて調整される．一般的な治療目的を以下に挙げるが，これは"秘訣"ではないので，個々の患者の状況に応じて治療することは言うまでもない．治療処方は組織の過敏性や関節の機能障害，筋肉のアンバランスに応じて決まり，型にはまったものではない．頭部，首，体幹の安定性は四肢の運動にとって重要な鍵である．脊柱の機能異常は姿勢アライメントの異常，安定性の低下，異常運動などをもたらす．体幹中央の安定性が低下すれば，四肢運動の障害が起こる．図15，図16，図19の症例は以下に挙げる治療目的や治療手技の一例である．

[目的]

1. 頸椎をモビライズし，特定の筋の安定化と筋力強化，そして改善された姿勢を維持するために再教育として固有感覚へのフィードバックを行い，首から頭部，肩から首の動きを改善する．
2. 円背を減らすため，胸椎の関節と筋のモビライズと強化をする．
3. 胸郭の上の肩甲骨の位置を改善することによって，肩周囲筋のアンバランスに取り組み，上腕関節の前方移動を減らす．
4. 楽器を持った状態と持たない状態での立位，座位での骨盤と体幹の姿勢を再教育する．
5. 前腕，手関節，手の機能をモビライズ，強化，再教育する．これについては前述している．

[手技]

1. 首から頭，肩から首の姿勢を改善すること．
可動域は自動，他動，必要なら負荷をかけて関節の機能障害のレベルを示す．全ての動きの減少，抵抗，痛み，個々の関節を触診して見当たることを確認する．一般に環椎後頭関節には可動域制限がある．ここは"うなずき"や頸椎上部の屈曲運動の要となるところである．このレベルでは，筋は最初に頸椎の上の頭部を安定させるために働く．後頭下の伸筋群は特定の深部前面の安定性がないために非常に硬くなってしまい，上位頸椎の過度な伸展可動性と姿勢保持不足の一因となる．硬さは初期の機能障害ではないから，筋のパターンを注意深く分析するべきである．上位の頸椎関節がモビライズされ，臥位と座位での上位頸椎の安定性の再教育も関係するが，こ

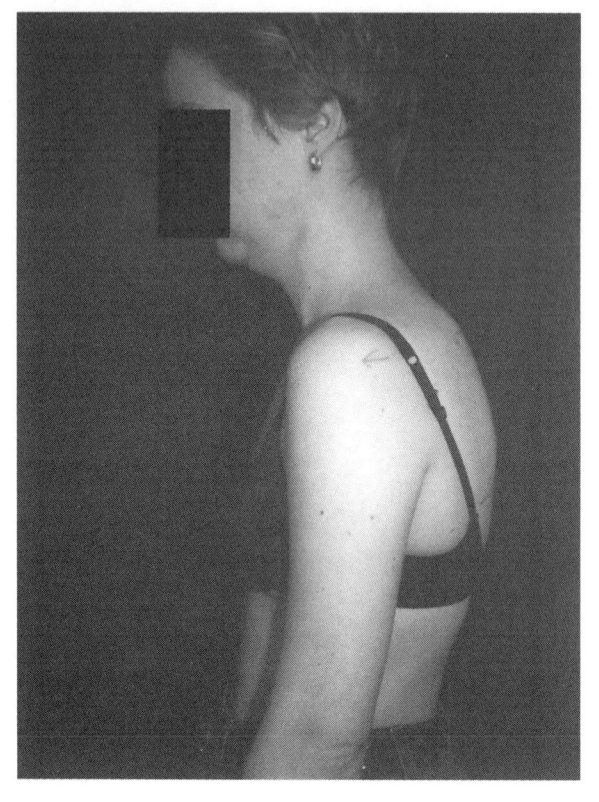

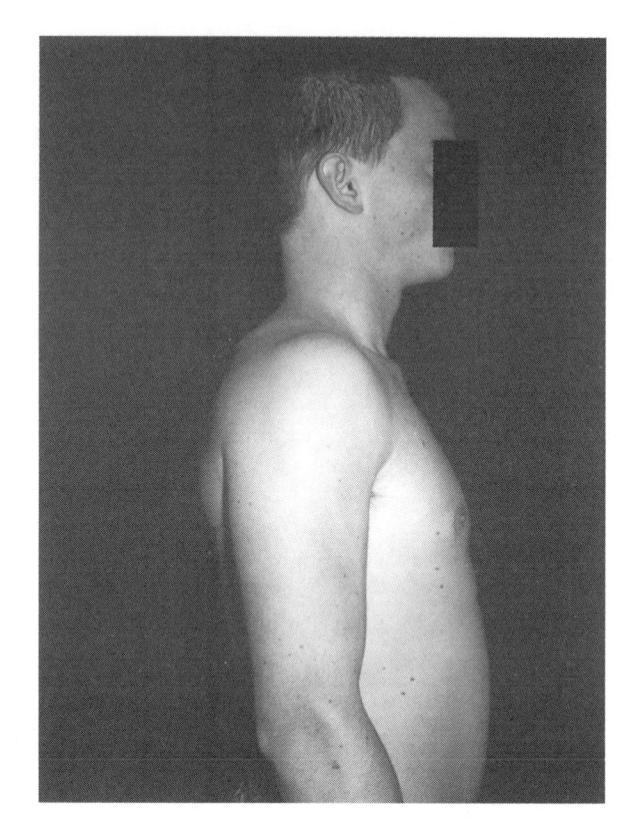

136　第11章　セラピストの役割

図 15

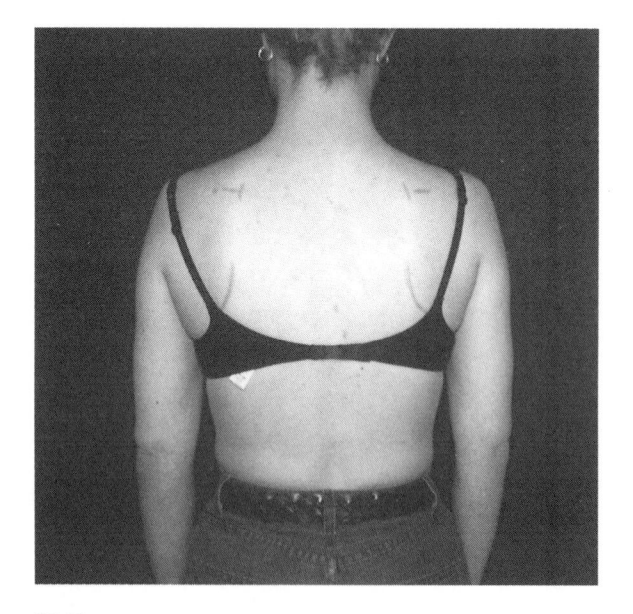

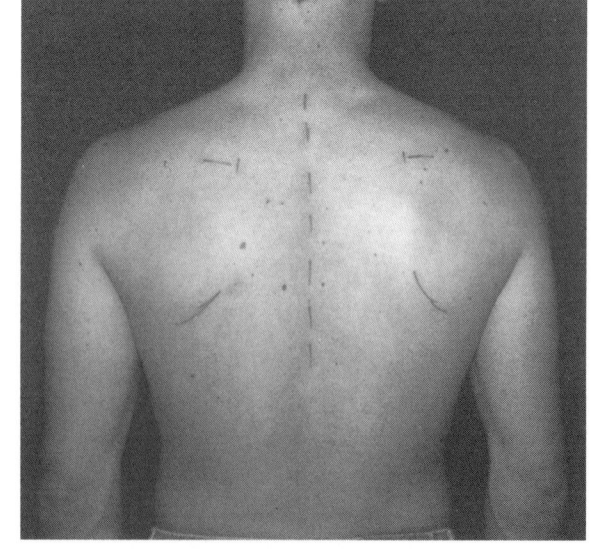

図 16

図 17

図 18

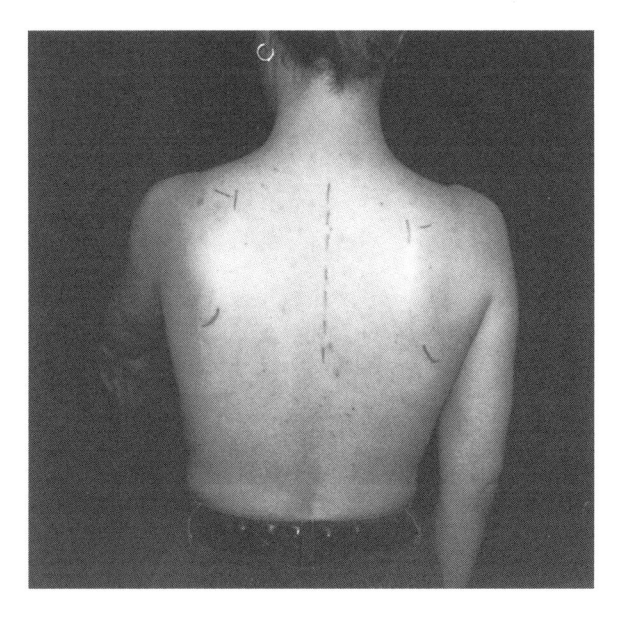

図 19

れは姿勢の再訓練の段階の一部である．硬くなった斜角筋と胸鎖乳突筋は穏やかなストレッチを要する．"安定させる"ための一般的なルールとして，筋力強化の前に安定させること，また硬くなった筋のリラクゼーションとを交互に行って伸ばされた状態の筋を"短くする"ことを試みる．もし長年の硬さがそこにあるならば，特定の筋群に対して穏やかなストレッチ・テクニックを用いる．首の動きを改善するための運動プログラムは，特に頭部の短縮と頚椎高位の屈曲に対して行う．これらはゆっくりと行われるべきで，可能であれば鏡の前で行う．

　日常で行うよう指導される特別な運動を長期間行うのは，モビライゼーションと筋運動を治療時に行うための大切な準備であることを患者は理解しなければならない．治療後も，持続された特定の姿勢に気づき，練習を続けて行うことはとても大切である．回復への責務は患者にもあり，彼ら自身が努力することなしに"よくしてもらう"ことを期待するべきではない．

2. 胸椎関節，筋のモビライズと強化をすること．
胸椎，頭部，腕の機能が十分に発揮できるよう動か

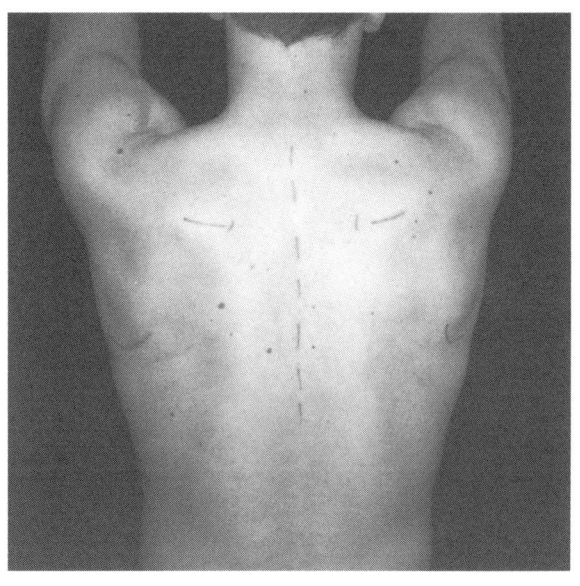

a

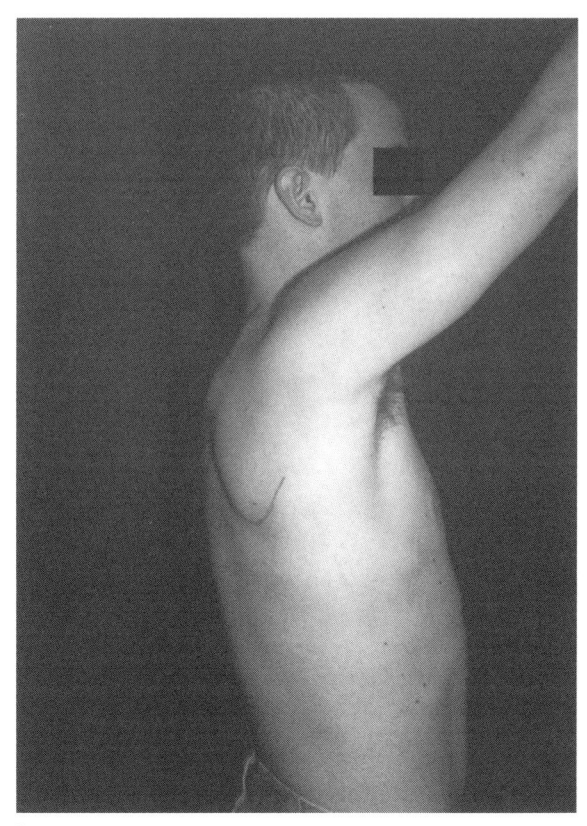

b

図 20a，b

され，良い姿勢に保たれる必要がある．よくある傾向として，顎を突き出した姿勢から円背が増幅され，胸椎の伸展と回旋の自由度が減少する．脊柱のモビライゼーションと関連した肋骨の接合部は，さらなる動きの自由を与えるだろう．特に管楽器奏者にとっては重要で，胸郭を自由に動かせることは，良好な胸の拡大と呼吸の調整のために必要である．胸椎の動きのない領域はまた，肩甲骨のアライメント修正を制限し，上腕関節の角度と上肢の動きのパターンを変える．

はじめに，簡単な胸椎の運動を指示する．
・座位で腕はリラックスして組み，回旋する．
・腕は足に向けてリラックスして下ろし，体幹を屈曲する．そしてゆっくりと注意深く脊椎をほぐし，体節ごとに脊柱の動きの範囲と気づきを増す．
・座位と立位で側屈していき，椅子の背もたれを利用して腕とともに胸椎を伸展する．

歪んだ動きのパターンを防ぐために，動きを練習する間，正確な骨盤の安定性に重点をおく．より難しい練習課題に進む時は，肩周囲と骨盤のあらゆる筋のアンバランスを再訓練することと密接に関係する．早さ，テコの力，または負荷を増やす前に，ゆっくりとコントロールされた運動の中で，体の中心の安定性を調整することが最も重要である．

3. 筋のアンバランス．肩周囲の筋のアンバランスは，音楽家の症状の主要因である．筋には安定性と動きという2つの主な機能がある．両方の働きをする筋もある．特に，脊柱起立筋，前鋸筋，棘下筋，菱形筋群．アンバランスな筋は，過度の動きと硬さ，もしくは抑制とそれによる機能的な弱さがある．このアンバランスは姿勢の欠陥に必ず含まれるもので，これに適応していくことで時間がたつと不良姿勢となる．肩甲上腕の動きのパターンに見られる欠点を分析する時に，可動域と同様に動きの質についても記すことが重要である．

よくある筋のアンバランスの問題は次のとおりである．
・動きの最初の段階での不安定な肩甲骨．下角が早くに側方回旋し，内縁が胸郭から離れて後方に持ち上がる状態が観察される．
・高位で固定され前方突出した肩甲骨は，時にインピンジメント症候群につながる

図15，図16では肩甲骨が胸郭より上位にあり前方突出している．脊柱から肩甲骨の内縁までの距離が開きすぎていて，関節窩の前方／後方への移動をもたらす．したがって，上腕関節運動の開始肢位が変わる．図17，図18では肩から首の良肢位を示す．耳からの垂線は肩峰に下りるべきである．肩甲骨の距離は良く，良い筋バランスが胸椎の間隔を正しい位置にする．

図19は，左側の肩甲上腕リズムの変化を示す．腕を45°挙上した時点で，胸椎に対して肩甲骨下角が早く動き出している．この角度まで腕を挙上した時は，腕の動きを可能にするために肩甲骨は自動的に動くよりも動かない状態であるべきである．図20との違いを観察する．肩甲骨は安定した位置に上がっている．胸椎に対して平面状に，両手を挙上した時．これは肩甲骨上で腕を自由に動かすことが可能な安定した土台をもたらす，肩の滑りが起こるかを示す．

特定の筋群の再訓練は，筋のアンバランスを修正する．訓練は"少ない努力で"安定性のための強い筋線維を増す．運動練習は，強さを出せる範囲で，保てる時間の増加に合わせて行われる．目的は，筋の長さと筋力を変えることである．たとえば，僧帽筋の下部を動かすのに，臥位，膝をついて下を向く，座位で指導する．これらは後に演奏ポジションに関係する．筋力強化はアンバランスに取り組んだ後に限って行うべきである．何らかの筋力強化を試みる前には，弱さとなる筋の長さや，硬さとなる短縮が変化し筋力の変化があるべきである．達成されないままだと，さらに負荷のかかる運動練習は不良なパターンを強めるだろう．

肩甲骨の肢位と動きが変わることに関連して，上腕と前腕の位置にも変化が見られるだろう．正しい肩甲上腕の動きは，手の機能にとって正しい位置に上肢を位置づける．肩甲帯のいかなる変化も，上肢

に対して相互に作用する．上腕が内旋する時は，続いて前腕も回内する．したがって手は，より尺屈した状態で用いられる．たとえばヴァイオリンのボウイングではこの変化が起こって何らかの症状が発現する．ピアノ奏者は前腕を過度に回外し，手の尺側により負荷をかけて鍵盤への荷重を変化させることで適応する．

これらは小さな変化だが，長期にわたる誤用が脊椎と肩甲帯の固有感覚パターンを変化させ問題を浮上させる．これは"にわとりと卵"の状況と同じである．不良な姿勢をとることは，関節の機能障害や神経の痛み，筋の抑制から起こるのか，それとも悪い姿勢の習慣を続けることから，拘縮や神経の緊張，筋の機能変化が含まれるのか？　セラピストはこの悪循環に介入する手段を見つけ，全ての構造機構と機能を再教育する必要がある．

問題の起こっていた期間が長いほど，進歩はゆっくりしたものとなるだろうが，4～6週後には改善が見られるだろう．このことは患者に説明すべきで，そのために日常の運動練習プログラムが作られる．"赤い点（red dot）"プログラムは助けになる．患者が姿勢を正すことと運動することを思い出すためにさまざまな場所に小さな赤い点を記しておく．場所としては，パソコン，腕時計，風呂場の鏡，譜面台，その他よく目に触れるところがよい．

4．骨盤と体幹の姿勢を再教育すること．基本的に一般的な姿勢の再教育は治療の鍵を握る．前述された手技とは重なる点が多い．良い首の姿勢は，関節の機能や安定性が，十分な筋バランスと神経周囲軟部組織の可動性と連動した時だけ可能となる．これは全身に当てはまる．骨盤の安定性を欠いたり，一般的な体の固有感覚を欠いたりしている場合，上半身の姿勢を改善することは無駄になる．立位，座位，そして演奏時の加重変化における体の状態を観察する．通常，胸椎の後弯が骨盤を前傾させながら腰椎の前弯を増加させる．体重は片方の足により多くかけられていることがある．患者に片足で立つように指示すると，どちらか片方でのバランスは悪いだろう．座位では，坐骨結節にかかる体重を観察し，それが均等に分布しているかを確認する．正しい固有感覚のフィードバックを促す運動は，立位か座位で行う．鏡を用いることで視覚を促し，より早く，姿勢を修正することができる．

これらの治療テクニックは，それぞれの患者に適したものを用い，筋のバランスを戻すためのモビライゼーションの割合もさまざまとなる．

できるだけ全身を評価するべきである．うわべは手に限局している問題が，体の他の部分に直結している．他方，手の問題を明らかにすることは，より近位の部位への障害の波及を止めることもある．注意深い評価と分析が，より正確な治療と改善の成果を促すのである．

——Alison T Davis, Gabriele Rodgers, Jane Kember
　　（菅尾　優・訳）

文献

Butler DS (1991) *Mobilisation of the Nervous System*. Churchill Livingstone: Edinburgh.

Fess and Philips (1987) *Hand Splinting: Principles and Methods* (2nd edn). Mosby: St Louis.

Goldner JL (1997) *American Society for Surgery of the Hand Correspondence Newsletter* 1997–70.

Leader LO (1997) *Total Physical Preparation for Piano Playing*. Denor Press: London.

Maitland GD (1986a) *Vertebral Manipulation*. Butterworth: Kent.

Maitland GD (1986b) *Peripheral Manipulation*. Butterworth-Heinemann: Oxford.

Travel JG, Simons DG (1983) *Myofascial Pain and Dysfunction*, vol. 1. Williams & Wilkins: Baltimore.

Wynn Parry CB (1982) *Rehabilitation of the Hand* (4th edn). Butterworth: London.

第12章　特異的な外科的疾患
Unique surgical conditions
イヴ・アリュー，カメル・ハミタッシュ，ジャン-リュック・ルー，ヨランダ・ベーテン

はじめに

たとえジストニアが音楽家における最も頻度の高い機能障害であるとしても，その他の器質的障害は臨床評価を通じて除外しなければならない（Allieu 1995, Amadio and Russotti 1990）．これらの器質的障害の中でリンバーグ・コムストック（Linburg-Comstock）症候群のように繰り返し動作により疼痛の発生する原因が前腕レベルでの屈筋腱の破格による結合によるものであることがある．また有名な結合として伸筋腱の腱間結合がある．しかし通常指の独立運動を障害しない．時にこの腱間結合が遠位に存在して中手骨頭から，特に小指において，亜脱臼することがある．これは有痛性ばね現象がその特徴である．伸腱腱も自然に中手骨頭レベルから亜脱臼し，先天性の過度可動性で最も多く見られる．最後に手関節レベルの過度可動性は滑膜性ガングリオンを誘発する．たとえそれが小さくて見えなくても動作後の不快感の原因となる．

屈筋腱の破格

文献的には長母指屈筋（Flexor pollicis longus：FPL）の破格はたくさん報告されており，たくさんの解剖学的変異が記載されている（Macalister 1882, 1889, Wood 1866, 1868, Carver 1869, Gruber 1875, Walsham 1880, Testut 1884, Le Double 1897, その他19世紀の文献，最近ではKaplan 1953）．最も頻度の高い先天異常はFPLと示指深指屈筋（Flexor digitorum profundus II：FDP II）の余剰腱性結合である．時にはFPLとFDP II，FDP IV あるいは第1虫様筋との結合が存在する．この余剰腱は筋腹まであってFPLの筋腹に付着している．母指と示指の共同屈筋腱はサルに見られる．5本の腱を有し各指に分岐する総深指屈筋（Common flexor profundus muscle）はキツネザルに見られる．最後にFDP IIを厚く癒着に取り囲むFPL腱鞘の破格がある．

リンバーグ・コムストック（Linburg-Comstock）症候群

1979年リンバーグ（Linburg）とコムストック（Comstock）は，動作後の前腕遠位の有痛性障害を記載した．これはFPLからFDP IIへの先天性破格結合により，これらの指の独立屈曲を障害する．診察時患者は示指DIPの屈曲を伴わずに母指IPの自動屈曲ができない．示指の同期する屈曲に他動的抵抗を与えると手関節の近位部に痛みや痙攣が誘発される（図1）．

ロンバルディら（Lombardi et al 1988）は，1979年から1984年の間メイヨー・クリニックで観察された33例の報告を行った．全例リンバーグ・コムストック症候群の臨床所見を有した．うち24例は外科的に治療を行い，その中で15例は破格腱が見つかり，他の9例は滑膜性の破格が発見された．術後ほぼ全例で症状が改善していた．残念ながら音楽家が含まれているかどうかは言及されていない．

リコ・アグアド（Rico Aguado）とデル・ピーノ・パレデス（del Pino Paredes 1987）は，手術中に母指と示指のFPL共同腱を見つけた1症例を報告した．彼らは筋腱移行部まで腱を分離すると両指はより良い独立性を得たと報告した．

タカミ（Takami et al 1996）は破格の副腱を切除して改善した1症例を報告した．リンバーグ・コム

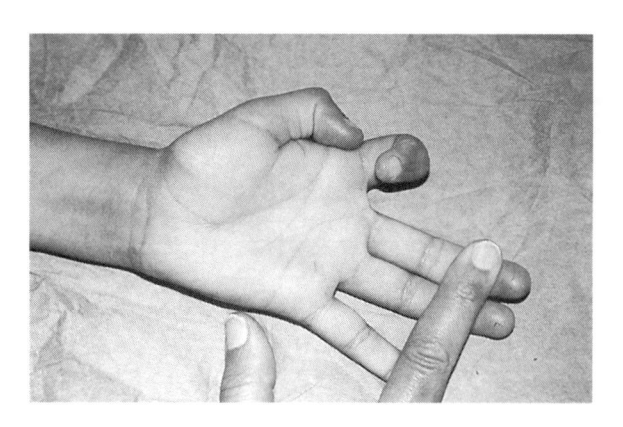

図1 患者は示指の遠位指節間関節の屈曲に同期しないで，母指の指間関節の自動屈曲は不可能であった．

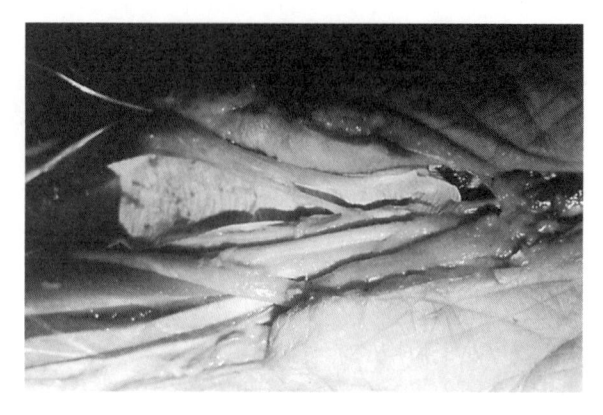

図2 長母指屈筋（FPL）と深指屈筋（FDP）Ⅱの間に余剰腱が5例に見られた．

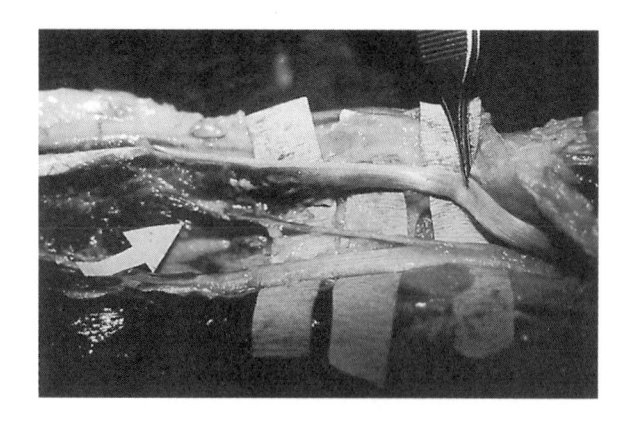

図3 FPLとFDPⅡの間に腱を伴った余剰筋腹を1例に認めた．

ストック（Linburg-Comstock）は194例の調査を行い，89例（47%）のうち28例の両側例に臨床徴候を見出した．彼らは92例の屍体手を観察して18例にFPLの異常を見つけた．私たちの施設では236名を調査して97例（36%）に臨床徴候があり，24例は両側性であった．私たちは22例の屍体手を観察して6例に異常を見つけた．5例は余剰腱を見つけ（図2），1例では腱を伴った余剰筋を見つけた（図3）（Y Allieu：未刊行）．

著者らは詳細は明らかではないが日常生活において痛みや不快感を訴えた4例に対して手術を行い，良好な成績を得た．全例でFPL近位部とFDPⅡ遠位部の間に副腱によるFPLとFDPⅡの結合を認めた．全例ともこれらの異常腱を切除すると直ちに改善を示した．

また，私たちは両側性リンバーグ・コムストック徴候を認めた13歳の女性のヴァイオリン奏者の例を報告した．彼女は長いリハーサルの後に左上肢に疼痛が生じていた*．術中にFPL共同腱を認め（図4），長軸方向に筋腹のレベルまで分離して母指に行く腱と示指に行く腱のようにした（図5）．両指の独立性は部分的に改善し（図6），支障なくヴァイオリンを演奏できるようになった．

その他の屈筋腱の破格

多くの著者が浅指屈筋腱（Flexor digitorum superficialis：FDS）の破格，特に尺側縁（Wood 1866, 1868やTestut 1884）について記載している．小指のFDS欠損（Baker et al 1981によると全ての人間の34%に存在する）の他に，環指と小指のFDSの異常結合（Baker et al 1981によると全ての人間の18%に存在する）がある．これらの異常によってこれら2本の指の独立運動が妨げられる．

---
*しかし必ずしも外科的治療は必要とせず，演奏技法の細かい変更や楽器の改良で問題は解決する．

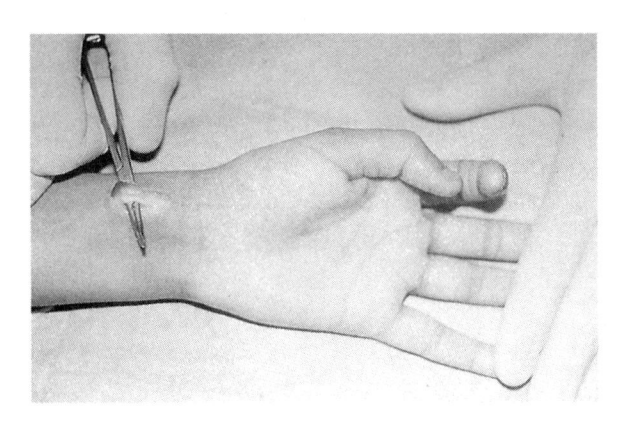

図4 術中，リンバーグ・コムストック症候群の原因であるFPL共同腱が認められた．

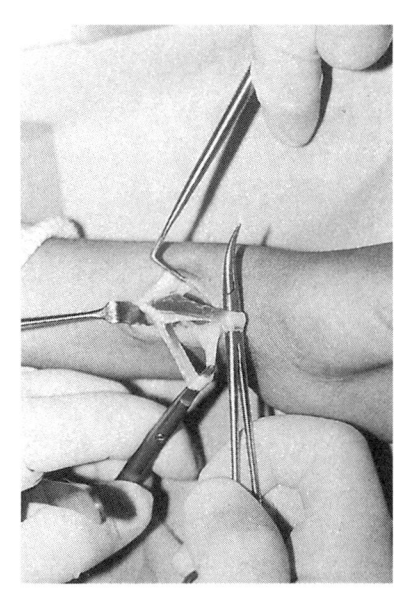

図5 FPL共同腱を筋腹まで縦方向に分離した．

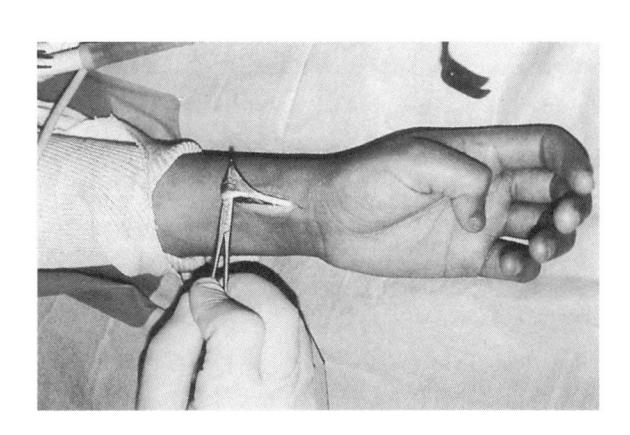

図6 FPLを牽引すると母指と示指の独立性は改善されている．

1987年，ワトソン（Watson）とカラス（Kalus）はプロのギター奏者で，左手の環指と小指のPIP関節が独立屈曲できないために演奏に支障のある例を報告した．手術中に手根管の近位でFDS IVとFDS Vが結合している所見を認めた．この結合部分を切除して小指の独立運動を獲得できた．この外科的治療で患者の楽器演奏は改善した．FDSとFDPの結合もしばしばあるようであるが，近位ではないことが多いので機能障害は起こらない．

最後に，よく知られている虫様筋の先天異常である，隣接したFDPの共同虫様筋は指の独立運動の妨げになっていないようである．

伸筋腱の破格

腱間結合

伸筋腱またはその腱間結合の数と部位の変異はたくさんあり，多くは破格と見なされていない．EPLと示指の2本の伸筋腱が手関節レベルで筋膜性索状物による結合のみ世界的に破格として認められており，母指の独立運動を妨げる（Testut 1984）．

中手骨レベルでの固有示指伸筋（Extensor digitorum proprius：EDP）と総指伸筋（Extensor digitorum ccommunis：EDC）との腱間結合は稀であるが，示指の独立運動を障害する．マグレガー（McGreror）とグローバー（Glover）は，1988年にプロのピアノ奏者でEIPとEDC IIIの結合を切除してうまくいった症例を報告した．

EDC腱の腱間結合は常に存在し（Leslie 1954, Kaneff 1963, Schenck 1964, Agee and Guidera M 1980, Brand 1985），中手指節間関節（MP）レベルでの腱の亜脱臼を防止している．1990年，フォン・

シュレーダー（Von Schroeder）らはこのような腱間結合を1〜3型に分類した．1988年，ヴィルヘルム（Wilhelm）は2つの隣り合うMP関節の屈曲，伸展の独立性障害の原因は深横中手靭帯の腱固定効果であることをつきとめた．

腱間結合は伸筋腱の欠損を代償する．この所見は小指でしばしば認められ，伸筋腱はEDC IV腱に起始して指背腱膜腱帽に停止する腱間結合で置き換わっている（Schenck 1964）．環指と小指の腱間結合は常に存在し，そのほとんどが3型である（Von Schroeder et al 1990）．時に停止部が遠位にあり過ぎて，屈曲動作で小指中手指節間（MP）関節（V）の橈側縁で亜脱臼することがある．1994年にベナター（Benatar）はピアノ奏者1名とフルート奏者1名の2例を報告した．患者らは小指中手指節間（MP）関節（V）の関節の屈曲動作で不快なばね現象を感じていた．術中上記の異常を発見し，腱間結合をECD IVの近位部に移動して治療した．

非外傷性の伸筋腱の中手骨間亜脱臼

1本の指の伸筋腱が自然に亜脱臼する時はほぼ常に尺側に発生し，非日常的な出来事の後に突然発生する．これはおそらく中手骨間の矢状索の浅層に反復する微小外傷による断裂が原因であろう（Ishizuki 1990）．反対に若年者の中手指節（MP）関節レベルで多数指の伸筋腱亜脱臼は先天異常である．ほぼ常に中指と環指に発生し，時に両側性である．通常尺側であるが，橈側もある．これらの脱臼は先天性矢状索の欠損，あるいは中手指節（MP）関節で過度可動性による矢状索の進行性の機能不全による．

1996年，イノウエ（Inoue）とタムラ（Tamura）は若いピアノ奏者の尺側の先天性亜脱臼4例を報告した．これらは中指と環指に発生し両側性であった．この障害は非利き手では問題とならなかった．全例他の関節に過度可動性を有していた．全例がエルソン（Elson）法で外科的に矯正できた．

1994年，ポズナー（Posner）とマクマホン（McMahon）は14歳（非音楽家）の利き手である左手の示・中・環指，小指の中手指節間（MP）レベルでの先天性橈側亜脱臼の1例を報告した．また両手指のスワンネック変形と全身の過度可動性も合併していた．この亜脱臼はMPレベルでの橈側の指背腱膜腱帽の解離術と尺側の指背腱膜腱帽の重層術によって改善した．スワンネック変形は術後自然に消失した．私たちは，音楽家で同様に菲薄化した指背腱膜腱帽に対して隣りの腱間結合を用いて強化した1例を経験した．

手関節部の滑膜性ガングリオン

生まれながらの過度可動性によって手関節の舟状月状骨間関節から滑膜性ガングリオンが発生する．特にピアノ奏者，そしてヴァイオリン奏者やギター奏者の左手関節が過伸展肢位を反復することで発生する．このガングリオンは小さくても，長時間の演奏後に説明できない不快感を生じる．いわゆる不顕性ガングリオンのこともある（Berghoff and Amadio 1993, Cardinal et al 1994）．診療では手関節をいろいろな位置にして舟状月状骨間関節背側に詳細に触診することで発見できる．時には超音波（Hoglund et al 1994）またはMRI（Vo et al 1995）で確定診断できる．私たちの意見としては，治療は保存的に行うべきで，穿刺と浸潤（Finsen 1993）によって良好な結果が得られる．

——Yves Allieu, Kamel Hamitouche, Jean-Luc Roux and Yolande Baeten（尼子雅敏・訳）

文献

Agee JM, Guidera M (1980) The functional significance of the juncturae tendinum in dynamic stabilisation of the metacarpophalangeal joints of the fingers. ASSH proceedings. *J Hand Surg* **5**:288–9.

Allieu Y (1995) Les différents aspects de la pathologie de la main et du membre supérieur des musiciens. *Médecine des Arts* (Numéro Spécial sur La Main du Musicien) **12/13**:3–8.

Amadio PC, Russoti GM (1990) Evaluation and treatment of hand and wrist disorders in musicians. *Hand Clin* **6**:405–16.

Baker DS, Gaul JS Jr, Williams VK, et al (1981) The little finger superficialis – clinical investigation of its anatomic and functional shortcomings. *J Hand Surg* **6**:374–8.

Benatar N (1994) Radial subluxation of the connexus intertendineus at the MP joint of the little finger in musicians treated by connexus intertendineus proximalisation. *J Hand Surg* **18B**:81–7.

Berghoff RA, Amadio PC (1993) Dorsal wrist ganglion – cause of dorsal wrist pain. *Orthopade* **22**:30–5.

Brand PW (1985) *Clinical Mechanics of the Hand*. Mosby: St Louis: 277.

Cardinal E, Buckwalter KA, Braunstein EM, et al (1994) Occult dorsal carpal ganglion – comparison of ultrasound and magnetic resonance imaging. *Radiology* **193**:259–62.

Carver (1869) Irregularities in the arteries and muscles of an idiot. *J Anat Phys* **3**:260.

Elson RA (1967) Dislocation of the extensor tendons of the hand, report of a case. *J Bone Joint Surg* **49B**:324–6.

Finsen V (1993) Aspiration of ganglia in the wrist. *Tidsskr Nor Laegenforen* **113**:950–1.

Gruber W (1875) Ein Fall des Vorkommens des Musculus flexor pollicis longus beim Menschen: als Tensor bursae mucosae tendinum flexorum, oder als Kopf des Musculus digitorum profondus manus. *Archiv Anat, Phys und Wiss Med von Reichert und Du Bois-Reymond* 211–4.

Hoglund M, Tordai P, Muren C (1994) Diagnosis of ganglions in the hand and wrist by sonography. *Acta Radiol* **35**:35–9.

Inoue G, Tamura Y (1996) Dislocation of the extensor tendons over the metacarpophalangeal joints. *J Hand Surg* **21A**:464–9.

Ishizuki M (1990) Traumatic and spontaneous dislocation of extensor tendon of the long finger. *J Hand Surg* **15A**:967–72.

Kaneff DR (1963) Vergleichend-morphologische Undersuchungen über die connexus intertendinei des m.extensor digitorum beim Menschen. *Gegen Morpho Jahrb* **104**:147–78.

Kaplan EB (1953) *Functional and surgical anatomy of the hand*. JB Lippincott: Philadelphia.

Le Double AT (1897) *Traité des Variations Musculaires de l'Homme et leur Signification du Point de Vue Zoologique*. Scheicher: Paris.

Leslie DR (1954) The tendons on the dorsum of the hand. *Aust N Z J Surg* **23**:253–6.

Linburg RM, Comstock BE (1979) Anomalous tendon slips from the flexor pollicis longus to the flexor digitorum profondus. *J Hand Surg* **4**:79–83.

Lombardi RM, Wood MB, Linscheid RL (1988) Symptomatic restrictive thumb–index flexor tenosynovitis; incidence of musculotendinus anomalies and results of treatment. *J Hand Surg* **13A**:325–8.

Macalister A (1872) The mythology of Cheiroptera. *Proc R Soc Lond* **XX**:94–106.

Macalister A (1889) *A Textbook of Human Anatomy: Systemic and Topographical*. Charles Griffin: London.

McGregor I, Glover I (1988) The E-flat hand. *J Hand Surg* **13A**:692–3.

Posner MA, McMahon MS (1994) Congenital radial subluxation of the extensor tendons over the metacarpophalangeal joints: a case report. *J Hand Surg* **19A**:659–62.

Rico Aguado A, del Pino Paredes V (1988) Flexor digitorum profundus common to thumb and index finger, associated with a post-traumatic distal adherence of both tendons. *J Hand Surg* **13B**:72–4.

Schenck RR (1964) Variations of the extensor tendons of the fingers. *J Bone Joint Surg* **64A**:103–10.

Takami H, Takahachi S, Ando M (1996) The Linburg Comstock anomaly: a case report. *J Hand Surg* **21A**:251–2.

Testut L (1884) Muscle long fléchisseur propre du pouce: 469–88; Muscle extenseur commun des doigts and Muscle extenseur propre de l'index: 539–52. In: *Les anomalies musculaires chez l'homme expliquées par l'anatomie comparée, leur importance en anthropologie*. Masson: Paris.

Vo P, Wright T, Hayden F, et al (1995) Evaluating dorsal wrist pain: magnetic resonance imaging diagnosis of occult dorsal wrist ganglion. *J Hand Surg* **20A**:667–70.

Von Schroeder GP, Botte MJ, Gellman H (1990) Anatomy of the juncturae tendinum of the hand. *J Hand Surg* **15A**:595–602.

Walsham (1880) The flexor profundus digitorum inseparably united with the flexor pollicis longus. *St. Bartholomew's Hospital Reports* **16**:85.

Watson HK, Kalus R (1987) Achieving independent finger flexion – the guitarist's advantage. *Med Probl Perform Artists* **2**:58–60.

Wilhelm A (1988) Das Quadriga-phänomen des Strecksehnenapparates und das lig. metacarpeum transversum superficiale. *Handchirurgie Mikrochirurgie Plastische Chirurgie* **20**:173–9.

Wood J (1866) Variations in human myology observed during the session of 1865–1866 at King's College, London. *Proc R Soc Lond* **XV**:235–48.

Wood J (1868) Variations in human myology observed during the session of 1867–1868 at King's College, London. *Proc R Soc Lond* **XVI**:483–524.

第13章　楽器のインターフェイスの調整
Adjustment of the musical interface
ロバート E マーキソン

　私は35年間にわたる日々の音楽活動と25年間にわたるプロの音楽演奏の中で，音楽家の長いキャリアには非常にありふれている，楽器に特異的な多くの問題を経験し自分で対処してきた．これらは楽器の個人的管理，伝統的楽器の修正，新しい楽器のインターフェイスの開発の参加に繋がった．目標は生涯にわたって日々の楽な音楽活動と音楽家仲間のケアである．

　"使い勝手の良い（user-friendliness）"と"使い勝手の悪い（user-hostility）"は体とのインターフェイスに伴う直感と快適さを表す一般的な言葉になった（Markison 印刷中）．人間工学は生産性を求め，用いられている道具の性質によらず仕事の快適さを増大する．楽器の改良と新しいデザインの多くの満足は個々の変更が直ちに患者に役立つことによって得られる．一般産業において機械のデザイン変更に伴うような遅れを生じることなく，アイデアは速やかに原型を作って実行される．上肢の機能を理解しているので四肢の外科医は理想的にこの仕事に向いている（Brand 1985）．基本的指針は音楽家の機能障害の観察から作らねばならない．過度の前腕回内と回外は，筋起始部の線維と筋腱移行部を引き伸ばし，手根管の内味を偏位させ内在筋と外在筋を非効率な線維長に置くので有害である（図1）．手関節の偏位と極端な屈曲と伸展は手根管および伸筋区画を窮屈にする．楽器はできるだけ軽いほうがよい．手で持つ重い楽器は，首のストラップ，胸のハーネス，膝の支持，演奏者のベルトや椅子や床に届く支柱などさまざまな方法による重量の再分配を必要とする．メンテナンスの悪い楽器は有害である．解剖学的構造は人から人，手から手で異なっているので，

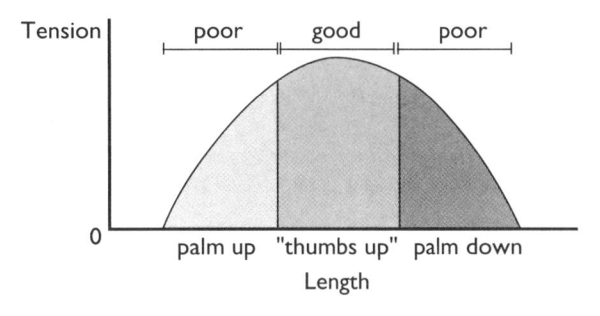

図1　ポール・ブランドが『Clinical Mechanics of the Hand（手の臨床的機械学）(1985)』の中で明らかにしたように，筋線維は短くもなく長くもない時に最もよく働く．

可能な限り楽器自体で調整できるようにする．両端の指（母指，小指）はとても酷使されており，新しい楽器のデザインにおいて多くの役割を担わせないほうがよい（Markison 1994）．

　コンピュータは音楽家が作曲，編曲，演奏をするのに大きな助けになる．そのうえに，コンピュータ・インターフェイスは音楽家の耳の訓練や，自己流の演奏の落とし穴を回避するのに非常に有用であることがわかってきた．言い換えれば，個々の楽器のデジタル・インターフェイスとコンピュータの相互作用によって，伝統的な教育法よりもはるかに速く，クラシックあるいはポピュラー音楽の構造に精通できるようになる．全ての音楽家は，創造力を具現し新しい収入源を開発させるために，コンピュータを使えるようになるべきである．

　管楽器，弦楽器，鍵盤楽器など多くの楽器を演奏できる者として，私は自分で制限する必要はないし，むしろ1つの楽器しか演奏しないことはおそら

く愚かなことと考え，今もなお完全な音楽家になることを求めている．

音楽家の上肢の多くの障害は固有の構造に配慮しないことに由来する．私たちが知っているように，フィボナッチ（Fibonacci）の数列は指の曲線の中の渦巻きと貝殻の断面の渦巻きを説明している（図2）．デザインと動きの自然の円弧を思い出すことは，私たちのクリニックで音楽家が楽器を演奏するのを観察する時にとても役に立つ．私は時には，自然な運動範囲を保持するのを助けるために手指，手関節，肘を実際にスプリントで固定することなく，マイクロポア（Micropore）のサージカル・テープを貼る．不自然な動きを抑制すると，彼らは自分自身の行動を修正して速やかに学習する（図3）．悲しむべき事実は，より古く，明らかに"原始的な"楽器がしばしば現代の楽器より使い勝手が良い（図4）ということである．

後述する実例の中で，通常の楽器の調整と明らかに急進的なデザインの価値について議論し，ついで治癒に重要なひとつの現象すなわち即興的技術について考察する．

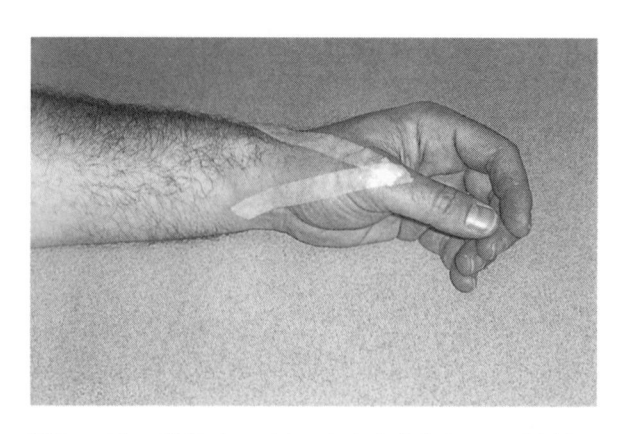

図3 正しい肢位はスプリントがなくともテープを貼ることによって教えることができる．患者はこれらのテープの技術を学べば速やかに行動を修正する．写真に示す方法は母指のCM関節を保持する．患者は母指の過度の使用を避ける．なぜならばそのような使い方はテープがひっぱられ皮膚を刺激するからである．

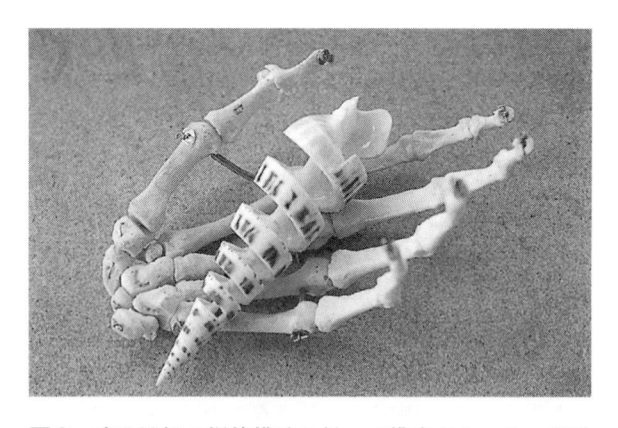

図2 手は貝殻の螺旋構造に従って構成され，かつ運動する．楽器の改良と新しい楽器の設計はこの素晴らしいデザインを尊重すべきである．

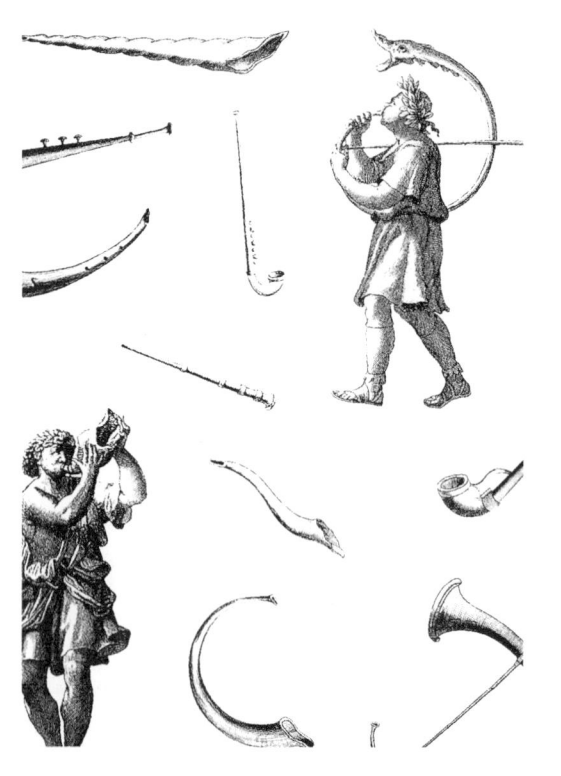

図4 古代の楽器は，ここに描くように，螺旋構造をとても尊重している．

楽器の設計，製作，改造

図5は，子供の小さい手のためにあつらえられた一種のリコーダーの着想と製作について説明している．初めに，彼らの左手の示指，中指，環指，ついで右手の示指，中指，環指，小指を紙の上に無理のないように置いてチョークで指紋を採った．これにより快適なキーホールの設計図ができる．素速く下絵を書き，彼らが実際に持って快適かどうかを言えるために，粘土で原型を作る．次に，特注の素材で型を取った後，小旋盤で紫檀の木を削ってリコーダーを製作する．この楽器は立派に役に立つ．私は子供たちにバロック音楽の運指法を教えた．そして，いくつかのキーホールを大きくしたので，半音階を容易にし，ついには速いパッセージの演奏をもっとたやすくするために別の運指法も教えた．

楽器の大きさ，重量，音階は音楽家にとって重要な考慮すべき事項である．10歳の子供にBフラットのクラリネットを持たせるのは賢いことではない．Eフラットのクラリネットが理想的である（図6）．

前おきの節で，私は両端の指（小指と母指）の使い過ぎを避ける必要性と，手関節の持続的屈曲を避ける必要性を述べた．チェロまたはコントラバスを演奏するために必要なボウイングを考えると，外科医は母指の手根中手（CM）関節が大きな力を伝えることと手関節は時おり正中神経圧迫をもたらすファーレン徴候の肢位に止まることに直ちに気づくだろう．それゆえチェロ奏者とコントラバス奏者は練習や演奏のためにドイツ式弓を習得すべきである（図7）．

次世代のヴィオラには大変わくわくする．デヴィッド・リヴィナス（David Rivinus）は米国バーモント州に在住する楽器設計兼製作者であるが，ペレグレーナ（Pellegrena：イタリア語で巡礼者の女性形）を設計した．この楽器は素晴らしい音を奏で真に使い手にやさしい．これはサンフランシスコ交響楽団のヴィオラ奏者であるドナルド・エールリヒ（Donald Ehrich）のキャリアを助けた．ここに演奏中の写真がある（図8）．弓を使う手に向かって斜めに切り取られているので，弓の角度はより自然である．リヴィナスは左手を捻らないようにするために指板を右手に向かって斜めに切り取った．より大きい反響室のために弦の長さは少し短くなり，したがって左上腕が体幹から離れるカンチレバーは短くて済む．この楽器のために，将来の多くの弦楽器奏

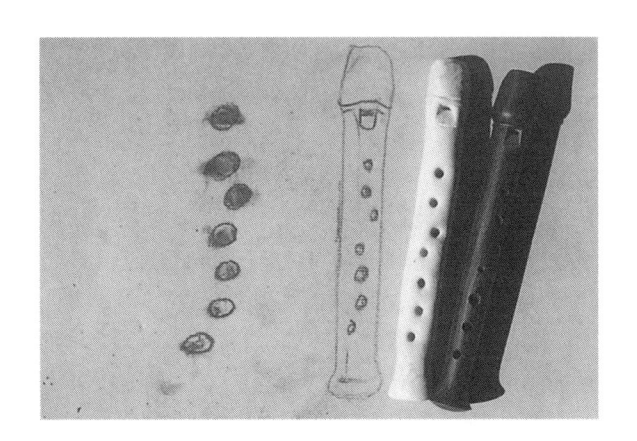

図5 著者は子供の指紋を採り下絵を書き粘土で型を取ることからリコーダー製作を始め，一種の紫檀製の楽器を作る．この楽器はバロック音楽の運指や別の運指で演奏ができる．

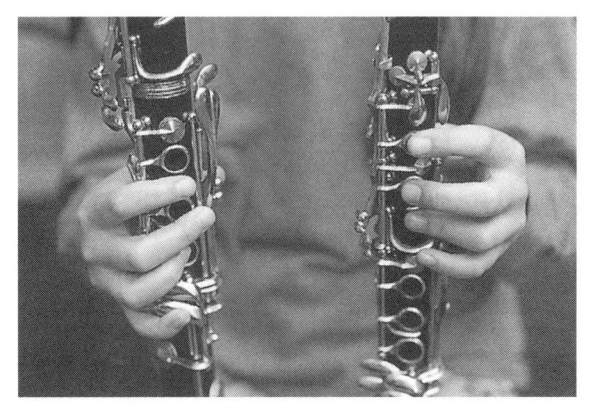

図6 左側のBフラットのクラリネットは小さい子供の手には適当ではない．右側のEフラットのクラリネットが適当である．

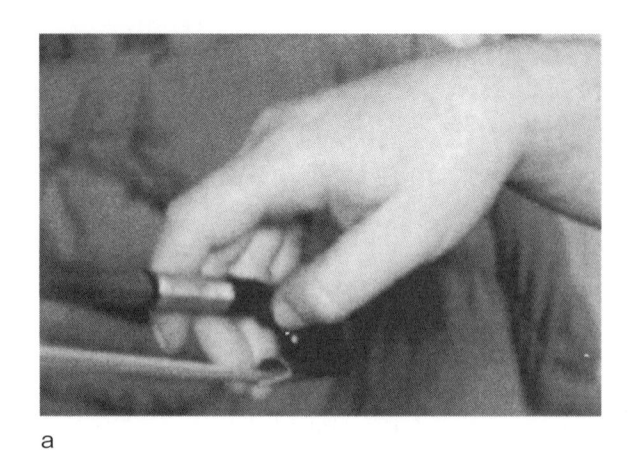

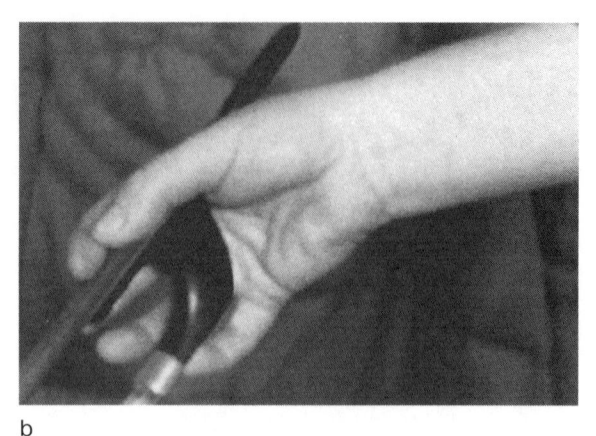

図7 ドイツ式弓は有用な道具である．(a) 母指と手関節の良くない肢位．(b) フロッグは掌の中にある．

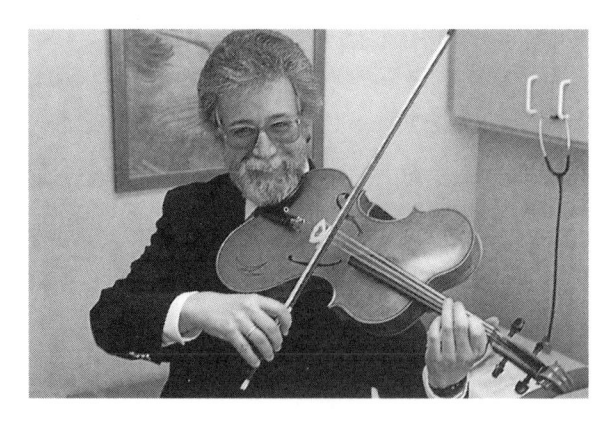

図8 サンフランシスコ交響楽団のヴァイオリン奏者ドン・エールリッヒがデヴィッド・リヴィナスのペレグレーナ・ヴィオラを示している．これは美しい音をもつ人間工学的に賢明な楽器である．

者はストラディヴァリウス（Stradivarius）や多くの模倣者による，美しい音色を奏でるが演奏するには辛いデザインから逃れることができるだろう．

先に述べたように，末梢の筋線維にとっての黄金律は，反復または負荷に負ける原因となるかもしれない過度の短縮，緊張，捻れを避けるために，理想的な線維長を維持することである（Markison 1990）．フルート奏者の左手は過度に捻れているが，最良の選択は図9の写真に示すようなオフセットのキーである．

私はフルート奏者の上肢の捻れを根本的に解決する方法を考え出した．マーキソンのフルート頭部管は88°に曲がっており両上肢に捻れを起こさない．右母指のサム・レスト（thumb rest）は楽器にハンダ付けするかリングで固定する．左母指のみずかきはボー・ペップ・クラッチ（Bo Pep crutch）を使用して開かれたままである．この頭部管はサンフランシスコのフルート制作者ダニエル・ディーチ（Daniel Deitch）によってうまく製作されている（図10）．

キーの位置の変更に加えて，あつらえて鍛造したキーによって得られる触覚の快適さを考慮することも重要である．この相違は明白である（図11）．

管楽器において，替え指による運指は，音色，快適さ，"スムースな運び"，速い楽節の演奏のために非常に重要である．ロザリオ・マッゼーロ（Rosario Mazzero）はそのような多くのキーの延長を創始し，快適な運指の組み合わせで右手や左手の運指の変換を可能にした（図12）．

楽器の支持は支柱によってうまく行われる．マイケル・ベンサン（Michael Benthin）は米国のデザイナーであるが，MUTS，すなわちマイケルの究極的サム・セイバー（Michael's ultimate thumb saver）を開発した．ここに見るプロのオーボエ奏者はベルトまたは座席ストラップからの支柱を使うことに

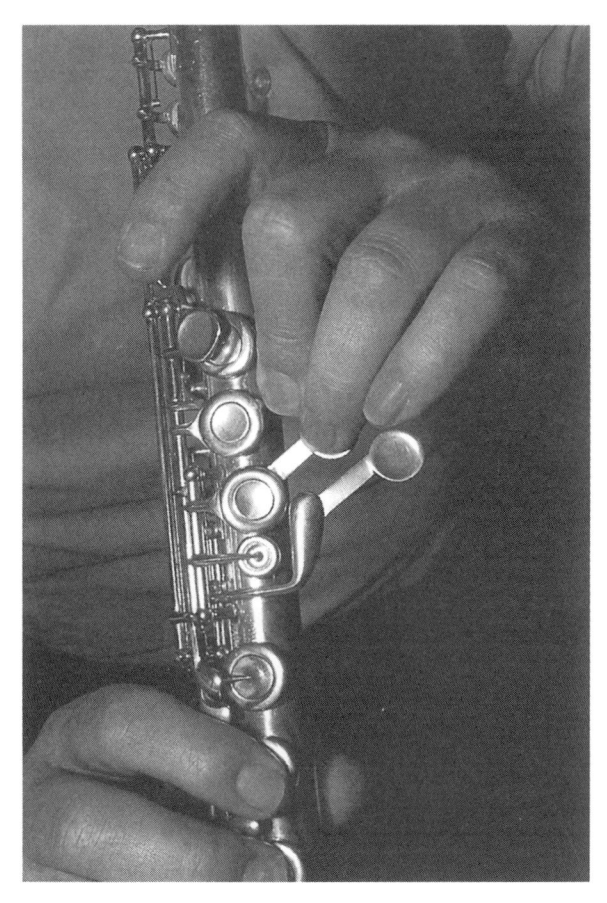

第13章　楽器のインターフェイスの調整　　151

図9　オフセットのキーの延長はフルート奏者の左手を捻らない．左小指の到達を容易にし，37%が環指小指の浅指屈筋腱の結合を有している患者のために，摩滅を減少する．

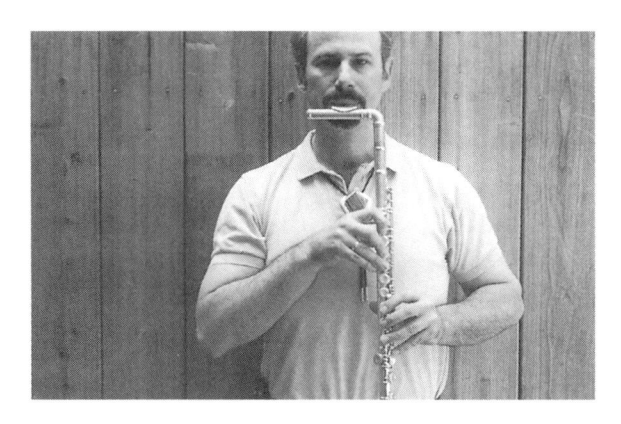

図10　著者は自身のフルートの問題をマーキソンのフルート頭部管の創案により解決した．これは88°に曲がっており，右母指のサム・レストと右母指みずかきのためのスペーサーをもち，しかも音色は損なわれない．カリフォルニア州サンフランシスコの熟練したフルート制作者ダニエル・ディーチによって製作された．

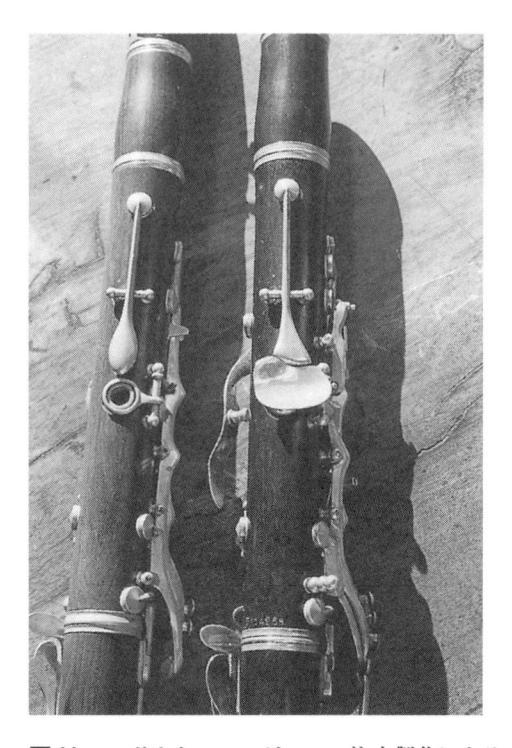

図11　ロザリオ・マッゼーロの注文製作によるカリフォルニア・クラリネットは，右側の写真であるが，特注で作製した銀製のキーにより力をとてもよく再配分する．なぜか大きな楽器製作会社はこのような快適な改良を追究してこなかった．

よって，右母指の手根中手（CM）関節の再建手術を免れた（図13）．

　バイオフィードバックは楽器の改良と設計に重要な役割をもつ．筋電図の電極を手関節と指の屈筋と伸筋および母指球筋に取り付けることにより，デザイナーは最も労力が少ないように改良または新しい設計をすることができる（図14）．

　パラレル・ミュージカル・インターフェイス（Parallel musical interface）はメロディとハーモニーの着想を洗練するのに非常に役に立つ．それらはまた独立して演奏に用いることができる．ヤマハで製造されているようなミュージカル・インストル

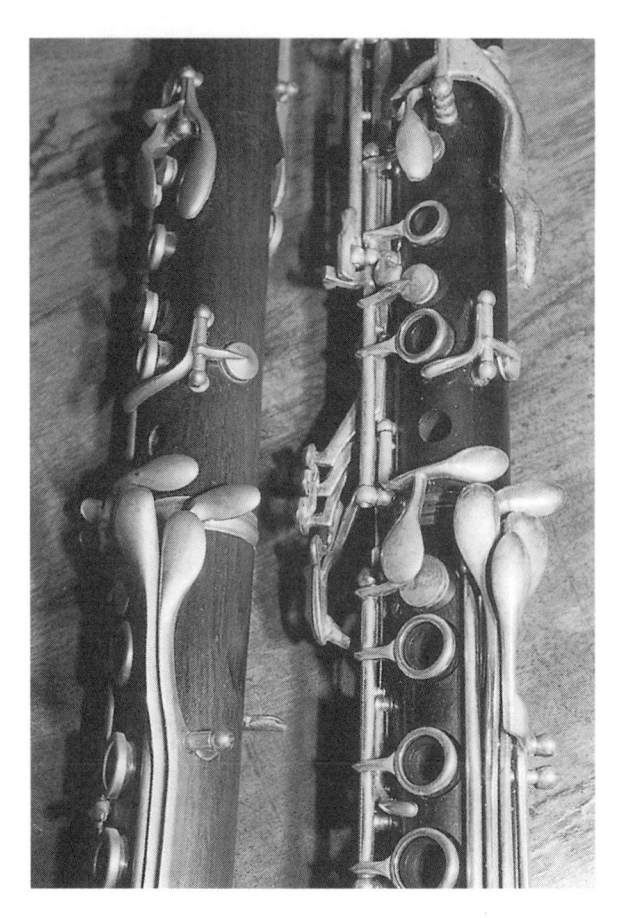

図12 キーの延長とキーの追加は演奏者に運指の選択の幅と大きな快適さを与える.

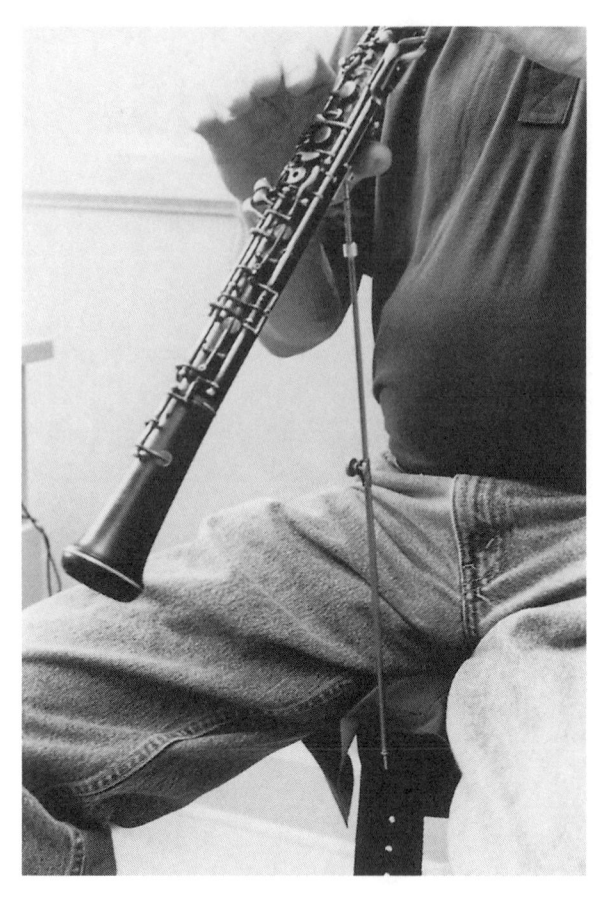

図13 マイケル・ベンサンのサム・セイバーはオーボエをこの写真のように支える．これは垂直に保持する他の管楽器も全く同じように支えることができる．支柱はこの写真のようにベルトの留め金またはCストラップで支える．床からの支えは有用であるがより自由度が少ない．

メント・デジタル・インターフェイス（musical instrument digital interface：MIDI）管楽器は優れた音域と万能性をもたらす．それらはとても軽量であり演奏が容易である（図15）．

　私はギター奏者に降りかかる自己規制と自己破壊という矛盾した困難にしばしば驚く．ドブロ・アンド・ラップ（Dobro and lap）スチール・ギターはヴォイス・リーディング，新しく異なるハーモニーの組み合わせ，豊かなアンサンブルを探求するのにとても良い．左手を無理に回内することなくリラックスした肢位でスチール・バーを保持し，右手では機能的ポジションで母指のピックをはじめ3, 4個のピックを持つことができる（図16）．

　私はペダル・スチール・ギターの熟練奏者であるモーリス・アンダーソン（Maurice Anderson）と仕事をしたことがある．アンダーソンはスチール・ギターの設計の仕事とモダンジャズの録音を含めて，この楽器の完璧な取り扱いによって国際的に認められている．彼は普遍的12弦調律と呼ばれるものを発展させ，ペダル・スチール・ギターのハーモニー

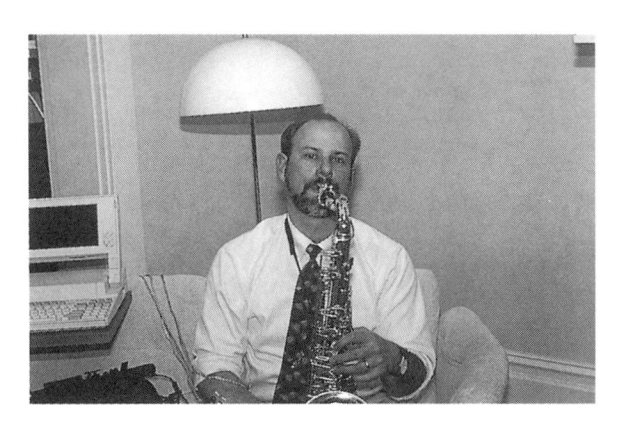

第13章　楽器のインターフェイスの調整　　153

図14　著者は楽器を改造する時はいつでもリアルタイムのバイオフィードバック用電極を総指伸筋，浅指屈筋，尺側手根伸筋，尺側手根屈筋，母指球筋に付ける．これらは単純なソフトウエアによって統合され，全ての楽器を通じて，筋の出力を最小に保つのを助ける．これはまた音楽家の手を再教育するのにも優れた方法である．

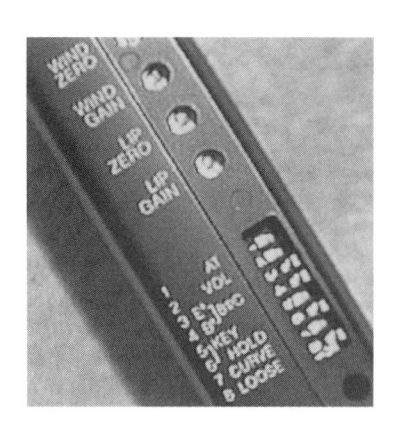

図15　この写真のヤマハWX-7のようなミュージカル・インストルメント・インターフェイス管楽器は7つのオクターブと128の音色というたくさんのことができる．著者はこのインターフェイスをコンピュータによる音楽の作曲や編曲に用いた．

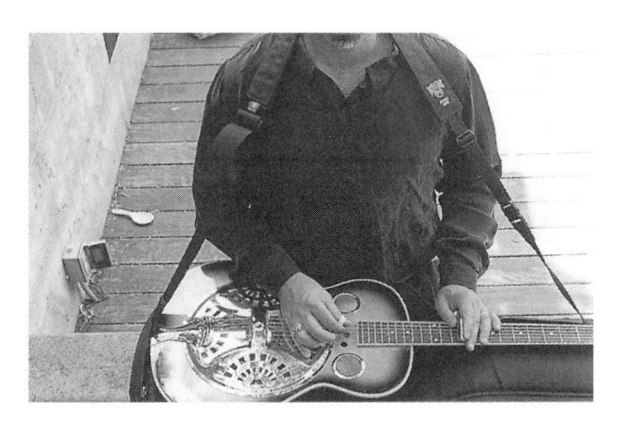

図16　ここに見るドブロは標準的ギターにとって使い勝手の良い練習と演奏の代わりとなる．これは伝統的なギターを排斥するものではないが，ある独特な和音の質を伴い確かにより良い姿勢をもたらす．

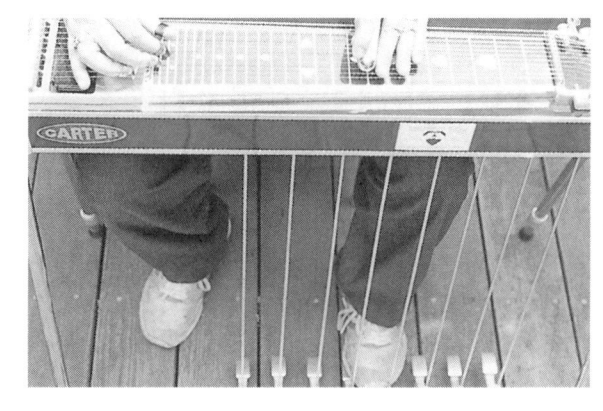

図17　ペダル・スチール・ギターの熟練制作者であるカーター・スチールギターのバド・カーターは著者の仕様書に従ってこのペダル・スチール・ギターを作った．弦の調律はスチールギターの熟練奏者であるモーリス・アンダーソンによって開発された．

の調整で私を助けてくれた．このギターは熟練したギター製造者であるテキサス州メスキート，カーター・ギター（Carter Guitars）のバド・カーター（Bud Carter）によって製作された．ペダルと膝レバーを組み合わせて用いることによって，12弦はメジャー，マイナー・ドミナント，オーギュメント・ディミニッシュ，エクステンド，そしてわずかに変換したコードが驚くべき広さのピッチ幅で可能である．私はこのようなタイプの楽器が将来発展すると信じている．私は個人的にモーリス・アンダーソンと一緒に研究をしたが，ペダル・スチール・ギターが作曲，編曲，演奏のための素晴らしい楽器である

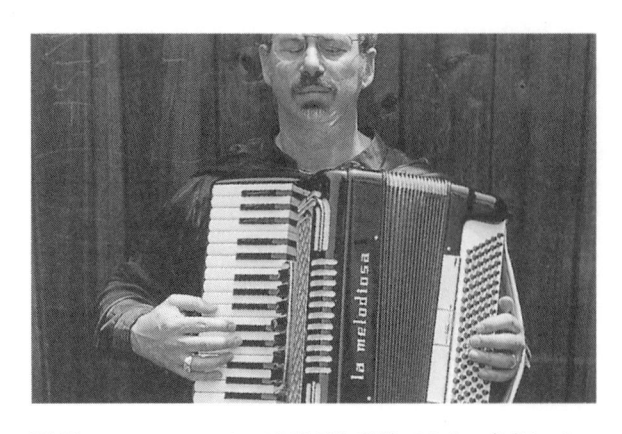

図18 アコーディオンは精巧な楽器であり、奏者にめったにキーを見る必要のないことを思い起こさせる。それは不要な力を頸椎に与えたり、腕神経叢に刺激を生じたり、末梢の筋腱と神経に緊張を与えるような、頭部を前に出したり上肢を前に出したりする姿勢を回避させる。アコーディオンでは再ハーモニーは瞬時でありとても満足できる。著者はピアノ奏者にアコーディオンを真剣に学ぶよう勧める。

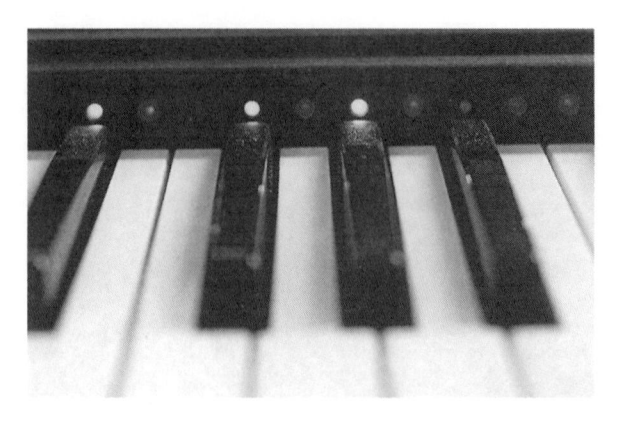

図19 ヤマハPSR420の写真を示す。光が鍵盤の上で点滅することが独特である。自動録音する楽器であるので、音楽家や学生はいくつかのコードやフレーズを演奏し、それから座って旋律と和音の"形"を学習しながら聴くことができる。自動録音して演奏そして聴くことによって得られる小休止は保護的であり学習を促進する。

ことをすぐ理解した（図17）。

ピアノ奏者についてはこの本のいたるところで述べられている。優秀なピアノ奏者が必ずしも優秀なアコーディオン奏者にはなれないことは驚きである。アコーディオンの120個のボタンは論理的に、基音（root note）、長3度（major third above）、外側にメジャー・コード、マイナー・コード、ドミナント・コード、ディミニッシュ・コードと配置されている。20列の6個のボタンは"五度圏（cycle of fifths）"に配列されている。このことはハーモニーと再ハーモニーが左手単独または右手と組み合わせて用いることにより、瞬時に、簡単に、無限に変換できることを意味する。これは目に頼らないメロディ、ハーモニー、リズムの楽器であるので、ピアノ奏者は鍵盤を見ることから"脱却"せねばならないと教えられる。私自身は、自分の手を見なければならない人で大成功した人を知らない。理想的には、ピアノ奏者はあたかも管楽器奏者のようにフレーズごとに息を継ぎ、そして楽器を再び見ないことである。私は長い間この鍵盤楽器を演奏しているが、手を見なければならない理由はなかった。

音楽創造の展望

私はミュージカル・インストルメント・デジタル・インターフェイスは音楽活動と音楽家にとって極めて重要と考えている。私は個人的には電子音楽の演奏を楽しまないが、他の多くの人と同じように、コンピュータによる作曲、変奏、音楽の創造と販売に成功してきた。この比較的簡単な技術を習得した音楽家にとって収入を得る機会は開かれている。

電子キーボードの価格は下がっており、コンピュータと容易に接続することができて、データを蓄積したり、種々のキーによってデータを変換したり、多くの音を持つシンセサイザーとして働くなどの特徴をもつ。ヤマハPSR420キーボードは、人がキーに手を当てずにキーの配列を観察することができるように、白いキーの上に緑の光源を、黒いキーの上に赤い光源をもつ。言い換えれば、患者の作る、あるいはコンピュータの作るメロディ、ハーモニー、

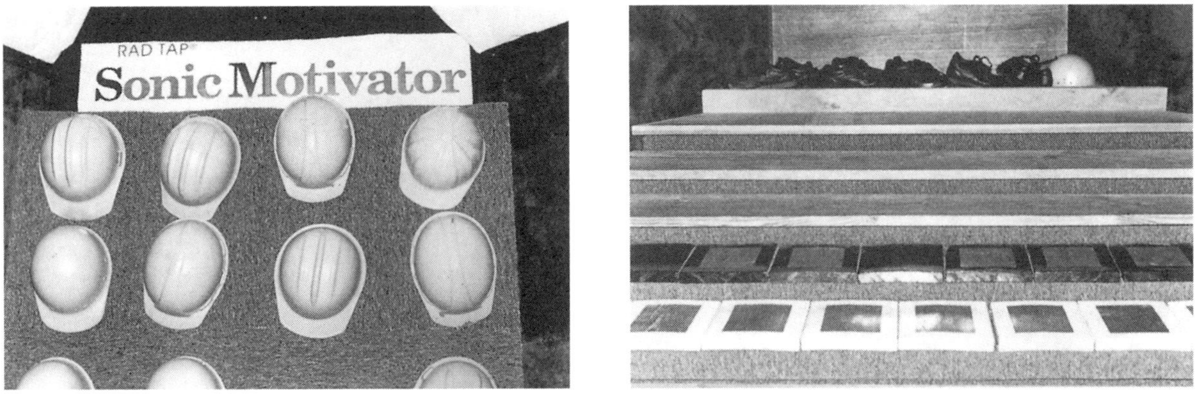

図20 (a, b) ロジー・ラディエーターは「ラディカル・タップ」タップ・ダンス技術の創案者かつ教育者であるが，振動と位置を感じる床（ソニック・モチベーター）を発明した．それはそれ自体が多くの音をもつ独特な新しい楽器であり，タップ・ダンサーを手を使わない音楽家にする．

リズムを"形"によって研究することができる．これは注目すべき教育学習の道具である（図19）．

ヴァーチャル楽器が登場してきており，その最も優れたものは理想的な姿勢，最小の力，過度の反復の回避により構成される触覚の相互作用をもっている．そのような成功したインターフェイスのひとつはカリフォルニア州バークレーのドン・ブフラ（Don Buchla）によって創案製作され，"サンダー（Thunder）"と名づけられている．

完全な音楽家（Green and Gallwey 1986）になるという探求から，私はラディカル・タップ（Radical Tap）と呼ばれる独特のタップ・ダンスのカリフォルニア州の尊敬すべき女性教師とともに，最も音楽的なダンスであるタップ・ダンスも研究した．彼女の名前はロジー・ラディエーター（Rosie Radiator）である．音楽家の手の保護を論じる章でタップ・ダンスについて論じるのは奇妙に思えるかもしれない．しかし，私は手を使わない音楽創造も考察することは全く適切なことと思う．ラディカル・タップの技術は体のいかなる部分に対しても機械的ストレスを避けることを強調している．私はラディエーター氏と研究をしたのでこれを確認できる．世界中からダンス教師が，彼女の方法の教授法を学ぶために，彼女のスタジオに集まる．彼女は床を楽器に変える特殊な音楽的床面と電子回路を創案開発しており，ダンサーが選んだ楽器の音によってメロディ，ハーモニー，リズムを生み出すために，床がタップ・ダンサーの靴の圧力と位置に反応する．たとえば，ダンサーはラディエーター氏がソニック・モチベーター（Sonic Motivator）と名づけたこの楽器の特殊な床板の上でタップ・シューズの動きによって，ビブラホン，全てのドラム，ピアノ，管楽器などを"演奏"することができる（図20）．私は，この装置が，手を使わない音楽創造，音楽とダンスの作曲と振りつけ，音楽とダンスの教育，理学療法そして長いキャリアのために上肢を保護せねばならない"完全な芸術家"の発展のために使われると予想する．これは興奮すべき新しい楽器である．

最後に，私は即興が音楽上の成功の鍵であると信じている．私は長い間，即興的でない音楽家が即興的である音楽家に比してはるかに多く心身的な痛みに苦しむのを見てきた．その理由は実際極めて単純である．もし彼らが即興で演奏しないのであれば，彼らは他人の音楽の再現に自らを委ねているのである．真剣なクラシック音楽家は，バッハ，モーツァルト，シューベルト，ショパンが皆いつでも即興で演

奏したことを知っている．偉大なジャズ・ピアノ奏者であるオスカー・ピーターソン（Oscar Peterson）はショパンを極めて真剣に勉強するのに1年間をかけた．なぜなら，彼はショパンのエクステンディッド・コードの構造が現代ジャズを先取りしていたことを知っていたからである．私はクラシックで教育された音楽家にクラシック音楽を捨てるようにとは言わない．しかし，いったん彼らが理論と和声が即興演奏に極めて重要であることを理解すれば，彼らのクラシック音楽の質は必然的に改善する．全ての音楽家にとって刺激的な情報源の一覧表を次に掲げる．

情報源

1. ジャズを教えるのにCD，テープ，本，ビデオを含めて最も良い供給先はJamey Aebersold Jazz, P.O. Box 1244, New Albany, IN 47151-1244である．注目すべき数のスタンダード曲を含む70巻がある．

2. マーク・レヴィン（Mark Levine）はサンフランシスコ湾岸地区における卓越したピアノ奏者かつ教育者であるが，全ての音楽家が読んで勉強するべき非常に重要な2冊の本を書いている．1冊目は『The Jazz Piano Book』（1990）で，2冊目は『The Jazz Theory Book』（1996）であり，どちらもChuck Sher Publication, CAから出版されている．

3. フィル・ドゥグレグ（Phil DeGreg）著の『Jazz Keyboard Voicing and Harmony』は素晴らしい情報源である．鍵盤楽器のための単純なシェルヴォイシングから最も複雑なビル・エヴァンス（Bill Evans）タイプのヴォイシングまでを含んでいる．MIDIファイルの姉妹編が入手できる．

4. 聴くことは音楽家にとって絶対的に必要である．ジャズCDの最良の単独の情報源で安価なのは『Double Time Jazz Catalog Discount Jazz Recordiongs』であり，Double Time Jazz, P.O. Box 1244, New Albany, IN 47151から入手できる．

5. MIDIを使えるようになりたいと思う人々のために，最新の全てのコンピュータ・プラットフォームが多くの優れたプログラムを利用可能である．私の好きな双方向性のジャズ志向プログラムのひとつはBand-In-A-Box Professionalであり，PG Music Incorporated, 266 Elmwood Avenue, Unit 111, Buffalo, New York 14222から入手可能である．同じ会社は『Jazz Pianist』第1, 2巻という題の2巻の素晴らしいピアノ・デジタル・ファイルをもっている．もうひとつの気に入った双方向性のジャズ志向プログラムはMiBAC Jazzという名前である．

6. 多くの音楽家はウォーム・アップに失敗している．まず最初に，演奏前に1リットルの水を飲んで水分をあらかじめ補給すべきである．乾燥した筋肉，腱，神経はうまく働くことができない．ストレッチは有益である．私自身音楽家に提供するセットを持っているが，リチャード・ノリス（Richaed Norris）によって作られた『Therapeutic Exercises for Musicians』という題のビデオを入手するよう勧める．

7. 上に名前を挙げたソフトウエアの他に別売の製品としては以下のようなソフトウエアも販売されている．フロリダ州ノートン・ミュージック（Norton Music）のボブ・ノートン（Bob Norton）は，数百の標準的歌曲のための，いくつかの素晴らしい伴奏と和声進行型のシークエンスを世に出し，音楽家はこれらの全てをコンピュータにプログラムしなくて済むようになった．

8. 音楽家は常に"テープを戻したり進めたりして対話するように繰り返し聴く"べきである．彼ら自身の材料を再生してもよい．マランツ（Marantz）ポータブル・テープレコーダーは1/2の速度での再生が可能であり，そしてまた非常に精密なチューニングが可能である．6カ月前にアカイ（Akai）はRiff-o-Maticを世に出

した．これは基本的に非常に小型のポータブル・デジタル・サンプラーであり，13〜26秒の入力をサンプリングし，ピッチを変えることなく1/2速，2/3速で再生できる．これはデジタルに行われ多少の音割れを伴うが，かなり優れた小型の装置である．これは過去数カ月の間にごく少数の楽器店に入荷された．

9. 私は過去20年間に多くの音楽家を治療してきたが，彼らが新しく発見した即興演奏の技術に感謝して定期的に寄こす連絡を大変嬉しく思う．私はクラシック音楽家に対して，即興演奏の名においてクラシック音楽を放棄するようには決して勧めない．しかし，彼らは即興を通じて得られた本格的な音楽理論と和声のバックグラウンドをもった時，クラシック音楽はより優しく包括的になることを認めている．

10. キーボード奏者が特にピアノの音声を研究するのには人間工学的な理由がある．無理な到達距離は，適切な和声の転回や適切なヴォイス・リーディングと，単調なシェルボイスからもっと複雑で和音の多い楽器のような声までのさまざまな発声法の変化によって常に避けることができる．

11. 以上に述べたように，聴くことは非常に重要である．20世紀のジャズ芸術の偉大な貢献者のうちの2名はアート・テイタム（Art Tatum）とビル・エヴァンス（Bill Evans）である．定期的に彼らの音楽を聴けば生涯にわたって霊感を得る．

——Robert Markison（根本孝一・訳）

文献

Brand PW, ed. (1985) Mechanics of individual muscles at individual joints. In: *Clinical Mechanics of the Hand*. Mosby: St. Louis: 192–309.

Green B, Gallwey WT (1986) *Inner Game of Music*. Anchor Press: New York.

Markison RE (1990) Treatment of musical hands: redesign of the interface. *Hand Clin* **6**:525–44.

Markison RE (1994) Hands of fire: how to recognize, treat and avoid occupational hazards of keyboard performance. *Keyboard Magazine* April 1994: 93–110.

Markison RE, Johnson AL, Kasdan ML (in press) Comprehensive care of musical hands. In State of the Art Reviews: Occupational Medicine. Hanley & Belfus: Philadelphia.

第14章　ジストニア
Dystonia
クリストファーB ウィン・ペリー，ラウル・トゥビアーナ

フォーカル・ジストニア
――クリストファー・ウィン・ペリー

　これは音楽家を侵す疾患の中で最も破壊的なものである．職業的痙攣のひとつであり，書痙，電信技手の痙攣，その他の職業的痙攣と本質は同じであり，19世紀後半にガウアー（Gower）が記載して以来知られている．指の無痛性の協調運動障害と説明される．管楽器奏者ではアンブシュールにも発生する．しばしば音楽家は指が言うことをきかず，屈曲後に伸展することを拒み，コントロールができないと表現する．

　罹患した音楽家は指や口唇のコントロールを失っていき，特定の指が不服従になって要求される動きができなくなることを理解し始める．典型的な例はピアノ奏者であり，右手の環指と小指が手掌に巻き込まれていくのを阻止できず，同時に中指は伸展する．ギター奏者は右手の中指をコントロールできず，チェロ奏者は右手の母指が思いどおりにならなくなる．その特徴は音楽家が問題を矯正するためにむきになればなるほど状況が悪化することである．そのような奮闘は逆効果が大きいので止めるように勧告せねばならない．

　シューマン（Schumann）はこの疾患に侵されピアノ演奏を断念せざるを得なかった可能性がある．音楽家による古典的な記事は米国の著名なピアノ奏者ゲリー・グラフマン（Gary Graffmann 1986）による．彼は医学雑誌『Medical Problems of Performing Artists』の初期の巻に生き生きと詳細に描写している．その記事を次に引用する．

　「私は右手の環指と小指のコントロールを次第に失っていった．疼痛も感覚鈍麻もなく始まり，医師に説明できる他の症状もなかった．びんを開けたり，靴紐を結んだり，箸を使ったり，ピアノでさえ99.9％の時は，手は正常に動いた．ただある伸展した位置で，たとえば連続したオクターブで，問題は表面化した．最初のオクターブは正常に演奏できたが，続くオクターブは環指をますます引き込んでいき，やがて小指を引き込んで手が固まり，当然間違った鍵盤を打つことになった．この動作は疲労にも，準備運動にも，良い日も悪い日にも全く影響されなかった．あるパターンは弾けるか弾けないかであった．いつも全く同じであった．鍵盤の8つの音符のオクターブの幅は約7インチであり，子供でも弾けるが，50歳になった私にはもはや不可能であった．」

　ブライアン・ヘイ（Brian Hayes 1987）はギター奏者であるが，自分の問題を生き生きと描写している．彼は不可解にもプラッキングする右手，特に示指が間違った音を出すようになった．示指または中指を中手指節（MP）関節で屈曲させようとすると最初に環指が意図するより強く屈曲した．彼は示指または中指を屈曲しつつ環指を伸展することができなかった．しかし，示指を屈曲しなければ環指を強く伸展することは可能だった．環指は外転せずに屈曲することができなかった．

　「私は中指に逆らって環指を保持できず，同時にMP関節で屈曲できなかった．どの指を屈曲しようとしても他の指に制御できない外転を生じた．全て

の4本の指の遠位指節間（DIP）関節は過度にこわばっているように感じた．」

　この状況はほとんど常に中程度のキャリアの者，すなわち20年以上楽器を演奏している音楽家に発生する．ピアノでアルペジオやブロークン・オクターブを演奏したり，ヴァイオリンでダブル・ストップを演奏する時にしばしば困難を生じる．激しい楽節や音符の速い上昇と下降を変換しなければならない所で次第にスピードを失うようになる．指は"こわばって痙攣し"，さらには前腕の疼痛と疲労を感じるようになる．ブランドフォンブレナーの症例（Brandfonbrener 1995）では，発症年齢は平均38歳であり，慎重に経過を観察した症例58例中，17例は木管楽器奏者，16例は鍵盤楽器奏者，15例は弦楽器奏者，7例は金管楽器奏者，3例は打楽器奏者であった．

　私たちのクリニックでは過去3年間に25名の音楽家がフォーカル・ジストニアと診断されている．ピアノ奏者は5名で中指・環指・小指の協同運動ができなくなり，このうち4名は神経学的検査を求められた．ギター奏者は4名で，うち3名は左手の示指に問題があった．ベース・ギター奏者は4名であった．アコーディオン奏者は2名で，右手の示指・中指に問題があった．オーボエ奏者，フルート奏者，チェロ奏者，ドラム奏者，サキソフォン奏者，バンジョー奏者はおのおの1名ずつであった．トロンボーン奏者3名，ホルン奏者1名，トランペット奏者1名はアンブシュールであった．

　レダーマン（Lederman 1987）はこの問題について広範囲に論文を書いており，14名の弦楽器奏者のジストニアのさまざまな表現型を表にまとめている．それらは中指と環指または小指，示指または中指，中指のみ，環指のみ，母指のみ，そしてこれらの組み合わせであった．しかし，個々の患者にとってパターンはほとんど常に同じであった．

　興味深いことに，患者が非罹患手で模擬演奏する時に鏡像効果が見られ（Lockwood 1992），演奏していない罹患手にジストニアの動きと痙攣が出現したが，このことは中枢に問題のあることを示唆している．ジストニアは最後には日常生活にも波及するが，初期からかなり長い間，患者の日常生活に支障はない．これらの患者はピアノ演奏に痙攣があっても，ヴァイオリン演奏にもタイピングにも支障を感じない．患者は疼痛，振戦，感覚異常（paraesthesia）は訴えない．問題は巧緻運動のコントロールを失うことのみであり，無痛性の協調運動障害，指の不服従であり，管楽器では正しい音を吹き鳴らせないことである．

　家族性の背景について記載されている．1名の典型的な書痙患者には双子の同胞がいたが，この同胞にも中枢性振戦と書痙の症状があった．他にも1組の双子についての記載があり，彼らは非常に幼い時に引き離され別々に教育を受けたが，2名とも職業音楽家になり，そしてフォーカル・ジストニアに罹患した（Altenmuller 1998）．

　ブランドフォンブレナーは，58名の患者についてジストニアの発症を決定または促進する要因について記載している．19名は何もなかった．10名は演奏または練習時間の突然の増加があった．8名は演奏法の極端な変更があった．7名は楽器から長い間離れていた後の大学院入学があった．7名は必ずしも最近ではないにせよ外傷があった．5名は何らかの絞扼性神経障害があった．4名は心理的トラウマがあった．2名は楽器を変更した．

　フレッチャー，ハーディング，マーズデン（Fletcher, Harding, Marsden 1991）は外傷と特発性捻転ジストニアの関係について検討した．全般多巣性または体節性特発性捻転ジストニアは85％の症例において，低浸透度の常染色体優性遺伝子によって引き起こされる．研究した104例のうち，17例は外傷によってジストニアが惹起または増悪したと思われる病歴があった．8例は血縁者に同様な疾患があった．それゆえ彼らはジストニアの発症には遺伝的な易損性があり外傷によって惹起されるのだろうと考えている．ショット（Schott 1985）は外傷が先行要因として作用した多くの患者について記載しているが，末梢神経の損傷は長い間に脊髄の中枢性シナプス機

構に変化を与えることを示唆し，この変化をカウザルギーや幻肢痛においてよく理解されている経過と比較している．脊髄への求心性刺激の変化は中枢神経の多くのレベルでの著しい再構成をもたらすことはよく知られている．また彼は，初め整形外科医の診察を求めたが，その後ジストニアと判明した8名の患者について述べている（Schott 1983）．このうち3名が音楽家であり，ハープ，ヴァイオリン，チェロの奏者がおのおの1名ずつであった．1名は頚部脊椎症と尺骨神経炎と診断されていたが，実際は環指・小指の手掌への巻き込みを伴うジストニアであった．ヴァイオリン奏者は肩関節痛を伴う頚部脊椎症と診断されていたが，実は示指が巻き込まれ母指を制御できないために弓をコントロールすることができなかった．急に発生する中指と環指の不随意運動もあった．チェロ奏者は左手の中指・環指が急に伸展し，末梢神経の絞扼性神経障害と診断されていたが，ついにはピアノ演奏に影響し，さらにはコートを着る時に振戦を生じるに至った．ショットはこれらの症状をより広汎なジストニアの部分的症状と考えている．このように早期の診断は困難であるが，強調すべき点は実に長い間痛みのないことである．これらの症例は不正確な診断から起こり得る問題を明らかにしているが，これは不適当かつ有害な手術を導きかねない．

もちろん，ばね指，ガングリオン，手掌腱膜の肥厚（訳者注：デュピュイトラン拘縮）などの局所性病変を除外することは当然である．

協調運動の障害は当然大脳内病変を疑わせる．この分野で仕事をしている私たちは，ジストニアを呈していたが実は髄膜腫その他の大脳内空間占拠性病変を有していた患者を時に見ることがある．ゆえに神経学的検査を完全に行うことは必須であり，もしわずかでも神経学的症状や徴候があればさらに専門家に診察を依頼することが必要である．しかもジストニアの早期に行うことが賢明である．ほとんどの患者は症状が完成してから受診し，症状が長く存在しているほど構造的原因のある可能性は少ない．

トゥビアーナと理学療法士シャマーニュは多年にわたりこの症状の細部を注意深く研究した（Tubiana and Chamagne 1983, 1993）．この章の後で述べるが，経過観察と予後の推定に有用な重症度分類を開発した．最近の研究はフォーカル・ジストニアは相反神経支配の異常であることを示唆している．ベイン（Bain 1998）は電気生理学的研究により，抑制の第2相すなわちシナプス前期が異常であり，書痙における所見を非常によく反映しているとしており，他の者はより中枢おそらく大脳基底核でのコントロールの異常であると信じている．

アルテンミュラー（Altenmuller 1998）は音楽家のジストニアは弦楽器や管楽器に必要とされる特殊な感覚運動の技能に関連すると信じている．音楽家のジストニア患者の30％は書痙や眼瞼痙攣，痙性斜頚などの一般的ジストニアに進行することを見出した．病変は補足運動野（Supplementary Association Motor Area：SAMA）と運動前野にあり，主として運動技能の準備の異常である．これはシナプス前抑制の異常，おそらく大脳基底核の病変とするベインの所見と矛盾しない．補足運動野の病変は大脳基底核に焦点を合わせ，そして末梢の異常を引き起こす．

フェルデンクライス（Feldenkreis）法は有用である．患者は非常に単純な動きからコントロールを学習し，いったんリラックスと筋活動のコントロールを学習した後は，次第に複雑な動きを学習する（Nelson 1989）．ヤン・ファユ（Yang Huayu 1996）は，ジストニアが心理療法で治癒した2名の若い音楽家を記載しているが，これらは通常遭遇する患者よりもはるかに若い年齢で発症しており，明らかに精神力動的問題が存在した．通常，成人では，演奏できないことを原因とする自然な葛藤やうつの他には，心理的動揺はないかあっても軽微である．これは長時間使用した結果，複雑な動きのコントロール・システムが一種の疲労に陥った状態のように見える．もちろん，楽器の変更，演奏法の変更，先行外傷，感情的葛藤などの要因を立証することは重要である．

バトラー（Butler 1998）は北東英国ジストニア

治療推進協議会（North East English Initiative in Management of Dystonia）について述べている．疫学的研究によればジストニアの発生率は人口10万あたり42.25である．彼は，患者の家庭を訪問し，適当な場合はボツリヌス毒素，元気づけや心理的支持を含む治療を行えるジストニアのための開業看護師（dystonia nurse practitioner）を提唱した．彼はいつの日か誰か国民的に有名な音楽家がこの問題をもつことを"公表する"ことを望んでいる．そうすれば音楽家達も彼らの異常を告白しはるかに早い時期に援助を求めるようになるだろう．

ボツリヌス毒素は重症のジストニアに有効であることが証明されているが，神経再支配が起こるので反復して投与しなければならない（Cole et al 1991）．しかし，一時的にせよ筋力低下が必発して正しい演奏ができなくなるので，ほとんどの研究者は音楽家に使用することを断念している．さらにこの方法は，前腕屈筋群の中の筋腱単位の局在を同定することが非常に困難であるので，不正確である．

確かに治療は全人的であるべきであり，特に肩甲帯周囲の運動器の明らかな異常をリラックスとボディ・コントロールの手技により矯正し，演奏法，ライフ・スタイル，そして関連する心理社会的，感情的要因の注意深い評価を行う．キャロラ・グリンダ教授（Carola Grindea 1996）は，多くのピアノ奏者を手関節運動の自由度を増すことと近位の筋肉の緊張を矯正することによって治癒させたと主張している（第3章参照）．

この分野の全ての権威者は，診断が早いほど患者は多方面にわたる治療によって治癒する可能性が高いことを認めている．状況が長く続いている者，トゥビアーナ重症度分類が重度である者は職業的演奏に復帰することはできそうにない．しかし，教えることはできるだろう．

発生率，重症度分類，治療成績
──ラウル・トゥビアーナ

私たちのクリニックには今までに約400例の上肢のフォーカル・ジストニアが紹介されてきた．そのほとんどはプロの演奏家である．

ジストニアは男性に好発する．発症年齢は平均38歳である．同じような性と年齢の分布がホッホバーグら（Hochberg et al 1990）やレダーマン（Ledermann 1991）により報告されている．興味深いことにこの分布は誤用使い過ぎ症候群とは異なっており，後者では女性が男性より多く発症年齢もより若い（私たちの症例では女性の発症年齢は25歳）．

ピアノと弦楽器に多く発生し，内訳はピアノ奏者142名，ギター奏者105名，ヴァイオリン奏者86名，ヴィオラ奏者8名，チェロとコントラバス奏者8名，アコーディオン奏者4名，ハープ奏者2名，打楽器奏者10名である．しかし，木管楽器や金管楽器の奏者には少ない（オーボエ奏者8名，クラリネット奏者7名，フルート奏者5名，サキソフォン奏者3名，ファゴット奏者1名）．これはたぶん私たちの専門が上肢外科であることが原因であろう．私たちは3名の指揮者も治療した．

ピアノ奏者ではフォーカル・ジストニアは右手に多い（70%）．右手では尺側の指が侵されやすく，左手では橈側の指が侵されやすい．ギター奏者も右手を侵されやすい．右手では中指・環指・示指が侵されやすく，左手では示指・環指が侵されやすい．両手とも母指に発生することは稀である．ヴァイオリン奏者では左側が侵されやすく72%であり，一方，弓を持つ腕は28%である．木管楽器奏者の頬部の筋に発生したフォーカル・ジストニアを3例経験した（アンブシュール）．

音楽家に発生したフォーカル・ジストニアの大部分では，異常な運動は特定の動き，しばしば速いパッセージを演奏をする時に出現する．通常，音楽家における運動コントロールの欠如は手指に限局し時に手関節に及ぶが，体の他の部分に及ぶことはない．しかし，稀に異常が手関節および上肢の近位に及ぶことがある．また，稀に書痙や痙性斜頚のように家族性ジストニアの発生を見ることがある．

疼痛は初期には稀であるが，多くの患者においておそらくは筋の有痛性収縮のため進行とともに生じてくる．しかし，私たちの経験したほとんどのジス

トニアの音楽家において協調運動の障害は無痛性である．

私たちは全てのジストニア患者において，上肢から肩甲帯や脊椎に及ぶ悪い姿勢，さらに演奏時には手関節の橈屈を伴う過屈曲や手の過度の回内など正常生理学を顧みないような運動を見出した．それゆえ私たちは整形外科的見地から経験的にこれらの欠陥を矯正することにした．1965年以後，フィリップ・シャマーニュ（Philippe Chamagne 1986）が再教育の責任者であり，彼は治療プログラムを発展させてきた．それは，患者自身に悪い姿勢を自覚させ，非生理学的姿勢から脱却して，正常生理学に立脚した新しい運動を教育することである．再教育は上肢のみに止まらず体全体を含む．この治療はリラクゼーションと神経筋システムの完全な再教育に基づいている．

音楽家が楽器の使用に戻る時は，演奏復帰は精神的支持を与えながら持続，速度，複雑さを漸進的に進めねばならない．音楽家の治療を専門とする理学療法士は音楽の知識をもち，これらの芸術家の問題を理解する心理的感受性をもたねばならない．これらの特別な患者を治療する時は，正しい姿勢の保持を確実にするだけでなく，個々の楽器に伴う潜在的問題に気づかねばならない．理学療法士は治療開始時から長い期間にわたって患者と親密な関係をもつので，身体のリハビリテーションと不可分の心理的作用をもつに至る．

私たちが組み立てた経験的治療法は初め理論的根拠をもたなかった．パリ大学神経学教授のデクー（J. Decourt 1986）は，フィリップ・シャマーニュによって治療されたかなりの数の患者を診察する機会があったが，1986年に次のように書いている．

「非生理学的な状況における複雑な動きのおびただしい数の反復，筋神経の過労，高度な技術的能力の問題を克服しようとする患者のひたむきさの全てが，悪い姿勢，共同筋と拮抗筋間の不調和，機能的協調運動が頼りとする固有受容感覚の異常を導く．職業的運動は言い換えれば初めは不均衡，ついで変形の原因となり得る．私はこの方法によって治療された患者を見ることによって，長期の注意深いリハビリテーションで得られた注目すべき治療効果を観察する機会を得た.」

成績の評価

治療の開始時および終了時に，私たちは6段階の評価法を用いている．
0. 演奏できない．
1. いくつかの音符は演奏できるが器用さの不足または欠如のために中断する．
2. 短いシークエンスを速くなく不安定な指使いで演奏する．
3. やさしい小曲を限定的に演奏する．速いシークエンスは動きの混乱を生じる．
4. ほぼ正常に演奏するが，技術的に難しいパッセージは運動障害の不安のために避ける．
5. 正常に演奏でき，舞台での演奏に復帰する．

ピアノ奏者，ヴァイオリン奏者，ギター奏者のグループにおける治療終了時の成績は，治療の成功にとってジストニア重症度が重要であることを示している．6名のピアノ奏者，4名のギター奏者，1名のヴァイオリン奏者が治療開始時に grade 0 と評価された．11名の grade 0 の患者のうち，6名は grade 0 に止まり，4名のピアノ奏者は限定的な改善を認め，1名は grade 1 に，1名は3に，2名は4に改善した．1名のギター奏者は grade 0 から1に改善した．

開始時に grade 1 であった3名のピアノ奏者のうち，1名は grade 3 に，2名は4に改善した．grade 1 であったギター奏者の4名のうち，1名は1に止まり，1名は4に，2名は5に改善した．grade 1 にヴァイオリン奏者はいなかった．

開始時に grade 2 であった8名のピアノ奏者のうち，3名は2に止まり，1名は3に，2名は4に，2名は5に改善した．grade 2 であったヴァイオリン奏者8名のうち，3名は2に止まり，2名は3に，1名は4に，2名は5に改善した．grade 2 であったギ

ター奏者4名のうち，1名は2に止まり，3名は5に改善した．

　grade 3であったピアノ奏者18名のうち，2名は3に止まり，10名は4に，6名は5に改善した．grade 3であったヴァイオリン奏者10名のうち，1名は3に止まり，2名は4に，7名は5に改善した．grade 3であったギター奏者8名のうち，3名は4に，5名は5に改善した．

　grade 4であったピアノ奏者9名のうち，1名は4に止まり，8名は5に改善した．ヴァイオリン奏者3名とギター奏者1名の全てはgrade 4から5に改善した．

　開始時のgradeが高いほど成績が良いと結論できるだろう．音楽家の形態的，心理的状態など他の要因も成績に関連するが，特に患者のリハビリテーションへの積極的参加が重要である．これには身体的，精神的に莫大な努力が要求される．患者の完全な協力が成功への大きな助けになる．発症から治療開始までの時間の遅れは当初考えていたほど重要ではないかもしれない．というのは数年以上にわたるジストニア症状を有する患者でも完全治癒に至る例があるからである．しかし，遅れは短いほうが望ましい．再発を防ぐためには定期的に姿勢と動きを監督することが絶対に必要である．

　結論として，楽器演奏者のフォーカル・ジストニアの治療は常に長くかかり困難である．治療成績はジストニアの程度と治療の質そして患者の協力に依っている．長い集中的再教育プログラムは全身を含み，患者の揺るぎない熱心な参加が必要である．それは信頼に基づく協同作業である．すでにほとんどの患者は明らかな効果のないいくつかの治療を受けていた．コールら（Cole et al 1991）は，「音楽家のフォーカル・ジストニアは痙攣と協調運動の異常の両方が特徴である．ボツリヌス毒素の注射で痙攣の改善は得られるが協調運動の改善は得られない」と述べている．フォーカル・ジストニアは以前には精神的原因によると考えられていたが，実際は繊細な運動制御の障害である．不良姿勢の矯正の制御と正常生理学を尊重した運動再教育によって得られた勇気づけられる治療成績は，音楽家のフォーカル・ジストニアの発症における末梢性要因の役割を強調しているようである．しかし，私たちはこの異常の病因をまだ知らない．

　私たちの意見では，リラクゼーション技術や局所注射は症例を選べば補助的に使えるかもしれないが治療の原則は再教育プログラムである．

——Christopher B Wynn Parry, Raoul Tubiana
　（根本孝一・訳）

文献

Altenmuller E (1998) Causes and cures of focal limb dystonia in musicians. Proceedings of the International Congress of Musicians: Health and the Musician, York 1997. British Association of Performing Art Medicine: London.

Bain P (1998) Reciprocal inhibition of the median nerve H-reflex in musicians with painless incoordination syndromes: evidence for an occupational dystonia. Proceedings of the International Congress of Musicians: Health and the Musician, York 1998. British Association of Performing Art Medicine: London.

Brandfonbrener AG (1995) Musicians with focal dystonia. *Med Probl Perform Artists* **10**:121–27.

Butler AG (1998) The working life of musicians: a survey into dystonia in North East England. Proceedings of the International Congress of Musicians: Health and the Musician, York 1998. British Association of Performing Art Medicine: London.

Chamagne Ph (1986) Les 'crampes fonctionelles' ou 'dystonies de fonction' chez les écrivains et les musiciens. *Ann Chir Main* **5**(2):148–52.

Cole RA, Cohen LG, Hallet M (1991) Treatment of musician's cramp with botulinium toxin. *Med Probl Perform Artists* **6**:137–43.

Decourt J (1986) Commentaires sur l'article de Ph. Chamagne: Les 'crampes fonctionelles' ou 'dystonies de fonction' chez les écrivains et les musiciens. *Ann Chir Main* **5**(2):152.

Fletcher NA, Harding AE, Marsden CD (1991) The relationship between trauma and idiopathic torsion dystonia. *Journal of Neurol Neurosurg Psychiatry* **54**:713–17.

Graffman G (1986) Doctor can you lend an ear? *Med Probl Perform Artists* **1**:3.

Hayes B (1987) Painless hand problems of string pluckers. *Med Probl Perform Artists* **2**:39–40.

Hochberg F, Harris SU, Blattert TR (1990) Occupational

hand cramps: professional disorders of motor control. *Hand Clin* **6**:417–28.

Huaya Y (1996) Psychothérapie et dyskinésie chez les musiciens. *Medicine des Arts* **16**:13–15.

Lederman RJ (1987) Occupational cramp in instrumental musicians. *Med Probl Perform Artists* **3**:45–50.

Lederman RJ (1991) Focal dystonia in instrumentalists: clinical features. *Med Probl Perform Artists* **6**:132–6.

Lockwood AM (1992) Focal dystonic movements provoked by use of the unaffected hand. *Mirror Movement Dystonia* **7**:22–4.

Nelson SH (1989) Playing with the entire self: the Feldenkreis method and musicians. *Seminar Neurol* **9**:97.

Schott GD (1983) The idiopathic dystonias. A note on their orthopaedic presentation. *J Bone Joint Surg* **65B**:51–7.

Schott GD (1985) The relationship of peripheral trauma and pain to dystonia. *J Neurol* **48**:698.

Schott GD (1986) Induction of involuntary movements by peripheral trauma: an analogy with causalgia. *Lancet* **27**:712.

Tubiana R, Chamagne Ph (1983) Crampes professionelles du membre supérieur. *Ann Chir Main* **2**:134–42.

Tubiana R, Chamagne Ph (1993) Les affections professionelles du membre supérieur chez les musiciens. *Bull Acad Med* **177**:203–16.

第15章　音楽家の気質
The musical temperament
クリストファー B ウィン・ペリー

　スポーツ心理学やスポーツマンの心理学に多くの注意が払われ，世間の広い関心を集めてきた一方で，音楽家の心理は実際のところ衆目を集めてこなかった．結局私たちは，何十年もの長きにわたり信じがたいほどの複雑な技術を習得した人間について考察を進めるのである．その技術は，神業的な手指や声の機敏さや，他の演奏家たちと共演し，自分の演奏だけでなく周囲の演奏にも傾聴でき，莫大な様式や技巧の領域を網羅できる能力が求められる．さらに演奏家たちは，毎晩ほとんど休息なく，またトレーナーやコーチや心理学者たちから甘やかされることなく，公衆の面前に自らを置かねばならず，失敗の許されるスポーツマンと違い，常に完璧でなければならない．幸いなことに，音楽家を対象とする心理学が最近スタートした．数名の音楽心理学者たちが，音楽家の性格および気質，人格と，演奏する楽器に応じて音楽家のタイプがどのように異なるか，綿密な研究を行っている（Kemp 1996）．

　それでは，音楽家とはどんな種類の人間だろうか．また彼らの性格をより深く理解することが，彼らの病める時に音楽家をサポートするうえで，どの程度医療関係者に役立つのか．さまざまな研究では，ほとんどの音楽家は内向的であり，それゆえに，結果的には控えめな気質になるようにエネルギーを内に向ける傾向があるということを指摘している．彼らは，かなりの臨機の才と，自身と，私的な内面の強さをもっていることが示されている．彼らは練習のために長期間の孤独に耐えることができる．外向的な人には退屈かつ単調と見なされてしまう練習においても，彼らは強過ぎる刺激に耐え続けることができるが，彼らの演奏はより強いストレス負荷条件下では急速に悪化することがある．彼らは他の創造的な仕事をするタイプの人たちと同じく，ある程度の客観性と自らの仕事に対して分析を行う能力をもっている．彼らは高度な感受性と想像力と洞察力を兼ね備えている．マイヤース（Myers 1993）が記しているように，彼らは心の奥深くにめったに表出することのない感情をもっている．なぜなら内なる繊細さや情熱的な信念は，共に遠慮や平静さによって覆い隠される．これらの感情は，概して他人に見せることはなく，個人的に保たれ，したがってまさに自らを最も強く動機づけている正体そのものを隠し続けている．このことは，彼らが抱く高度の不安に対して幾分かの原因となっているのかもしれない．

　彼らは，幼少時に演奏家という厳しい道を選択し，両親からは特別視され，長時間孤独に練習に励むといった，他に類のない生い立ちをもつ．彼らは，著明な早期教育効果のある特別な音楽学校に通い，普通の社会生活環境および運動環境から切り離され，学校や大学の在籍中厳しい研磨に励まなくてはならない．

　ケンプが説明するように，彼らが抱く高度の不安は，不安定であるかもしれぬ未来の自分に自らの人生の大部分を費やすことに関連している．他人と違っていることに対する強い感情，完璧さを目指して継続的な努力を払うこと，演奏時の傷つきやすさ，見通しの立たない生活と激しい競争，不規則な仕事の時間や尋常でない人との付き合いなどは，全て潜在的に不安を形成する．楽器を真剣に始めた子供たちが，虐めにあうことは珍しくない．たとえば男の子のヴァイオリンやフルート，女の子のトロン

ボーンなど，特に楽器が一般大衆からその奏者の性別に相応しくないと思われる場合，そうした体験は彼らの心理に長期間続く悪影響を与える．

　幾人かの研究者たちは，個人間の理解の固定観念化したパターンを確認してきた．弦楽器奏者は金管楽器奏者を低い知性と騒々しい品行の主で大酒飲みで洗練に欠けると見なし，また興味深いことに金管楽器奏者は自分たちのことを社交的で声高で，自信に満ち，陽気であると主張する．金管楽器奏者は弦楽器奏者を，欲求不満で静かで女性的だと見なす．弦楽器奏者は自身を敏感で，競争的で，神経過敏で心細いと考える．弦楽器奏者は，手指，手首，腕の動きの相互関係や非常に正確な聴覚の技能，全体的な姿勢，ピッチやニュアンスに対する感受性などのために時に複雑である．奏者と楽器の間には深いコミュニケーションの感覚がある．ジャクリーヌ・デュ・プレ（Jacqueline du Pré）は，チェロを親友として述べており，子供のころ休日にチェロから引き離されることが我慢ならなかった．弦楽器奏者は1名か2名の人に限定して親密な人間関係を築き，手広く人と付き合わない傾向がある．チェロ奏者は，とりわけ内向的であることがわかった．当然ながら，金管楽器奏者は著しいまでに自分をさらけ出す．彼らはミスをしても，ごまかしようがない．彼らは弦楽器奏者のように，演奏者の中に隠れることができないほか，音楽を途切れさせることができないため，彼らは演奏家の中でより高度で強い自信をもたねばならない．他の音楽家たちと異なり，金管楽器奏者は楽譜を演奏するための視覚的手がかりをもたない．彼らはすべからく口唇と耳に頼らねばならず，楽音を聴覚的に想像せねばならない．弦楽器奏者と比べて，彼らはより外向的であまり繊細でないということがわかっている．

　けれども，感心させられるのは，音楽家は多芸多才で立ち直りの早い人々だということである．ダンチジャー（Danziger 1997）のロンドン交響楽団の51名の音楽家についての調査では，30名はなおその専門職への愛着をもち，完全に自らの職業に専念していた．51名中，6名は夫婦間の問題をもち，7名が慢性的疲労に苦しみ，8名は自分たちのライフ・スタイルにうんざりし，5名は決まって起こる舞台恐怖症に苦しんでいた．しかし，全てをあきらめたいと思っていたのは，全体のうちわずか3名だけで，全員は再び交響楽団に就職するだろうと言った．

　ポップ・ミュージシャンは多くの精神的ストレスに苦しみ，平均レベル以上の不安をもつ．最近の研究では，ユーモアが最も価値ある調整剤と見なされていることが報告された．練習を積み，友人と問題点を徹底的に語り合うことが，回答数の上位を占めた．ロック，ポップ・ミュージシャンが通常の人よりも頻繁に過度に喫煙，飲酒をするという証拠は認められなかった（Wills and Cooper 1988）．

　ハヴァシュ（Havas 1986）は，なぜハンガリーのジプシー演奏家たちは舞台恐怖症や演奏不安の影響を受けないように見えるのかという興味深い疑問を呈している．彼女は，何よりもまず，彼らが社会組織の責任を負わされていないと考えている．成功するために仲間たちよりも優れている必要はない．事実，なぜ誰もが成功したいと望むか皆目理解できないであろうと彼女は述べた．彼らの唯一の関心は聴衆の喜びにある．音楽に対する情熱を伝えることを除いて，ジプシーはどんな義務からも自由なのである．

舞台恐怖症と不安

　芸術家である演奏者は，音楽家として常に自らに必要とする卓越した水準を維持するために，常に心身の努力を求められる類のない過敏な人である．音楽家の心理学的な側面を分析してみると，彼らが特に不安定さに影響を受け，自己批判と不安定の両方が原因で不安を覚えることがわかっている．

　音楽家たちは，他のどの集団よりも症状が身体化する傾向があることがよくわかっている（Miller and Kupersmuti 1990）．彼らの全ての技術と演奏は，全体的に身体の使用に左右されることを考えると，ほとんど驚くにあたらない．また，万一，彼らの気分または身体状況がともに何らかの不具合が生

じても，肉体的症状は筋肉痛として発現する可能性が高い．

一般にはある程度，神経的に緊張することが質の高い演奏のためには本当に不可欠であると見なされている一方，過度に神経質な状態は重篤な問題を引き起こすことがある．舞台恐怖症は，聴衆やオーディションに対する芸術家のおびえとして定義されている．特定の音楽的露出を伴う場合，リハーサル中にも起こるかもしれない．この分野の卓越した芸術心理学者であるアンディ・エヴァンス（Andy Evans）（第16章参照）は，舞台恐怖症の原因は多種多様であることを指摘する，音楽家の自信に関する輝かしい本を著した．

フランスの心理学者フレスネル（Fresnel）は，ひとつだけでなく多くの"あがり（tracs）"があると指摘した．彼女の研究では，72名の歌手およびコメディアンのうち99％が舞台恐怖症を認めている（Fresnel and Bourgauld 1996）．シュルツによれば，ウィーン交響楽団員の58％が舞台恐怖症をもち（Schultz 1981），第17章のイアン・ジェームス（Ian James）の報告にあるように，ロンドン交響楽団員の72％が，演奏に影響を及ぼす何らかの舞台上の不安があるとしている．さらに，団員の25％は慢性的で問題を煩っている．しかしながら，（訳注：英国以外の）欧州大陸では舞台恐怖症の発生率が少ないように見える．これは，欧州大陸のほうが演奏家を取り巻く仕事環境が優れていることを反映しているのかもしれない．フレスネルの研究によると，症例の12％では，とりわけ歌手の間に舞台恐怖症に加えて，うつ的要素のあることがわかっている．22％は，その他の恐怖症，飛行機恐怖，閉所恐怖症，クモ，ヘビ，ネズミ恐怖症をもっていた．"あがり"はたいてい最初のオーディション，コンクールまたは公開演奏などの前のキャリアの早期に始まる．アンディ・エヴァンス（第16章参照）は，舞台恐怖症は学習反応であると指摘した．最初の問題を起こした誘因があることが多いので，こうした問題は細心の注意を払って対処しなければならないと指摘している．それは子供時代に始まった可能性がある．すなわち，親のもつ恐怖心や不安感は子供に転移し得る．しばしば劇的な生い立ちを背負っているものである．エヴァンスは，学校にある塔のてっぺんで弦楽四重奏を演奏することを求められたヴァイオリン奏者の例を引き合いに出している．ヴァイオリン奏者は高さに怯えていたほか，その日は寒い日であった．彼女は凍りつき，自分のパートを台無しにしてしまった．その時から人前で弾かねばならない時はいつも恐慌の感情をもつようになった．この例では，音楽ではなく劇的な状況が彼女の恐慌に関係している．サラ・ベルナール（Sara Bernhart）は，舞台恐怖症を感じないことを鼻にかける若いコメディアンに「心配いらないわ，あなたの才能が開花すれば感じるようになるわ」と言った．芸術家および演奏家として公の場で演奏することへの恐れはさておき，音楽専門職それ自体がひどく競争的かつ極度に不安定であることはよく知られている．ベルリオーズは「音楽は神聖だが，オーケストラは俗物だ」と述べた．

通常，舞台恐怖症の臨床像は3とおりの局面に分類される．第1に心拍増加，発汗，呼吸数増加，口渇，食思不振，下痢や嘔吐を含む胃腸障害などの身体的特徴．第2にコントロールの喪失感覚，音楽記憶の喪失，失敗に対する悲劇的予感などの認知反応．第3に，演奏のキャンセル，過度の飲酒，演奏のごまかし，舞台をやめるなどの行動障害である．

アンディ・エヴァンズは自らの舞台恐怖症の管理方法において，積極的な対処方針を紹介している．

「私は神経質になっている．（というのも）私と同じプルトの同僚が私の演奏を妨げている．彼はいつだって私に批判的だ．私のボウイングは不安定である．きっと私は震え始め私の弓は飛び跳ねるであろう．」

というのは，次のように置き換えられるだろう．

「私が朝練習した際には完璧に上手に弾けたのだ．私はうまいからここにいるのだ．他人からも立

派な演奏家と思われている．実際それについて考える時，私は彼よりも上手だと思う．問題があるのは彼のほうだ．私は問題を起こしていない．私は上手く弾くだろう．」

明らかに，演奏の技術的側面の熟達と音楽の感情的特質は不可欠なものである．また練習の間，ポジティブ・イメージングを予行演習する機会が設けられる．

部分的な戦略としては，恐慌が最初に起こった状況から恐慌を完全に切り離すことで，演奏家はこうした恐慌が音楽的な原因から起きたのではないと正しく認識できるようになる．一般的に，演奏家は不安をひとつの特定できるものに絞り込むことで，うまく対処できる程度にまで恐れを軽減しようと努力する．過去にうまく切り抜けたことを思い出すべきである．「あなたは，この前の演奏と同程度のでき具合でしかない」は，とるに足らない格言である．誰しも，いつもどおりのでき具合だと思うべきである．少しくらいの間違った音は，容認できる演奏と共存可能である．実際誰かがミスに気づくだろうか．挑戦は人生に不可欠の部分であり，それは歓迎されるべきものである．身体的兆候を前向きの特徴に変えることもできる．すなわち，心拍数が増加することで，私の気持ちはうまい具合に高ぶっているので，失敗することは全くないと考えるのである．

演奏不安は，一般に思われているよりはるかに普通に見られるものである．演奏不安のサポートは容易に行えるので，それが問題の原因となっているのかどうかを問うことが賢明である．

ベータ遮断薬

この薬物は，すでに議論された心理的な身体反応を軽減したり，なくしたりするゆえ，たしかに有用である．上記のようにベータ遮断薬は心拍をゆっくりにし，発汗や振戦を減ずるであろう．フレスネル（Fresnel）のグループでは，45％が有益な気晴らしを見つけ，16％は喫煙が飲酒に頼り，27％はなんら対策をもたず，5％がベータ遮断薬を使用し，1％が抗不安薬を使用していた．大部分の被験者は手指の巧緻性と細かいコントロールを失い，すぐにこれらの使用を中止している．前述の方法などは，いかなる症例においても緊急用の救済措置と見なされる．というのも，現在では可能な限りいかなる時も，本書で記載した認知行動療法のほうが薬物による療法よりも，はるかに優れていると一般的に認められているからである．薬物は，精神的ストレスの心理的影響を軽減するが，原因を根治しない．以前と比べて，今やカウンセリングはより自由に利用できるようになっているし，芸術家専門の心理学者は，音楽家の問題に深く携わるようになってきているので，認知行動療法の取り組みのほうが常に好まれる．これら薬物には，ある種の固有のリスクがある．特に，喘息の既往がある場合，決して与えられてはならないし，音楽家のことを理解できる経験豊富な内科医に処方してもらうことが常に賢明である．

キャサリン・バトラー（Catherine Butler 1996）は，芸術心理学者であり，音楽科学生から提出された問題や，彼らの経験した精神的ストレスの性質についてある重要な研究を行ってきた．彼女は落伍しがちな学生たちのプロフィールの輪郭を浮き彫りにしている．彼女は，高い自尊心，音楽的執着心，自立心と，不思議なほどに強い自負心を兼ね備えた学生が，最もうまく切り抜けることを見出した．うつおよび筋骨格系の症状が高い頻度で発現するような，精神的ストレスに屈しやすい学生は，低い自尊心と自信しかもたないことがわかった．彼らは，兄弟をライバルと見なし，批判的もしくは心配性の母親と距離を置いて接する父親を気に病んだ．彼らは，これらの不満足な人間関係を音楽院やその中の学生に投影してしまう．彼らは援助を受けたがらず，自分の職業に正面から向き合うことに神経質であり，健康に優れず，ほとんど友人に恵まれず，同僚を仲間としてでなく競争相手と見なす．周囲から孤立していると感じ，練習を不快に思い，演奏不安が非常に高率に発生する．

それと逆に，成功するタイプの学生たちは，兄弟または姉妹とうまく関係を保ち，安定した家庭に

育った両親をもつ．すなわち，どの親も楽器を演奏するか歌うかし，くつろいだ愛情あふれる大人の関係を維持している．彼らは，教授を変えて欲しいと要請することができるし，演奏時に得られる興奮を楽しむことができる．彼らはプロフェッショナルたることを切望しており，またそれが実現できないならば，彼らは他の芸術の道を選ぶか，演奏家をサポートする専門職に転職しても構わないと考えている．

バトラーは音楽院に対し，学生が母親から青年期に感情的に独立するプロセスを自ら歩ませるよう切に説いている．さらに，彼女は音楽院は生徒とより良いコミュニケーションが保てるように再検討する必要があると感じている．音楽家が芸術的に成長して歩んでいく長い行程の中では，音楽院で若き音楽家が過ごす年月は，実質的に占める割合は非常に小さいが，音楽院にいる間に自然な歩調で芸術家の意識の成長を調整できるようにするべきであると彼女は言う．彼女は，これらの問題を防ぐためのさまざまな方法があるとしている．全ての新入生に対して検査を行うことで，神経をすり減らして病気になったり，落第する学生が出るのを防ぐことができるはずだとしている．検査を行うことで，リスク予備軍の学生が発見できる他，すでにリスクを抱えている学生に対しては，問題が発生しないように，カウンセリングを行い自分に対する認識を高める機会を与えることができる．

ナイジェル・ケネディ（Nigel Kennedy）は，音楽の神童のテレビ番組において，若き天才児が携わるサーカスのリングのごとく言い表されるような，とてつもなくいびつな生き様を指し示した．燃え尽きてしまったら神童の将来には何が起こるのだろうか？　また神童たるべく育てられ，失敗したら神童はどうなるのだろうか？　才気輝くピアノ奏者，テレンス・ジャッド（Terence Judd）の自殺という実話は，あらゆる人に対する警鐘となるべきであろう．

最近ジュリアード音楽院（The Juillard School）では，広範なカウンセリング・サービスを導入した．これは，1990年のクインフィールド（Kanefield）による詳しい解説がある．音楽家学生の12.5％は，心理学的サービスが役立つと感じている．学生の直面する一般的な問題は，自分たちの存在意義，自尊心，自己表現，身体的イメージに関わる事項であった．他には，家族との関係，別離，衷心であり，多くの人々との一般的な人間関係の不安定さであり，死および虐待といった心的外傷の影響，自分自身の気苦労，自分たちのキャリア，演奏の不安やうつ的状態といった問題が挙げられた．

音楽科学生の場合，心理的かつ感情的な諸問題が正真正銘な精神的ストレスの原因となることは疑いの余地がない．この状態の理解とすみやかに治療を行うことが，後の人生における慢性的な病的状態を防ぐうえで何にもまして重要であることは明らかである．

――Christopher B Wynn Parry（頼島　敬・訳）

文献

Butler C (1996) Stress and the music student. *ISM Music Journal* **1**:246–8.

Danziger D (1997) *The Orchestra. Lives Behind the Music*. HarperCollins: London.

Fresnel EE, Eltaz E, Bourgault R (1996) Voix et trac stress anxiete de performance. *Medecin des Arts* **18**:3–6.

Havas K (1986) Stage fright – its causes and cures with special reference to violin playing. Bosworth: London.

Kanefield EL (1990) Psychological services at the Juillard School. *Med Probl Perform Artists* **5**:41–4.

Kemp AE (1996) *The Musical Temperament: Psychology and Personality of Musicians*. Oxford University Press: Oxford.

Muller DK, Kupersmuti JR (1990) Louisville-Pach psychiatric problems of performing artists. *Med Probl Perform Artists* **5**:19–22.

Myers IB (1993) Gifts differing: *Understanding Personality Type*. Consulting Psychologists Press: Palo Alto, California.

Shultz W (1981) Analysis of a symphony orchestra. Sociological and sociopsychological aspects. In: Pipatee M, ed. *Stress and Music*. Wilhelm Braumuller: Vienna.

Wills G, Cooper CL (1988) *Pressure Sensitive*. Sage Publications: London.

第16章　演奏心理学と音楽家の手
Performance psychology and the musician's hand

アンディ・エヴァンス

　人間心理における手の重要性は，以下のような多くの表現に反映されている．"get a grip（感情を落ち着ける）""pull all the stops out（最大限の努力を払う，感情を最大限に表す）""pull ones finger out（本気でやる）""lay hands on（捕まえる，手に入れる，暴行する，探し物を見つける）""treat with a firm hand（厳しい態度で対処する）""have ones hand tied（行動の自由を奪う）"．"Fingering（フィンガリング，運指法）"は楽器の技巧上極めて重要である．"grip：握り方"はボウイング（弓使い）の重要な特徴であり，手や指揮棒の動きは指揮の真髄である――唯一，歌手だけは音楽づくりに手を要しない．音楽づくりにおける手の焦点は必然的に絶対的であるので，いかなる技術上のあるいは身体上の不調も音楽家の自信の核心に襲いかかる．そして容易に強調され，より全体的な"問題"へと誇張される．その問題は，身体的，心理的いずれもの困難が解決されるまで音楽家の心の中心を占めるかもしれない．

　引きずるタイプの心配事は，親や教師たちから受けた"ののしり言葉"や，手の"行儀の悪い""反抗的な"感覚（未だにジストニアに対し用いられる言葉）などが含まれる．時には，私たちのよりサディスティックなピアノ教師によって物差しで鋭く強打されることで，子供時代から強化される．さらに，自己流のギターやピアノの運指に対する技巧上の不適切さの感覚がある．そして，スピードに対して不断に探求するようになる．電光石火の指で知られるエリック・クラプトン（Eric Clapton）は，皮肉にも"拍手が遅い"ことから"スロー・ハンド"のニックネームを貰っている．楽器に対する手のスピードとは，声楽者にとってどこまで高音を出せるかに匹敵する――もしかすると，最大限可能な技術的妙技が成し遂げられるべきであり，器用さが決して完全には忘れられなくなる警告的な徴候リスクと言える．

　さらなる心理上の特性は，音楽家がいかにして彼の音楽的想像力を"地図づくり（マッピング）"計画するかである．ある音楽家たちは，彼らの楽器との最初のコンタクト（接触）から，音に頼っており，自分たちの音楽世界を――ジャズ音楽家のように――コードやメロディを変化させることによりマッピングする．かくして音に合わせて指が動く．クラシックの音楽家は，決まって自分たちのマッピングに印刷されたスコア（総譜）に頼る――指はスコアに従う．他のギター奏者やドラム奏者のような音楽家たちは，自分たちの音楽的思考を指の動き，手の位置，手の動きでマッピングする．そして，彼らのタブ譜（演奏法を記したチャート）はこれを反映している．

　音楽の技術は（音響に対し）聴覚に訴え，（音の合図に対し）視覚的で，（動きに対し）運動的であるから，それは音楽脳から生じるものであり，音楽脳は音楽家一人ひとりで全く異なるものである．主要なコンクールに向けて準備を進めているあるピアノ奏者は，危険度は低いが得るものも少ない，綿密な動きのリハーサルの作戦計画を立てるかもしれない．一方，他のピアノ奏者は，どの演奏にも音楽的な主張の流れを自発的にイメージし，多方面にわたる技術が手を脳の導くところに従わせることを許すことにより，音楽家が心に抱き続ける手に入れがたい"最高点における演奏の経験"という究極のゴールに向かって，より強い感情の起伏水準を得ようと努め

るかもしれない．アルフレッド・コルトー（Alfred Cortot）はまさにそのような人で，彼は20通りものパッセージ演奏をリハーサルしたものだが，本番では21番目の弾き方で弾いた人物である．

したがって手が脳により"プログラムされている"ことは，演奏の最終的な質に対して非常に重要である．公認の賢明な教えは，想像力が手を支配することであり，その逆はあり得ない．練習の観点に立つと，理想的には，音楽家は音と技術によって伝えられる，"音楽的思考"を練習することを意味する．誤用と使い過ぎの問題は，手指の作業が，脅迫的か機械的方法で追及されているため，"音楽的"喜びや進歩がほとんど得られず，動機づけの喪失や現実の肉体的諸問題を続発することを示唆しているのかもしれない．警告的な物語はシューマン（Schumann）の話である．彼はヴィルトゥオーゾたることを諦めざるを得ないぎりぎりのところまで，儀式的に手指の独立を追い求めた――しかしながらこの個人的な大失敗のお陰で作曲の世界は豊かになった．

楽器奏者の頻繁に直面する諸問題

弦楽器

ヴァイオリンは悪しき工学技術の傑作である．顎の下で保持するのが困難なだけでなく，右手のボウイング動作はひどい人間工学のうってつけの見本である．多くの聴衆に対面することにより，そして，同僚，パート・リーダー，指揮者からの集中砲火によるさらなる試練に直面することにより，引き起こされたアドレナリン分泌の影響により演奏家は手が震える傾向があるという前提に立つとして，演奏家たちが，震える手で一番最後に保持したいと思うものは，数mmの微細な手の運動の反対側の先端での数cmの動きを通して進行する1mもの長さの木製の対象物である．弦楽器奏者が，舞台恐怖症を"震え"と呼ぶのは至極当然と言える．その結果，演奏心理学者は，英国のヴァイオリン部門の大勢と面識をもつようになっている．ヴィオラ奏者では，ヴァイオリン奏者ほど過酷な試練は要求されない範囲で真実であり，チェロ奏者やコントラバス奏者では，ヴァイオリン奏者ほどにはお世話になることはない．彼らは，弓がより短く，重く，にぎりが低いので，試練によってかなり苦しめられることは一段と少ない．それゆえ，試練に晒されることも滅多にない．ヴィブラートを含む左手の震えの問題は，ヴァイオリンほど頻繁に経験しない．もしも誤って適用されると，以下に述べるように誤用使い過ぎ症候群に至るであろう．

木管楽器および金管楽器

木管楽器の場合，手の震えはさらに稀にしか見当たらない――弓はないし，手は都合良くキーの上に置かれる．アンブシュール（訳者注：管楽器への唇の当て方）においても，震える傾向はより乏しくなる．特にクラリネットの場合はなおさらそうである．金管楽器奏者は，ことにホルンはアンブシュールの問題に悩まされている．しかし，手の問題は，この場合もまた比較的稀なことである．

鍵盤楽器

コンサートのピアノ奏者の最も重要な問題は暗譜の失念に対する恐れである．そうは言っても，演奏に神経質になると，震えや発汗を通じて手の技術が影響を受けてしまう．もしこのことが事実ならば，不安の総合的軽減のための治療は，心理学者が引き受けるべきである．問題が誤用使い過ぎ症候群である場合，問題は以降で述べていくような具合に対処される．

撥弦楽器

ギター奏者，バンジョー奏者いずれも，ジストニアや誤用使い過ぎ症候群に陥りやすい．これは，たとえば右利きなら右手というように"はじく手"に起きる傾向がある．また，プレクトラムを使用したり，指で弦をはじく際のいずれにも起こるかもしれない．

打楽器

　打楽器奏者は，彼らの同僚のごとく，誤用使い過ぎ症候群を経験するかもしれず，それに加えて握りをオーバー・ハンドかアンダー・ハンドのどちらにするかといった，技術上の気苦労を抱えるほか，練習をどこでするかといった全体的疑問，騒音上の理由から本当のキットよりも練習用パッドを使用する時にいかに退屈さを回避するかという問題に直面するかもしれない．

機能の心理的損失の諸問題

　フロイト（Freud）の初期の著作は，"ヒステリー転化"の記述に関する古典的記述，特にアンナ・O（Anna O）の父親の死後，ショックにより手の機能の一部を失うなどの身体化を含む記述が認められる（Freud and Breuer 1974）．感情の反応が不適切で，死のような心的外傷を適切に乗り越えることができない場合，身体が感情表現のはけ口となるかもしれないというフロイトの結論は，今日においても真実である．

　私は以下のようなギター奏者の症例を経験した．父親の死に直面していた彼は，まだそれを乗り越えられずにいた時，"母指"に対して音楽的に尊敬していたそのイメージがつきまとい，ステージの上で突然左手の巧妙さを失ってしまった．この巧妙さの喪失は練習時には出現しなかったが，ステージ上では起こり続けた．そして，その時経験したさまざまな躓きを乗り越えていく間に，彼は手の機能を完全に回復することができた．

機能の心理的喪失を治療するうえでの諸問題

　上記の症例より，"古典的"でない症例も前述と同じ方法で効率的に治療可能である．しかし，腕と手の問題に関する一部のより矛盾した症例では，問題の原因が無意識の世界にかたくなに居残り続ける．一見して問題が肉体にあるとわかっている時に，より長い時間をかけて患者の無意識の世界に問題の原因を追跡することの有用性を，患者は理解できないかもしれない．こうした情況で，「数回のセッションで心の問題を根こそぎ取り除き，完治してくれる催眠術師を呼ぶことはできないのか」という訴えをよく耳にする．この手の催眠術師は，臨床の催眠術師というよりも，自分で自己催眠をマスターし，専門的に問題の根本原因を調べようとして期待を大きく裏切ってしまう，寄席芸人の催眠術師のイメージに近い．

　何らかの心理的利益が得られるくらい患者と催眠術師との良好な治療関係が築かれている限り，治療の進展は必ず見られるものであり，ある程度時間が経過した後，私の診てきた患者の場合，手の機能の大部分または全てが回復している．しかし，回復までに1年ほどの期間を要するかもしれず，患者が治療当初に思い描いていたような即効性はない．

　肝の据わった心理学者には別の治療選択肢として，患者の抱えている問題を単に一笑し，その解決への協力を拒否する方法もある．指揮者のブルーノ・ワルター（Bruno Walter）が指揮棒を用いて指揮をすることに悩んでいた問題をフロイトが治療してうまくいったように，心理学者が絶大なる権威と支配力をもって応対するのであれば，うまくいくかもしれない．彼はワルターに一定の期間シシリアで休暇をとるよう注意深く指示したうえで，絶対的確信をもって，休暇から帰ってきた時には，彼の抱えている問題は消え去っていると100％保証した．実際，フロイトの言ったとおりになった．フロイトのように権威を振りかざすことのできる人間はほとんどいないが，患者の抱える問題への協力を拒否することから得られた教訓は，現代の疼痛管理の基礎を形成し，深く研究されている．

機能の身体的損失に関する諸問題

ジストニア

　ジストニアは，一般的に痛みや全般的機能低下を伴わないので，使い過ぎ誤用症候群と比べて発現がさほど劇的でない．しかし，技術的に何らかのミスを起こすと完璧な演奏に影響を与えるし，最終的に

受難者の生計を左右するようになるので，ジストニアは実存する問題と言える．演奏心理学者は，その問題を迂回するか"ごまかす"ことのできる代替技術によって手助けすることができる．なぜなら，ジストニアの矛盾した性質が，戦略的解決をもたらすかもしれないからである．心理的な緊張および生活に付随するストレス因子が全面的に減少することが，問題の解決に直接または間接的に貢献するであろうし，ジストニアの解決を執拗に追求するよりもジストニアの存在を無視する治療プログラムのほうが，ここでも再び助けになるかもしれない．ジストニアは手術による治療が容易な分野ではない．同疾患の診断法と治療法に関する私たちの限られた理解は，今後研究が進歩することで飛躍的に深まるであろう．

誤用使い過ぎ症候群

"反復過労障害（RSI）"と呼ばれることの多い症状は，一見するとキーボード・オペレーターなどの労働者の症例に当てはまるように見える．ジャーナリストおよびその他頻繁にキーボードを操作するオペレーターの労働条件を守るさまざまな労働組合は，RSIを単なる"使い過ぎ"と見なしてきた．この解釈は，RSIが最も高い頻度で認められるピアノ奏者，ヴァイオリン奏者，ギター奏者に適用されてきた．演奏芸術の専門医たちはこの解釈に異議を唱えており，RSIは「使い過ぎ」だけが原因でなく，体の"誤用"も原因と見なすべきだと主張している．体の誤用は，重要な試験，オーディション，コンクールを目前にして猛練習するなど，長期間にわたって心理的，肉体的なストレスを受けたり，無理な姿勢をとることで発生する．

主眼点の相違は診断に重要であるばかりでなく，予防と治療にとっても重要である．"使い過ぎ"の場合，治療は完全な休息をとることであると考えられているが，一方"誤用"の場合，ストレス減弱を目的とした心理的援助，練習時の態度，練習時の姿勢の修正などの項目を含むので，治療がより複雑になる．

RSIの原因に関する解釈が何であれ，最初の治療計画においては，身体・姿勢の専門医（通常は理学療法士）と協力し，医療専門家による迅速な介入を要する．複数の専門医による介入によって，RSIの状態および進行の程度ならびに治療計画の全体図を明らかにするのに役立つ．場合によっては，心理学者だけでなく，以下に掲げるいずれかの専門医が必要になることもあるかもしれない．

・アレクサンダー（Alexander）・テクニックまたはフェルデンクライス（Feldenkreis）・テクニックの専門医
・オステオパス（osteopath）
・鍼療法師
・催眠療法士

首尾一貫した治療計画を立てることは，症候群に対して正しい治療を行うために必須であるだけでなく，導入する回復計画を通して患者に自信をとり戻させるうえで非常に重要となるため，絶対に欠かせない．ひとつの治療チームとして"求心的な"アプローチがないと，患者はあらゆるタイプの開業セラピストを"あさりまくり"，治療が受けたくなってしまう．その場合，セラピストごとに"突き止めた"問題の核心と，患者への"有効な"介入方法を指摘するであろう．それぞれの開業セラピストが提供する治療の調整を怠ると，患者は瞬く間にお金を使い果たしてしまうだけでなく，完全に混乱し，"表面的に"症状を解消することに関与した全てのセラピストを信用しなくなる．

患者が肉体的苦痛を訴えた場合に，心理学者が最初のセラピストであることはほとんどないので，適切な心構えをもって患者が毎回の療法セッションに参加できるようにするためにも，初回に患者の評価を行う医師が，心理学者に何が治療可能で何が治療可能でないか，患者に地に足のついた説明をすることが非常に大切となる．たとえば，医師が患者に対して「音楽家の治療に適任で，君の抱えている問題の解決に確実に役に立つ○○医師を紹介しよう」と

言ったりすると，患者が"誤った"治療態度をもつようになる．患者がこうしたコメントを耳にすると，次に紹介される医師が明晰かつ有益な診断を行い，迷いのない回復計画を作成してくれると解釈する可能性が高くなる．

心理学者の場合，"患者を評価すること自体複雑である"という現実に直面している．つまり，人の心というものは，人の脳の中で最も仕組みの複雑な部位であり，容易には調べられないということである．発症に潜在的に関与している心理学的要素の寄せ集めを組み立てるだけでも時間がかかるが，優先的に対応する必要のある心理学的要素を見極めるには，それ以上に長い時間が必要になる．しかしながら，患者が自ら抱える問題を理解し，受け入れるのに，より多くの時間が必要になる．これは，"無意識的な"世界におけるいかなる心理学的要素も，"意識的な"世界では未だに認識されていない，というわかりきった理由があることに関係する．最終的な問題の解決または問題の再発防止に役立つ考え方，態度，実際の行動様式に関する軌道修正を受け入れ，対応するために，ここで再びよりいっそうの時間が必要になる．私が重んじている医師の友人は，かつて顔をしかめながら「医者と心理学者の違いは，心理学者の治療では誰も死なないけれど，誰も良くならない点にあるんだ」と述べた．冗談はさておき，前述の友人のコメントは，心理学者は"慎重かつじっくり腰を落ち着けて"患者の問題と向き合う側面をもつことに対する基本的な心構えとして念頭に置いておいてもよいだろう．

過去に私が診た数人の患者の中には，心理学者の仕事に対して協調的または現実的な態度をいっさいとれない患者が存在した．こうした患者は，主に以下のような態度をとる．

- 痛みは"体内で"感じられるから，問題は体内に存在するはずだ．
- そのため，物理療法を行う開業医師にかかったほうが，より高い"治癒効果"が得られる．
- 痛み"について語る"ことは，治癒に直接関係ないし，治癒に結びつかない．

音楽家が仕事や人生における達成目標を失うことを想像した場合に，高度の自暴自棄や欲求不満を感じることを考慮すると，前述のような態度をとっても不思議ではない．ただしそうした態度は妨げとなる．心と身はフィードバック・ループとして常に密接に連動した状態にあるという認識をもつことが効果的となる．そして，前述のループのある箇所で得られたプラス効果は，全体の演奏システムに対して連鎖反応的にプラスに作用する．明晰な回答を得ようとする性急な患者は，こうした全人的な認識を否定するかもしれないが，前述のような症例では非常に適切な認識となる．

専門医に関するある程度の"慎重な忠告"について検討したので，次に適切な治療態度をもって心理学者に紹介された患者に対して，心理学者が提供できる有効な治療法の一部を取り上げてみる．前述の"慎重な忠告"は，頻繁に音楽家の問題解決に携わり，啓蒙教育を受けた専門医の最新の文献では，すでに常識となっている．

誤用使い過ぎ症候群の治療

患者とセラピストがともに直面しなければならない最初の難題は，"痛みのどれだけが身体的で，どれだけが心理上の要因に起因するか"ということである．概して専門医は，たとえば炎症といった一部の初期症状を突き止めるであろう．それに応じて，理学療法士が"アライメント障害""悪姿勢"などの判断を下すことになる．その場合，初期症状の何パーセントが心因性であるのか示されることはない．実際，かかる計算は実現が非常に困難である．一般に炎症は精査上何も確認できないところまで進行するが，その時点ですでにいくつかの療法セッションを通して，姿勢に関する問題は指導済みであるほか，将来に向けてより上手に体を使う方法も忠告済みである．この時点で，痛みは消え去っているはずである．しかし，相当数の症例では消え去っていない．

心理学者は，疾患の何パーセントが身体的要因であるのか厳密に把握できないという問題に最初から出くわすため，療法開始時には「実際に痛みが軽減される保証はどこにもない」という前提で臨むべきである．セラピストとの対話が何らかのプラス効果をもつということを患者に信じてもらうことが心理学者がまず克服すべき課題である，ということは強調し過ぎてもし過ぎることはない．心理学者に対する患者の信頼度は，"治療法の効果（つまり，痛みに対する認識が軽減されること）"が認められるか否かで，増減するかもしれない．そのため，心理学者は，セラピストとの対話がもたらすプラス効果の可能性に関してセッションの開始時に患者に概説したほうがよい．その際，セラピストは以下の有益なポイントの中から一部を概説するとよい．

- 痛みに対する心の脱感作性．熟練の一般開業医（GP）が（私の患者のひとりに対し），脳の主な機能を"物事を無視すること"と述べた．この有用な忠告，つまり専心されるべき物を優先して処理できないと，脳は機能しなくなるという指摘は，常に痛みに"気づく"より痛みを無視するように脳を説得することの必要性を説くうえで大いに役立つ．しかし，体の機能がたとえ回復した場合でも，パブロフ（Pavlov）が確立した古典的条件づけの法則（急激な発症を起こすと，その後脱感作がゆるやかに進行すること）が原因で，痛みのイメージはなかなか消えない．痛みはもはや実存しないのにもかかわらず，劇的に過感作された知覚として残るため，脳はその知覚状態から抜け出すことができない．ここでの心理学者の役割は，かかる脱感作の進行を起こりやすくすることにある．
- 機能の喪失と，喪失に対する段階的な情緒的反応に関する説明．
- 医学的に完全休養を忠告している場合，仕事に関する忠告．
- 心気症に関する説明 – 音楽家の場合，過度の思い過ごし，ドラマ意識，自己専念，気持ちに対する非言語的な焦点をもつ傾向が特に強いため，心気症に陥りやすい．
- サボタージュに対する対処方法．たとえば，両親によって舞台に立つ仕事を"押しつけられた"演奏家は，現実からの逃避，自らのアイデンティティの維持，別の仕事を目指す手段として，体を消耗することがある．
- 完璧主義に対する対応方法．完璧主義は肉体的に消耗しがちな性格のタイプに多いように思われる．完璧であろうとして高度のストレスが生じるので，練習のし過ぎあるいは一心不乱に非生産的な練習を行う傾向があるかもしれない．どの程度まで完全性を求めるかは，両親や兄弟や強度の羨望や脅迫的競争の対象となる演奏仲間または演奏家が手本として近づこうと努力している芸術家モデル（ハイフェッツ Heifetz および彼に相当するレベルの演奏家）によって決まってくる．最も想像力豊かな芸術家たちは，完璧な自分が存在するとほとんど信じ込み，その姿を空想の世界でつくりあげることさえできる．こうした空想によって，他の芸術家のもつ身体的，精神的特徴を欲して取り入れてしまい，自ら実際にもちあわせる価値観や長所からどんどん遠ざかっていく．患者の個性に関するプロフィールのデータベースを調査してみた結果，今まで治療した患者の中で最も成功を収めている演奏家は，完璧主義に関してスコアは正常値または正常値を下回ることさえあった．逆に，セッションを投げ出したり心身症的問題のあった演奏家では，完璧主義のスコアが極端に高かった．与えられた曲を完璧に弾きこなすということは，成功している演奏家が達成した一種の技巧的熟達と言える．これと"想像上の"完璧な自分に対する期待に答えることとは，全く意味合いが異なる．演奏家の問題は，こうした想像上の完璧さを目指そうとするところから始まる．

精神的外傷

精神的外傷は私が職業心理学者として2年間にわたりリハビリテーション・センターで扱ったもので，それからその後に時おり私の通常の業務で取り扱っている．私が得た圧倒的な教訓は，専門医の証人として法廷において傷ついた当事者の弁護を行う司法心理学者と，どのような状況下においても訴訟手続きに絶対に関与せず，患者の守秘義務を負うカウンセラーとの役割を完全に区別することであった．

私は，損害賠償に値するレベルの精神的外傷を数年余にわたって維持することを強いられ，同時に可能な限り仕事を続行するのに十分な機能を回復しようと試みる罹病者が，内面で抱える"二重生活"に対して大いに同情するようになった．こうした困難な二重生活は，付随して起こる怒り，うつ，完全な欲求不全状態に加えて，ありとあらゆる段階の喪失感を克服している演奏家の内面的精神状態に対して，非常に悪影響を及ぼす．

最良の有能な司法心理学者（理想的には，来る日も来る日も精神的外傷の症例を処理し，全ての法律上の視点および登用するのに最も有能な弁護士を把握しているタイプ）の提供するサービスによって，私的なカウンセラーは，演奏家と政治的な関わり合いをもつことなく，または2つの相反する立場に立たされることを強要されずに，本当に当事者の個人的な問題を詳しく探求することができる．

演奏不安の一般的問題

概要を前述した直接手に影響を及ぼす特定の心理学的要因に加えて，音楽家の身体と心の連続体を不安に陥れる要素があると，その連続体のさまざまな箇所に悪影響を与える可能性が高く，その結果手の震え，間違いを起こす可能性，体幹と四肢の機械的ストレスなどを続発する．これに加えて，複数のアンケート調査から，オーケストラやフリーランスの音楽家における演奏不安の発生率は，最高で60～70％にまで及ぶことがわかっており，手の疾患に加えて演奏に対する一般的不安が伴う場合にも，心理学者はしばしば患者に呼び出される．

こうした問題を征服する技術の完全な説明は，エヴァンス（Evans 1994）が詳細に述べている．以下に，概要を手短に紹介する．私見であるが，音楽家の一般的演奏不安の原因は個々の特定の問題に分類されるため，それぞれ異なる治療を必要とする．

演奏不安

典型的な"舞台恐怖症"は，良くない一連の経験をした後にしばしば発現する．学校での初日，教室で初めて当てられ何かを暗唱させられた時，地元のユース・オーケストラでの初回演奏など，きっかけは初めての経験であることが多い．こうした経験を通して，人前で演奏することに伴う恐怖心や失敗の可能性を連想するように私たちの行動が"条件づけられる"ことがある．これは"学習反応"として知られる．こうした条件づけは，一般的な不安を感じるような一般的条件づけであったり，弓や楽器を落としたり，ギターを十分早くかき鳴らせなかったり，違う音を弾いたりするといった，特定の問題を繰り返す恐怖感のいずれかであり得る．

まず治療は，演奏家が演奏に関して抱く信条に対する認識を再評価することから始まり，舞台に上がる直前から上がった直後までの間，全ての演奏家（不安に陥る演奏家たちだけでなく）で認められるアドレナリン反応のピーク現象に関する説明から入る．演奏家に対して，こうしたピーク現象は全く正常な反応であると説得することで，最初に発現する発汗，動悸，口渇は，いったん演奏が始まると収まることが多い類の，一時的な不快現象に過ぎないとして受け入れさせることができる．さらに，音楽家にとって，彼が繰り返しそのような度胸で演奏できることがすぐに明らかになるため，"屈辱的な失敗を引き起こすパニック"といったメロドラマのような感情を"一時的な気後れによって，少し演奏面での妥協があるかもしれないが，演奏を妨げることはない"といった，より合理的な分析で置き換えるこ

とができる．

次に，治療は本来の恐怖感を"解体する"作業に移る．以下の主要な段階を経る必要がある．

- そもそもいかにしてパニック反応が演奏に付随するようになったのかを突き止める．関係ある場合，その他の非演奏時に起こったパニックの状況に関する詳しい病歴を作成すること．
- 演奏の基本的な課程から"条件づけられた"パニックを分けて考え始めること．演奏をモニターし，音楽家が敏感に反応する特定の"引き金"を確定し，対処すること．
- 頻発する誘因に対し，直ちに応答できるような精神的反応の意識的戦術を確立すること．
- 過去と現実を区別する感覚を体得する．すなわち，複数の要因の稀な組み合わせから生じたパニックが引き起こした最初の"大失敗"は，通常の演奏時に必ずしも繰り返されないことを自覚させる．
- パニックの程度感覚を体得する．気後れ状態は，いかに不快であっても，完全なパニックと同じではない．気後れを感じていても演奏はできるし，切り抜けることもできる．

社会的不安

明確な舞台恐怖症の典型は，同僚である演奏者に対する悪感情に由来する．オーケストラの音楽家が，波長の合わない譜面台のパートナーあるいはパート・リーダーに出くわしたり，むかついてステージを降りることは珍しくない．ある演奏家は常に他の演奏家を批難する性質があるし，ある演奏家は常に批判されていると感じてしまう．多くの演奏家はどちらの感情も抱いている——彼らは自分たち自身の能力について批判的に感じているし，彼らは他の演奏家を批判することにより，自分自身に対して感じている批判感情を"投影する"のである．そして，他の演奏家が自分を批判していると疑い出すと，本当に嫌な気持ちに襲われる．批判は堂々巡りを始めるのである．つまり，演奏家は批判をばらまく一方，批判に晒されるのである．

特にクラシック音楽をはじめとする演奏の世界は，批評で満ち溢れている世界であり，両親，教師，批評家そして，コンクールやオーディションの審査員団からの当然予想される批評（建設的なものや非建設的なもの）を含んでいる．屈辱的なしっぺ返しに対処する社会的技能を欠く内気な性格タイプには，最悪の影響が及ぶ．そして，こうした内気なタイプの人間は，組織的な精神的いじめに特に遭いやすいかもしれない．特に社会的技能を欠く人を含めて何人でも，ある程度の正当な自己主張コースを受けることが，大いに望まれる第一歩となる．

しかし，これに加えて，一般に良い結果は，音楽の世界における態度の問題を"帰属原理"の観点から治療することにより得られる．誰かもしくは何かが原因でとる明らかな行動のいかなる原因も帰属原理で説明できる．人のとる行動は一連の状況に源を発している（"彼は怒っている．なぜなら彼の車は今朝レッカー車にもって行かれたから"）場合や，人の感情や内的動機にその原因を発している場合がある（"彼は怒っている．なぜなら，彼は私が正しく音楽を演奏できないと思っているから"）．状況による理由と人々の動機が混乱されるところから問題が生じるようになる．かくして，私たちは人々の怒りを私たちに対する不快感として解釈し，人の疲れた表情を私たちに対する退屈さの表れと解釈し，連絡がつかないことを人から拒絶されたと解釈するようになる．このことは"決定的な帰属的誤認"として知られる——自分以外の何かに原因を探そうとせず，勝手に自分の落ち度と決め込んで自分自身を責めてしまう．以下の実話を見ていこう．

ニューヨークの歌手兼俳優が，ミュージカルのオーディションの週の最終日である金曜日の昼食前に舞台にやってきた．彼がステージの正面に着くやいなや，プロデューサーは呻きながら「信じられない．もうそれにはこりごりだ」とよく聞こえる声で言った．俳優は舞台から直ちに飛ぶように走り去り，何日か後にそのプロデューサーとばったり出会うまで，ずっと悩み苦しんでいた．

「よくもあんなふうに大勢のまん前で人に恥をか

かせてくれたな」と彼は自分なりに目撃したことを思い出しながら怒った口調で迫った．プロデューサーは，しばしの間うつろな表情だったが，突然表情を豹変させた．

「何てこった．今，やっとわかったよ！　昼食に何か持ち帰りの食事を買うようアルバイトの少年を使いに出したんだ．その時，私たちが1週間ずっと食べ続けたまずいファースト・フードだけは絶対買って帰るなって言ったんだ．君がこちらに向かって歩き始めた時，ちょうど私は振り向いて，少年がまた別のまずい持ち帰りのファースト・フードをたくさん下げて私たちのほうに歩いてくるのが見えたんだ．私は，信じられない．もうそれにはこりごりだ，とかなり大声で言ったに違いない．——たぶん，君は私が君にそう言ったのだと思っただろうね．君がオーディションのことを思い出させてくれたから言うけど，出来具合はとても良かったよ．私たちは，君にそのパートをお願いしようと思ってたんだよ．」

[帰属エラーの対処方法]

他の人々の「震え」「態度の問題」または予測できない行動は，私たちの心中でわだかまって残らせるよりも対処したほうがよい．私たちは"他人のこと"に構いたくないという感情を本能的にもっている．しかし，私たちは実際に自分自身の感情を他人の気分から切り離す訓練をする必要が本当にあるかもしれない．幼い子供の頃，母親が不機嫌なのは自分たちが"悪さ"をしたせいであると自らを責めたものである．そして，ほとんど無意識的に自らを責める癖から自由になるために，私たちは何度も学習の経験を積む必要がある．自己を責めることから自由になるには，以下のステップを踏むとよい．

- 他人が見せる機嫌や行動の裏には，さまざまな理由があるということを常に肝に銘じる．ニューヨークの俳優がこのことを念頭に置いていれば，役にありつけたかもしれない．ゆえに，自らに責任があるという前提で臨んではいけない．
- 他の人々の実際の動機づけが何であるかを積極的に見つけ出そうと努力しなさい．相手に質問し，相手のとった行動の意味を解釈し，理由を探してみなさい．自分の抱く気持ちに対して，別の原因帰属を見出しなさい．
- 他人と自分自身の間の"境界"を設定しなさい．同僚の演奏家を"皮膚の内側にいる"人間として見なさい．彼らの全体の人格が皮膚の内側に"収納されている"ものとして視覚化しなさい．そうすることで，彼らの人格は皮膚の境界で留まることになる．そうすることで，その後相手は等身大に思え，自分のほうに"はみ出して"こない．他人が否定的もしくは批判的に見える時は，彼らが自らの問題を処理できないことに起因した作用なのかもしれない．内面的な問題に囚われている人は，自然と融通が効かず，付き合い下手で，自己防衛的または攻撃的である．相手の不機嫌に反応しないことで，相手を助けることにもなる．
- 同僚の音楽家に寛大であれ——心の広さは批判に対する完全な解毒剤となる．サキソフォン奏者のキャノンボール・アダレイ（Cannonball Adderley）は，「楽しいことは，何もかもがやんわり落ち着いている時に起こるのさ」と言った．

心内不安

「演奏家は劣等感を伴う病的に自負心の強い人種だ」というのは，演奏家の正体を簡潔に言い当てた表現である．音楽家は，演奏家として密かに2つの幻想を抱いている．すなわち，自分は"本当に素晴らしい演奏家"であると同時に"本当に全く箸にも棒にもかからない演奏家"というものである．音楽家は，どうしてこのような2つの矛盾した幻想を混在させることができるのか．以下に述べるさまざまな賢い方法を用いているのである．

- なんとかして絶対に自分の才能を評価させないように知恵を巡らせる——つまり演奏の出来を楽器のせいと言い訳したり，仕事を得るために

オーディションを受けることを拒否したり，原因不明な体の痛みを訴えたり，演奏を断念したりする．
- 常に上手に演奏できない"言い訳"を用意して活動を続けている——つまり，酒に酔っぱらったり，いつも遅れて到着するなどの行動をとる．
- 異端児となって，本当は自分のことを誰も理解しないと主張する．
- 自分自身を"詐欺師"と言い聞かせることにより，いつの日かばれるかもしれない罪と不安に常に苦しむ生活を送る．

　音楽家にとって最も強いストレス因子（Willis and Cooper 1988）が"自分自身に課した音楽家としての才能レベルに到達し，それを維持する必然性に迫られる気持ち"であるのは，自分の内面で抱く幻想と自己が衝突することに起因している．音楽家たちは自ら内面に設けた基準に必要以上に囚われているが，それにもかかわらず演奏自体は続けている．真の意味での解決は，こうした幻想は現実といくぶんかけ離れたところにあるという事実を見出すことにある．とりわけ最悪の幻想は，"神経質過ぎておまえは聴衆の面前で演奏できない"とか，"おまえは決して一流になれやしないよ"など，両親や教師が過去のある時点で口にしたコメントの上に築き上げられ，呪いのごとく記憶に留まる．こうした預言めいたコメントは，完全に誤っているかもしれない．ことに，長い間音楽家が技術的に成長することを阻むかもしれない．音楽家が実際どれくらいの能力をもつのかをより正確に把握する目安として，他の演奏家が，そこそこの量の仕事が舞い込んできているひとりの音楽家をどのように評価しているのかをみるとよい．こうした現実を注視するほうが，内面の幻想に一喜一憂するよりも安定した選択と言える．幻想の世界で"最良"でなければならない演奏家などいない．そもそも，どういう演奏家が"最良"なのであろうか．ある音楽家が，同僚の専門家，聴衆，自らの弟子から，音楽家として活動するのに十分な能力をもっていると評価されているのなら，それ自体音楽家の能力を如実に証明している．

　他人が自分のことを一般的に評価している現実的な自己のイメージを素直に"受け入れる"ことで，"何も疑わない世の人に自分の才能が完全に認められる"日を永遠に待つよりも，音楽家は自分の仕事において真の成長を目指して歩むことができる．クリエイティブな仕事をする芸術家にとって，幻想を抱くことは重要である．たとえば，映画監督のロマン・ポランスキー（Roman Polanski）は，自分の芸術の秘密のひとつが，どこで現実が終わり幻想が始まるかわからないことだと言った．ヴァーチャル・リアリティ（仮想現実）の世界では，"想像力は通貨単位としてのお金の地位を奪ってしまった"．しかし，クラシック音楽家にとっての現実とは，安定した演奏を提供できることにある．音楽家は"前回の演奏程度のレベルでしかない"と一部の人が信じ込ませようとするが，そんなことはない．彼は，生涯を通じて行う勉強ならびに払う努力に見合った能力を備えることができるのである．

燃えつき

　たいていの演奏家は——しばしば幼年期に——芸術家としての道にほぼ100％憧れてスタートを切る．その後，彼らは芸術家としての人生に対する予備知識と幻滅感が全くない状態でスタートするが，幻滅感が51％の臨界点に達するまで割合が次第に増えていく．その後，演奏に対する情熱はマイナス値に突入し，進行性の燃えつき症状が確実に襲ってくる．こうなると，演奏は心地よいというよりも不愉快なものになる．この状態が"精神的かつ感情的な燃えつき"である（図1）．

　似たような仕事のスケジュールが来る日も来る日もほとんど同じように続くと，自ら自覚することなく音楽家はプラトー状態に陥る．プラトー状態は，普通の演奏者だけでなく国際的に活躍する芸術家にも同様に起こる．若い頃のエネルギーは燃えつき，演奏に対する不安から将来に対する懸念など，内面に抱えていた緊張感が露わになる．仕事の内容をひ

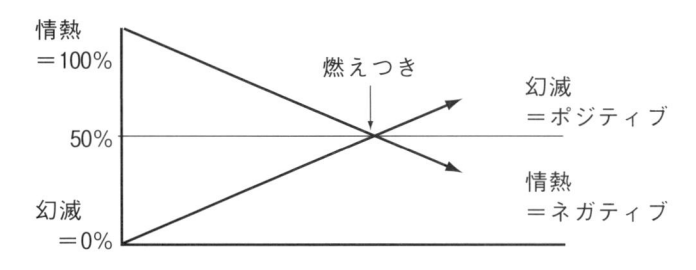

図1 時間の経過に沿った主な動機づけ（情熱）の燃えつき

```
情熱=100%
         燃えつき
                    幻滅=ポジティブ
    50%
                    情熱=ネガティブ
幻滅=0%
```

ととおり把握し，以前ほど変化に富んでやりがいのある仕事がこなくなるにつれ，野心的な心は倦怠感に乗っとられ，演奏時の躍動感もあまり感じなくなる．

燃えつき症状が演奏不安と重なると，"これ以上耐えられない．正気でいるためには，不安感を軽減するか，音楽家としてのキャリアを諦めるか"という状態に陥ってしまう．動機づけを失うと，プロの演奏家として最低限容認できる水準まで，演奏家のレベルが落ちることがある．

この現象は，実際に演奏家の演奏に影響が出始める前に，他の演奏家が気づくことがある．演奏家は，自らのレベルダウンを否定するだけではもはや十分な防衛となり得ないと突然気づくかもしれない．突然，演奏の技術的要素が思ったよりも達成困難となり，やっとの思いで対処している自分の姿が見えてくる．不安感が突然"ピーク"に達する現象は，有名かつ公演でスケジュールがぎっしり詰まった（時には数カ月または数年先まで予約で一杯）演奏家の場合，不安感の程度がより劇的に強くなるかもしれない．恐れは警告へとエスカレートするかもしれない．演奏家は，医師またはその他の専門医から短期，長期の休暇または完全休暇をとりつけるといった"助けを呼びたい"欲求と葛藤するようになる．典型的な燃えつき徴候を起こした音楽家では，以下の症状が認められる．

・練習やリハーサルを十分しない．
・演奏前にウォーミング・アップしない．
・他の音楽家の演奏を聴かない——自分自身のパートだけを正しく演奏しようとする．
・演奏数分前に到着する．
・リハーサル時に新聞や本を読みたがるか，実際に読む．
・ソロ・リサイタルや室内楽をしなくなる．
・演奏技術水準の低下に激しい罪の意識を感じてしまい，それが舞台恐怖症へと繋がる．
・演奏の度胸をつけようとして，飲酒または麻薬を服用した状態で仕事に来ることがある．
・アルコールやマリファナを日常的に使用し，一般に急を要する仕事上のニーズや現実世界に対する認識を失うことがある．

燃えつき症状は，他の分野に対しても波及するかもしれない（結婚，セックス，趣味のすたり，体重超過による運動不足など）．"生まれた頃を振り返らずに死を考えるようになる"といった，いくつか共通したうつ的な特徴が認められるかもしれない．人生において達成したいと望んだ幻想（ことに仕事面に関して）は，もはや達成不可能かもしれない．気持ちが低迷し，仕事が底打ち状態にあると感じる時，うつの特徴である苦悩と"（人間の希望や努力を否定する）無益論主義"的な考え方と重複する部分が出てくる．

[燃えつきからの回復]

"中年期のプラトー状態"は，うまく管理することで変化に富み，楽しい生活を送ることができる．しかし，新卒の野心的な演奏家のように忙しく全てに精力的に取り組むようなやり方や，演奏家としての質が次第に落ちぶれていくような無気力かつ無関心

なやり方で管理はできない．情熱を増すということは，興味および物事に対する取り組み姿勢を取り戻すことを意味する．幻滅感を減少させるということは，喜び・創造性・さまざまな変化を優先し，全ての精神的ストレスの誘発源を減らす方向で自分の人生を管理することを意味する．以下のように，新たな優先事項を確立する．

- 睡眠と休養．余裕をもって仕事をこなす．重要な仕事の前後には落ち着く時間を設けること．
- 休暇を規則的にとる．できれば，あなたのパートナーと休暇を同じ時期にとるようにする．休暇に一緒に行けるように子供の面倒を誰かに見てもらう．たとえば，オーペアなどを頼む．
- ノーと言う．仕事面で最低水準にある，辛くてつまらない仕事を受けないようにしなさい．仕事でスケジュールを埋め過ぎないこと．
- 体を動かす．普段より体を酷使する演奏旅行のために，体を良い状態に保ちなさい．トレーニング・ジムに通うか水泳をしなさい．
- レッスンのスケジュールに振り回されないようにする．生徒と両親のむら気や要求に合わせるのではなく，自分のペースに合うようにレッスンのスケジュールを調整する．充実したレッスンを行うには，自分自身に余裕をもたせることが不可欠である．
- その他の演奏家との意思疎通の程度を増やし，社交範囲をもっと広くする．いろいろな人と連絡をとり合う．友人を訪れたり，招待すること．ディナー・パーティーを開く．
- 少なくともひとつ，別に夢中になれるもの（趣味，読書，スポーツなど）をもつ．それが双方向的であればあるほど良い．
- 仕事の種類を増やす．たとえば，指揮，作曲，編曲，放送，著述活動など．創造性に磨きをかけなさい——他人に頼らず，自ら仕事を創造する．
- 定期的にソロ演奏し，友人と室内楽を演奏する．
- 楽しみながら練習する．通常弾く練習曲だけでなく，古い曲も練習しなさい．

治療のためのチームアプローチ

私たちはすでに，医学，患者の姿勢，心理学的な側面から手の問題に携わる，一部の主要なチーム・メンバーについて取り上げた．問題が，患者の評価，治療，リハビリテーションのいずれであっても——もしくは患者の身体的問題と演奏不安の一般的な症例を同時に治療する問題であっても，治療効果を最大限に高め，自分または他の医師が得た追加所見を補充するために，同じ患者の治療記録を比較検討し合う必要があるのは明らかである．こうした情報の共有よりも，首尾一貫し，信頼がおけ，医師間で共有できる治療計画を患者に提供することのほうがさらに重要となるであろう．ある専門医から次の専門医に計画性もなくたらい回しにされて，一番混乱し，挫折し，財布の中身が空になるのは患者自身である．患者の苦悩を必要最小限に抑えるためには，治療にどの医師が関与しているのか，なぜ複数の医師が関与しているのか，治療として何が可能で何が可能でないか，どれくらいの治療期間を見込んだらよいのか，漠然とした不安と医学的説明の洪水をどのようにして信頼の置ける回復計画に転換していくのかといった点に関して，アドバイスを行うべきである．前述の回復計画に，実際の練習計画，定間隔で行う診察，継続的に行う心理学的サポート，わかりやすい言葉を使って作成した治療の現状説明を含めると，いっそう良いであろう．

筆者は，米国のリチャード・ノリス博士（Richard Norris）の行った演奏に関する徹底した人間工学的分析および最小の有意味レベルに至るまで最適化された回復プログラムのデザインぶりに，非常に感銘を受けた．彼の徹底ぶりと細心さは，私たち医師全員にとって模範となる．詳しくはノリスの文献（Norris 1993）を参照されたい．

演奏心理学者のコンセプト

　私は本論文の中で終始一貫して自らをセラピストやカウンセラーと呼ばず，心理学者として言及してきたが，これには自分が訓練によりたまたま心理学者になったという事実以外に意図的な理由がある．毎週患者とのセッションをもち，椅子に腰掛け音楽家の治療を行うという点においては，私は他のセラピストと変わらない．しかし，こうしたセッションの内容およびアプローチの方法は，普通のセラピストのそれと大幅に異なる．特に，個人の詳細を明らかにせず，感情転移に厳格に従って治療を行う古典的精神力動的モデルを信じるセラピストとは根本的に異なる．たまたま自分がプロの音楽家でもあるゆえに兼ね備えている知識を利用する形で，私は何時間もかけて，音楽家の作品，仕事，楽器，練習計画，演奏戦略，音楽家が内面に抱えている音楽人生についてこと細かに話をする．さらに，私は患者に自分たちの楽器を演奏させたりする．私は，辛抱強く相手のCDやテープを聴き，患者に役立つと判断した時は，生演奏のコンサートに赴くこともある．

　"心理学者"という用語を使うことによって，音楽家が身近に利用できる音楽心理学者（スポーツマンが"スポーツ心理学者"と呼ぶ人的資源の類）というコンセプトを音楽家に紹介するという別のテーマを提示することになった．こうした用語を紹介することで，音楽家が心理学者とは必ずしも患者の"諸問題"を分析して"患者の非効率的な面"についてくどくどとコメントする何者かではないという認識をもち，逆に心理学者とは友好的で近寄りやすく，患者によりいっそうの"効率"をもたらす専門知識を備えた人的資源であるという認識をもつようになれば，今まで以上により多くの音楽家が音楽心理学者による治療成果の恩恵を被ることができるようになるであろう．この分野における成果は，過去10年の間に心理学者が提供する全く新しい分野の治療へと着実に変貌しつつあり，音楽家が誇りをもって利用できるサービスとなっている．

——Andy Evans（頼島　敬・訳）

文献

Evans A (1994) *The Secrets of Musical Confidence*. HarperCollins: London.

Freud S, Breuer J (1974) *Studies on Hysteria*. Penguin Freud Library, vol. 3. Penguin: Harmondsworth.

Norris R (1993) *The Musician's Survival Manual: a Guide to Preventing and Treating Injuries in Instrumentalists*. Mmb Music: St Louis.

Wills G, Cooper CL (1988) *Pressure Sensitive*. Sage Publications: London.

第17章　薬物と舞台恐怖症
Medicines and stage fright

イアン・ジェイムス

　過度の不安は，演奏に致命的な影響を与えることがある．過度に緊張した演奏者にとっては悪夢のような出来事であり，それを目のあたりにする聴衆にとっては非常に居心地の悪い経験となる．何世紀にもわたって，過度の緊張に対処するためのにさまざまな処方術が研究されてきた．言うまでもなく，音楽家は自身のレベルを超えた作品を演奏しようとすべきではないし，リハーサルでは全てを入念に予行演習すべきである．これにもかかわらず，多くの経験豊富で卓越した音楽家たちが，舞台恐怖症にひどく苦しめられている．演奏にこれといった影響が出なくても，健康状態には悪影響が及んでいる．医師に助けを求める音楽家は多い．残念なことに，医師の提供する救済内容の質は医師によりまちまちである．本稿では，舞台恐怖症をコントロールする薬物の使用に関して，その長所および短所を概観していく．

鎮静薬

　処方可能な鎮静剤は何百種類とある．ジアゼパムやクロルジアゼポキサイドなどのベンゾジアゼパム系が，おそらく最も普通に使われるグループであろう．これらの薬物は，いわゆる不安を治療するために広く使われている．これらの薬物を短期間使用することに関しては，その正当性にしばしば疑問の余地があり，長期間の使用に及んでは弁護の余地がどこにもない．本稿で取り上げている舞台恐怖症の治療では，前述の薬物は往々にして効果が期待できないので使用すべきではない．さらに，前述の薬物は演奏家の判断を鈍らせるので，演奏自体に直接悪影響を与えることが多い．長期（3～4週間のみ）投与の場合，常用癖やうつを誘発することがある．使用率は国によってまちまちであるが，鎮痛薬が自由に入手できる国において最も高く，医師の処方なしに入手不可能な国では最も低くなっている．

アルコール

　アルコールが神経を鎮め，自尊心を強める効果をもつことは周知のとおりである．それゆえ，アルコールは音楽家の間で人気があり，振戦に対して特に効果的である．同時に，アルコールには判断力を鈍らせ，演奏を台無しにしてしまう側面がある．しかし，アルコールの飲量が効果を左右する重要な要素となる．特に舞台恐怖症を解決するためでなく，社交の場で1，2杯ひっかける程度は許されるかもしれない．しかしながら，「飲んだら乗るな」は「飲んだら弾くな」にも当てはまる．アルコールの主たるリスクは，アルコールを飲むとアルコール中毒になり，乱用から肝，心，神経の疾患を続発する点にある．一晩で大量の酒を飲むと，翌日に反動不安を起こすことがある．反動不安に対処しようとして，より多くのアルコールを摂取したくなる衝動に襲われるため，アルコール摂取の悪循環にはまり込んでしまう．

ベータ遮断薬

　ベータ遮断薬，もしくはより正確に言うとβ・アドレナリン作動性神経受容体拮抗薬には，プロプラノロール，アテノロール，オクスプレノロール，ナ

ドロールなどがある．それらの作用は，アドレナリンによる効果を遮断することにある．アドレナリンは副腎から放出される"恐怖ホルモン"で，放出されると典型的な"戦うか，それとも逃げるか"反応を誘発する．サーベル・タイガーとにらみ合っている時には，非常に有用なホルモンであるが，聴衆と対面する時はさほど役に立たない．速く力強い心拍，四肢の振戦，浅速な呼吸といった現象は，全てアドレナリンにより引き起こされる．ベータ遮断薬は，これらの反応を遮断する効能をもつ．不安の身体的影響が取り払われ，それが脳で感知されるため，不安感が軽減する．ベータ遮断薬が脳に直接の抑制効果をもつ可能性は低い．通常の（低）用量では，演奏自体に本質的な有害作用はない．不安によって演奏に悪影響が出ている場合，薬物がそのマイナス影響を取り払ってくれる．こうした環境下においては，演奏内容は改善する．この点を裏づける科学的研究は数多く存在する．

演奏の改善は，弓のふりまわしや呼吸に関する問題のみならず，抑揚やフレージングなどの音楽的側面にも及ぶ．ベータ遮断薬は喘息を惹起し得るので，喘息患者には決して投与すべきでない．これらの薬物は，特定の事象に対してのみ服用されるべきで，毎日服用すべきでない．通常，ベータ遮断薬は演奏の1時間30分前に服用すべきである．ナドロールは唯一の例外で，4時間前に服用すべきである．ほとんどのベータ遮断薬は，4時間程度効果が持続する．一方，ナドロールでは8〜10時間効果が持続し，"ワーグナー・ベータ遮断薬"と呼ばれている．アテノロールは，振戦に関して他の薬物よりも効果が低いので，弦楽器奏者は避けたほうがよい．他のベータ遮断薬と比べて，同薬は気管支樹への影響がより弱いと主張されているが，それでもなお喘息患者には決して使うべきではない．プロプラノロールが肝臓で分解される速度は一定しておらず，演奏に先立って食事をしたか否かといった特定の因子の有無によって，薬の効果の程度に大きな差が生じる．オクスプレノロールは，ややアドレナリンに類似した効果をもつ他，前述した恐怖症候の全てをブロックする効果をもつ．オクスプレノロールによって，演奏時の興奮が損なわれることはない．何人かの演奏家によると，オクスプレノロールによって思考がより迅速になるため，慎重に予行演習していても，本番のドサクサした状態の中で省いてしまうことがあまりにも多い小さな妙技の数々を予定どおり弾くことができるとの報告もある．ベータ遮断薬によって，自らの演奏を過大に評価するようにはならない．この点においてベータ遮断薬は，自らの演奏を過大評価させるアルコールとは異なる．過量のベータ遮断薬を服用すると，指の動きが遅くなることがある．この影響は，低温下ではさらに顕著になる．一部のベータ遮断薬は，ある程度の不眠症を誘発することがある．演奏自体で眠くなくなるので，不眠効果は認知されないことが多い．

ベータ遮断薬の使用率は国によりまちまちである．自由に入手できる国では，演奏家の約30%が必要に応じて服用している．処方箋によってしか入手できない国では，使用率は10%とはるかに低くなる．

ベータ遮断薬は，行動療法手技と関連づけて使用することもできる．慢性的舞台恐怖症候群の患者の場合，これは最良のアプローチとなるかもしれない．この薬物は，決して毎日単独で服用してはならない．同僚の演奏者が喘息患者であるかもしれないので，演奏者は譜面台越しに同僚へベータ遮断薬を手渡すべきではない．時おり，服用した本人に特有の症状が発現するため，最初は重要でないイベントの時などにベータ遮断薬の服用を試すべきであるという点を強調しておく．

コンクールでの使用

この疑問を決定するのは内科医ではない．コンクールの目的が最高の演奏者を査定することであれば，薬物の使用を否定すべき理由はないように思える．演奏による精神的ストレス下で最高の演奏を行うことのできる演奏者を見出すのが目的であるならば，ベータ遮断薬の服用は不公平に思える．

うつ

慢性的な舞台恐怖症からうつに陥ることが多いことを銘記しておくことが重要である．うつに陥った場合，ベータ遮断薬は効果がない．うつは，三環系（アミトリプチリン）または5-ヒドロキシトリプタミン阻害剤などの薬物，または心理療法およびカウンセリングで治療する必要がある．

避けるべき薬物

コーヒー，茶，コーラに含まれるカフェインは，過量に服用すると振戦や不安を起こす．全ての演奏者はこの点を銘記しておくべきである．カフェインの影響は加齢に伴い顕著になる．

サルブタモールやテルブタリン吸入薬を使用する喘息患者ならびに特にテオフィリンを含む薬物も併せて摂取している患者において，不安と振戦が認められる．これらの症候は演奏時にいっそう激化する．喘息の治療を的確に行い，有害作用を起こす薬の用量を減らし，別の薬を追加服用することでこうした問題は収まることが多い．

——Ian James（頼島　敬・訳）

訳注：本章に掲載されている薬物の一般名と日本におけるその商品名の対照を示す．
ジアゼパム：ベンゾジアゼピン系長時間型抗不安薬
→商品名はホリゾン，セルシン
クロルジアゼポキサイド：ベンゾジアゼピン系長時間型抗不安薬
→商品名はコントロール，バランス
プロプラノール：塩酸プロプラノロール，ベータ1非選択性ベータ遮断薬，降圧剤
→商品名はインデラール
アテノロール：ベータ1選択性ベータ遮断薬，降圧剤
→商品名はテノーミン
オクスプレノロール：狭心症治療薬，ベータ遮断作用をもつ
→商品名はトラサコール
ナドロール：ベータ1非選択性ベータ遮断薬，降圧剤
→商品名はナディック
アミトリプチリン：塩酸アミトリプチリン，三環系坑うつ薬
→商品名はトリプタノール，ラントロン
5-ヒドロキシトリプタミン阻害剤：選択的セロトニン再取込み阻害剤（SSRI），坑うつ薬
→日本では未発売
フルオキセチン：塩酸フルオキセチン，選択的セロトニン再取込み阻害剤（SSRI）坑うつ薬
→日本では未発売
セルトラリン：塩酸セルトラリン，選択的セロトニン再取込み阻害剤（SSRI）坑うつ薬
→日本では未発売
（※日本では選択的セロトニン再取込み阻害薬［SSRI］として**フルボキサミン・マラーテ**［商品名はルボックス，デプロメール］，**パロキセチン・ヒドロクロライド**［パキシル］が使われている．）
サルブタモール：硫酸サルブタモール，ベータ刺激性気管支拡張薬
→商品名はベネトリン，サルタノール，アイロミール
テルブタリン吸入薬：硫酸テルブタリン，ベータ刺激性気管支拡張薬
→商品名はブリカニール

第18章　楽器演奏と重度変形の手
Instrument playing and severe hand deformity
ジョフリー・フーパー，ジーン・ピレ，ヘレン・スコット

　手と腕の重度変形は通常，先天性欠損か外傷による．どちらの場合も楽器演奏は不可能ではないが，外傷を受けた大人よりも先天性異常の若年者のほうがより容易に順応するだろう．これらの患者が音楽で成功するためには，彼らの変形を注意深く分析すべきで，それから患者を楽器に合わせるか，適切な装具に合わせるか，改良した楽器に合わせるか，もしくはそれら3つの組み合わせに合わせる．分析の例を以下に示す．分析を目的として，変形は一般的に用いられる"横断性"か"軸性"かで分けるので

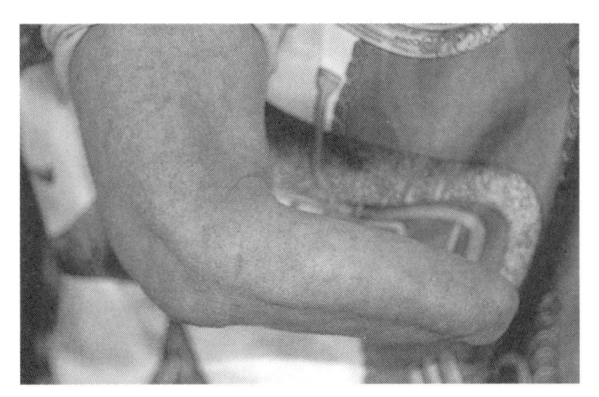

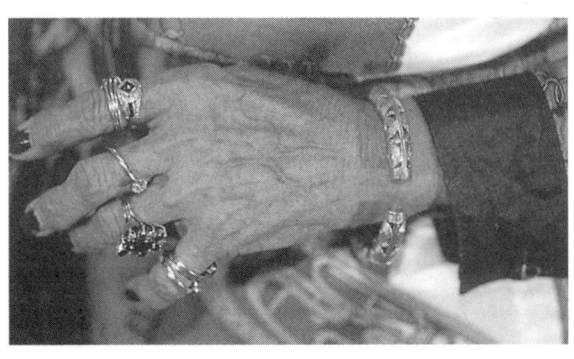

図1　右前腕の近位無形成（四肢もしくはその一部の先天的欠損）．このピアノ教師はリヨン音楽学校で，ラベルの左手のためのコンチェルトで一等賞を獲得した．彼女は義肢を1956年，40歳になって装着した．以後は社会的・職業的活動のために毎日義肢を使用しているが，自宅にいる時も演奏時にも装着しない．

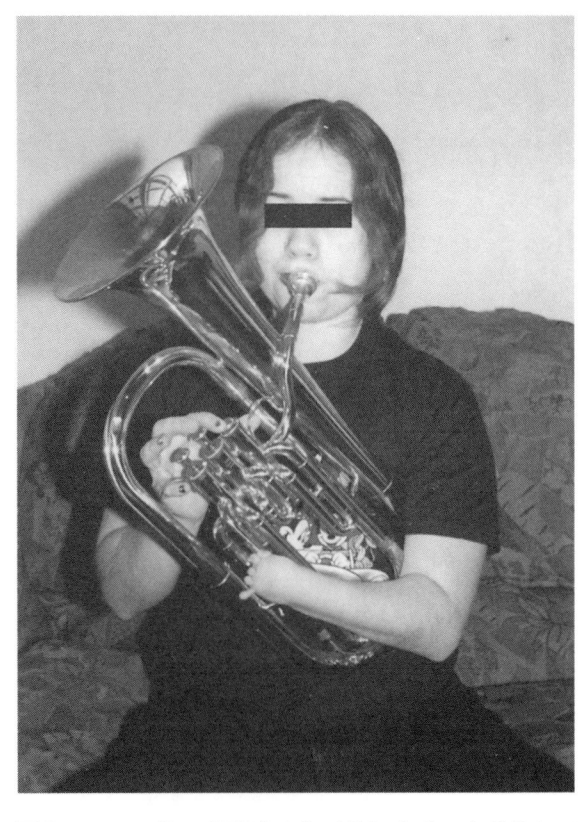

図2　この20歳の音楽家は先天的に左手の中手骨レベルの欠損と，痕跡指がある．Eフラットのテノール・ホルンを，利き手の正常な右手で演奏する．彼女は現在大学で音楽科の最上級生である．

はなく，片側性か両側性かで分類することが望ましく，原因は無関係である．

片側の手に変形のある者が演奏をするために，
- 通常両手で演奏する楽器を片手で演奏する（図1）．
- 片手だけを必要とする楽器を演奏する（図2）．
- 変形のある手を義指によって改善する（図3）．
- それ自体が改良された義手によって改善する（図4）．
- 義指によって改善し楽器も改良する（図5）．
- 片手の変形に合わせて楽器を改良する（図6）．

両側の手に変形のある者が演奏をするために，
- 片手を再建することで片側の変形として演奏する（図7）．
- 大幅な改良を加えた楽器を使う（図8）．

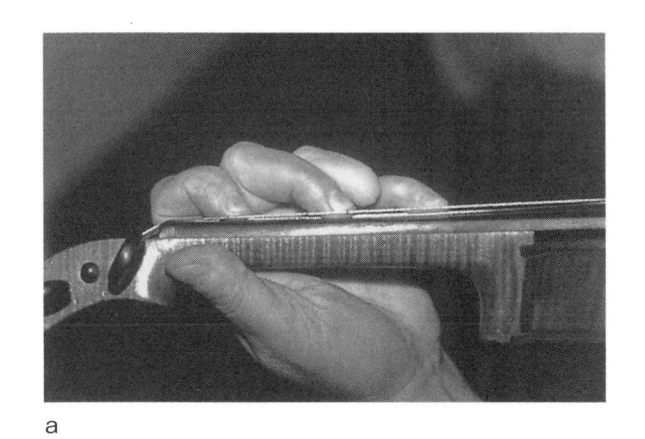

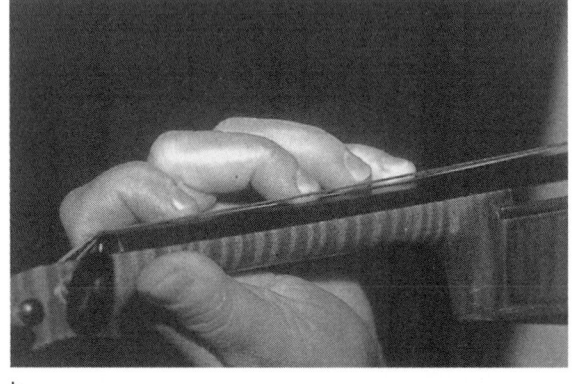

図3 どれほど精巧であっても，義肢は人間の手にとって代わることはできない．装飾義肢は，指尖部切断の場合，段端を延長し，時に音楽家にとって不可欠の助けになる．このプロのヴァイオリン奏者は，1993年，43歳の時に事故に会い，1994年に義指を装着した．彼女はヴァイオリンを演奏する時は常に義指を装着するが，社会的活動で装着することはめったにない．

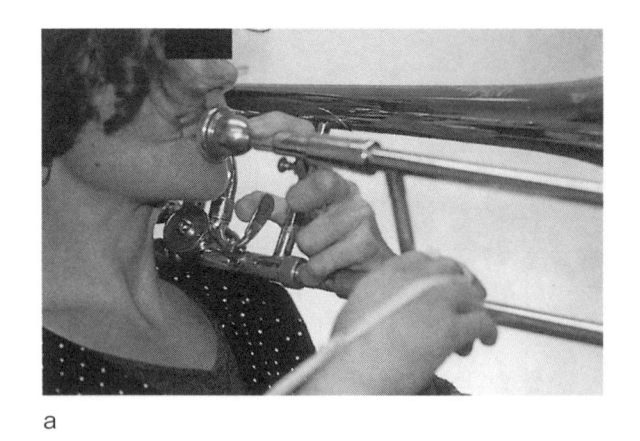

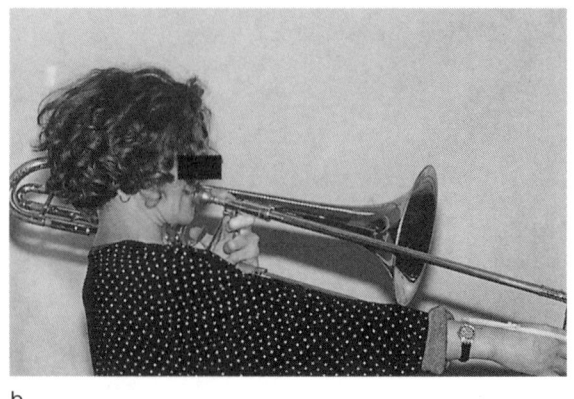

図4 無形成の音楽家たちは，たとえ異なる方法で動かすとしても，真に機能的なハンディキャップはなく正常な生活を送る．彼らは指の断端にも容易に適応する．しかし，手や前腕の切断では"延長義肢"が楽器を演奏するために必要となるだろう．1958年に1歳で義肢を装着したこのプロの音楽家は，トロンボーンを演奏し，楽器をスライドするために義手を装着している．

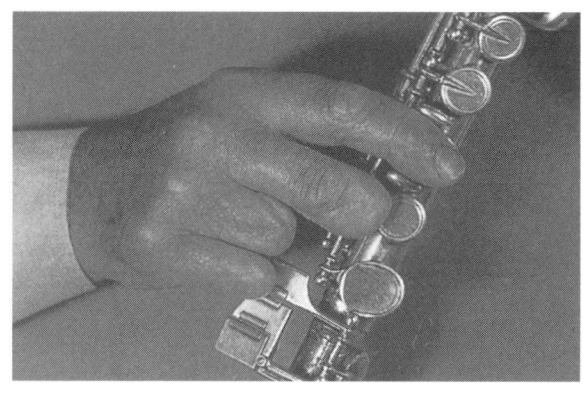

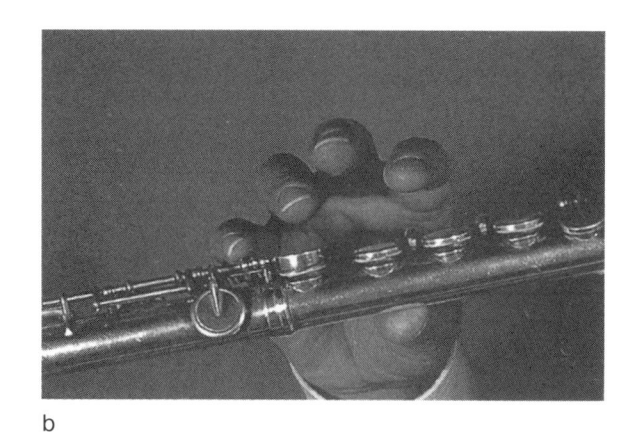

第 18 章　楽器演奏と重度変形の手　193

a　　　　　　　　　　　　　　　　　　b

図5　1983年，37歳での事故後，57歳の時に義指を装着したアマチュアのフルート演奏家．彼は義肢を安定させるために改良されたこの楽器を演奏する時だけ義指を装着する．

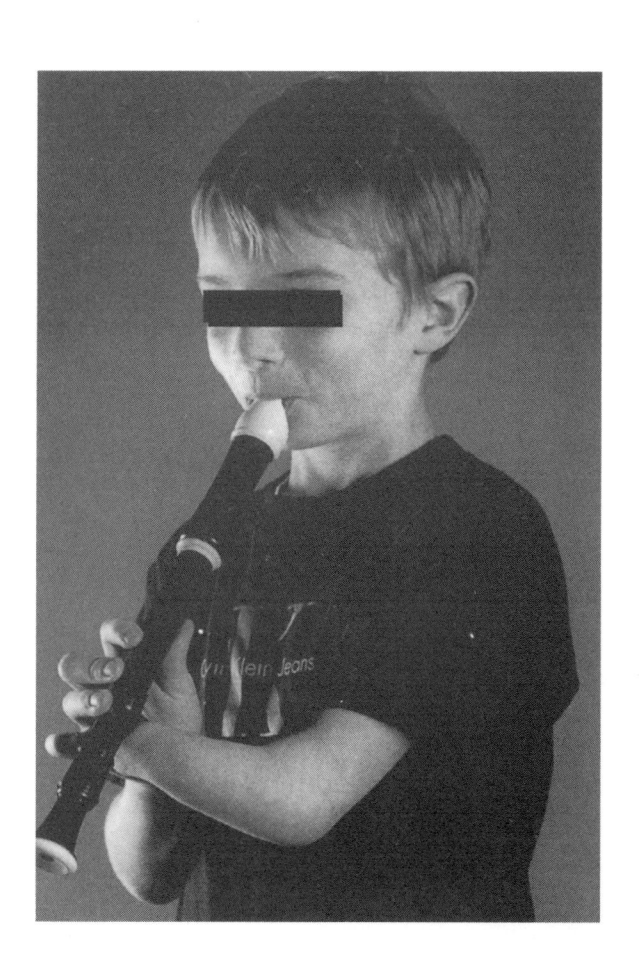

図6　右手無形成の6歳のこの少年は，6本の指で演奏するようデザインされたアウロス社製のリコーダーを演奏する．この男の子の場合，左手の断端が"6本目の"指として機能し，楽器の後面にある低音用の穴を操作する．

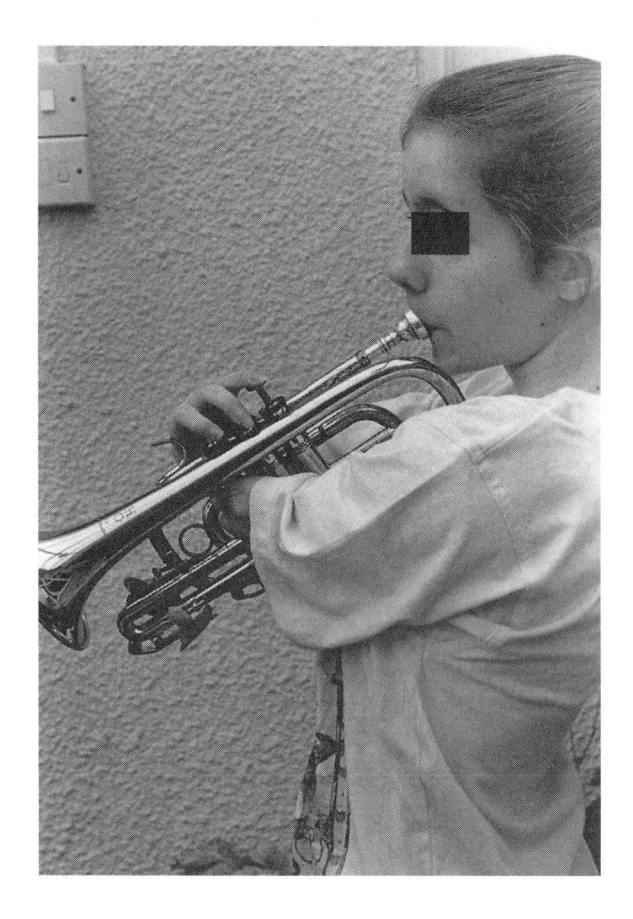

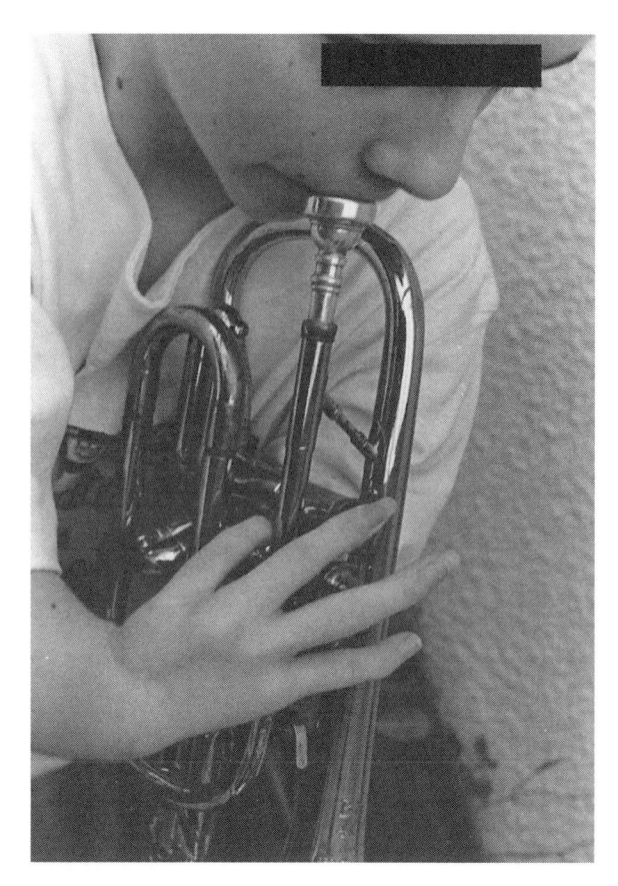

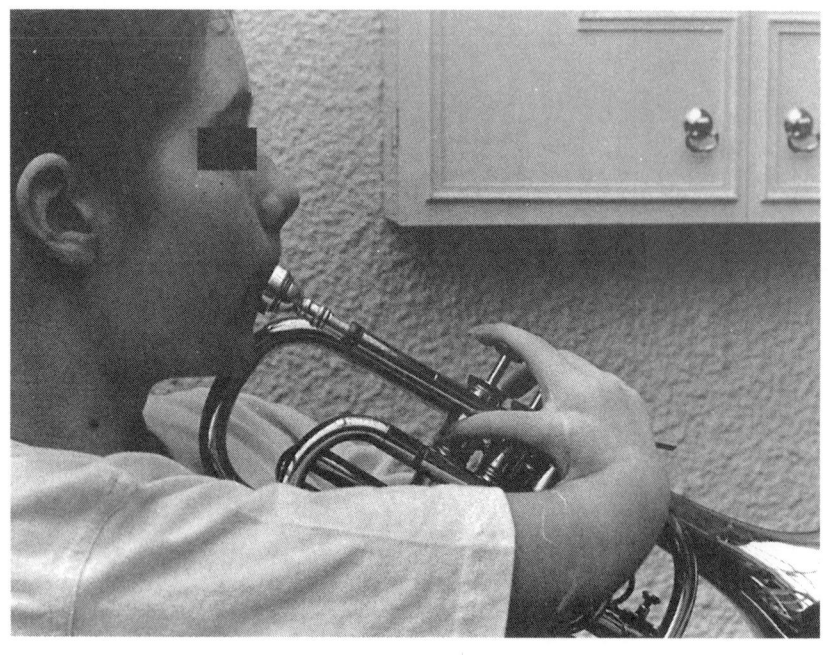

194　第18章　楽器演奏と重度変形の手

図7　15歳．左上腕骨のほぼ完全欠損と左側の橈尺骨癒合症と左手の一部合指と母指欠損，そして右側は橈骨の一部が欠損した近位の橈尺骨癒合症と母指欠損を伴う橈側内反手で，示指の母指化術が行われた．彼女は再建された右手で運指し，形成不全の左上肢で支持することによって普通のコルネットを演奏する．彼女はこの楽器で学校を卒業するレベルまで達した．

第 18 章　楽器演奏と重度変形の手　　195

　若年の演奏者が高いレベルに到達したことや，年配のプロの演奏家や教師が重度の外傷後も彼らのキャリアを保持できた多くの例がある．
——Geoffrey Hooper, Jean Pillet and Helen Scott
　　（菅尾　優・訳）

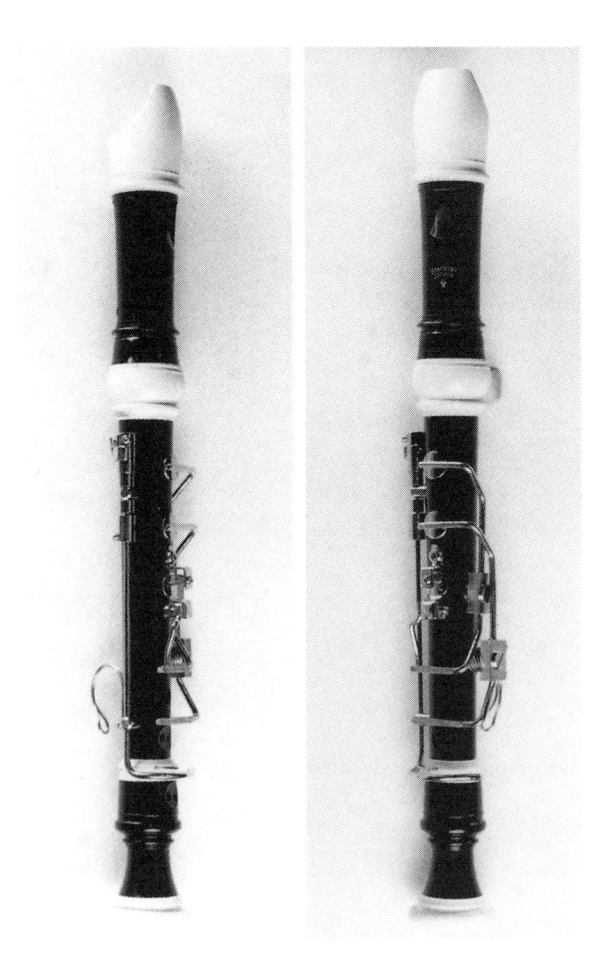

図 8　この高度に改良されたソプラノ・リコーダーは，片手で演奏でき，かつ通常の楽器の音域をもつ．改良を加えることでより重度の変形にも適応できるが，楽器の音域は減少するだろう．

[付録]
熱可塑性プラスチック・スプリント素材
Thermoplastic splinting materials

アリソン・デーヴィス，ガブリエル・ロジャー

多くのスプリント素材があるが，それぞれに特性，用途が異なる．以下のリストは決して包括的なものではない．著者が手の診療にあたってよく用いるものである．

オルソプラスト（Orthoplast）
- 明るい白，マット仕上げ
- 穴あきの形状もある
- かさばらない——軽い
- 中程度の硬度，補強が必要となるかもしれない
- 熱湯温度（72～77℃）または熱風で成形可能
- 成形が容易
- 表面が熱く乾いていれば，自己接着性あり
- 良い順応性：作業時間を十分にとれる
- 大きなスプリントにも適している——伸びない
- 扱いが簡単——経験の少ないセラピスト向け
- 洗える：水がしみ込まない

オルフィット（Orfit）
- 異なるタイプ
  - オルフィット"S"——肌色（柔らかいもの，硬いもの）
  - オルフィット"C"——コーティングされている
  - オルフィット・カラー——着色されている
- 加工する時の状態が異なるものが2種類
  - ソフト・オルフィット：複雑な形状を作る時に素晴らしい成形ができる
  - スティフ・オルフィット：成形はやや難しいが，広い範囲を扱いやすく輪郭を取りやすい
- 4種類の厚み：1.6 mm, 2 mm, 3.2 mm, 4.2 mm
- 4種類の穴のサイズ：極小，小，大，穴なし
- かさばらない——軽い
- 熱湯で成形できる：55～60℃
- 作業時の温度で透明になる
- 100% 形状記憶
- 良い順応性——小さな指のスプリントに適している
- くっつかないように，患者の手にクリームを塗ったり，液体石鹸を水に入れておく必要がある
- ふちを滑らかにすることが難しい
- 洗える：水はしみ込まない

プリファード（Preferred）
- ベージュ
- 穴あきの形状もある
- かさばらない——軽い
- 硬度は低い——補強が必要となるかもしれない
- 熱湯で成形できる：72℃
- 表面のコーティングがはがれたり，取り去ったりした場合に，自己接着性がある
- 50%のドレープと，50%引き伸ばしが可能
- 引き伸ばすと一律に伸び，不均衡な厚みの部分は残りにくい
- はさみで切ると，ふちはよく接着する
- 洗える：水はしみ込まない

サンスプリント ポリフォーム（Sansplint polyform）
- 白
- 穴あきの形状もある
- かさばらない——軽い

- 中程度の硬度
- 熱湯（65℃）または熱風で成形できる
- 温めると自己接着性がある
- ある程度の引き伸ばしが成形時に可能――引き伸ばしできるように小さめにデザインしてカットする
- 創造的なスプリントや小さく硬いスプリントによい
- 洗える：水がしみ込まない

エックスライト（X'lite）
- 白，メッシュ状
- 中程度の硬度で補強が必要となるかもしれない――通常，2枚をくっつけて2層にして使用する
- かさばらない――軽い
- 熱湯（70℃）または熱風で成形可能
- 成形が容易
- パッドが必要となる――ふちを巻いて滑らかに仕上げる
- 水の中に液体石鹸を入れるか，クリームかガーゼを患者に載せ，くっつくのを防ぐ
- メッシュ状で通気性がよいので，開放創に適している
- 耐久性がある――重ねると，酷使や荷重にも耐える
- 洗うのは少し難しい：水はしみ込まない

サンスプリント XR（Sansplint XR）
- 白
- 穴あきの形状もある
- かさばらない――軽い
- 中程度の硬度：補強が必要かもしれない
- 熱湯（65℃）または熱風で成形可能
- 温めると自己接着性がある
- とてもよく形づくることができる――大きく伸びて，扱いにくい曲線や輪郭にも適合する
- 複雑な手のスプリントに向いている
- 指紋が付きやすい
- ドレープとストレッチの程度が大きいので経験のないセラピストには適さない
- 洗える：水がしみ込まない

――Alison T Davis and Gabriele Rogers
　（菅尾　優・訳）

用語解説

■第1章　音楽家の概説
Tuttisten（一塊で）
☞Tuttiはイタリア語で全部の意味．総奏または全合奏と訳され，演奏に参加している全ての奏者または歌手が，同時に奏すること．

■第2章　音楽家の手と腕の痛み
頚肋
☞第7頚椎に付着する短い肋骨．胸郭出口症候群の原因のひとつ．胸郭出口症候群に対する保存的治療が無効な時に頚肋の切除術が行われる場合がある．

肩腱板損傷
☞棘上筋・棘下筋・小円筋・肩甲下筋の4つの筋の腱からなる腱板の損傷．原因に外傷と変性があり，棘上筋腱に起こることが多い．症状に肩関節痛と肩関節の可動域制限があり，治療に投薬とヒアルロン酸の注射などの保存的治療と腱板修復術などの手術の治療がある．

テニス肘
☞上腕骨外側上顆炎の別名．肘関節外側の上腕骨外側上顆に付着する前腕伸筋群の腱鞘帯付着部炎でテニス・プレーヤーに多いことからこの名がある．中年女性に多い．手関節背屈，指伸展時，上腕骨外側上顆に疼痛を生じる．消炎鎮痛薬の内服，外用，テニス肘用サポーター装用やストレッチ運動を行う．ステロイドの局所注射や難治性の場合に手術を行うこともある．

ゴルフ肘
☞上腕骨内側上顆炎の別名．上腕骨肘関節内側の上腕骨内側上顆に付着する前腕屈筋群の腱鞘帯付着部炎でゴルフ・プレーヤーに生じることからこの名がある．上腕骨外側上顆炎と同様の保存的治療を行う．

ドケルバン病
☞手関節狭窄性腱鞘炎のこと．短母指伸筋腱と長母指外転筋腱が通過する手関節背側にある伸筋腱鞘第1区画の腱鞘炎で，短母指伸筋腱の腱鞘炎が主である．症状は母指屈曲，外転橈骨茎状突起部の疼痛があり．症状に応じて消炎鎮痛薬の内服，外用，ステロイドの腱鞘内注射が行われ，難治性の場合に腱鞘切開の手術を行うこともある．

母指CM関節
☞CM関節とは手根中手関節のことで，carpometacarpal jointの頭文字をとってCM関節と略称する．母指CM関節は母指の付け根にある鞍状関節で，母指の多方向の自由で複雑な運動を可能にしている．母指CM関節の変形性関節症（母指CM関節症）は手を多用する人に好発する．

■第3章　インターフェイス
肘外偏角
☞肘関節伸展に伴い，前腕は上腕に対して外方へ偏位する．この外反角度を肘外偏角（carrying angle）と呼ぶ．

母指球筋
☞手掌における母指基部の隆起を母指球と呼び，これを形成する筋肉を母指球筋と呼ぶ．母指球筋は短母指外転筋，短母指屈筋，母指対立筋，母指内転筋で構成される．

MP 関節
☞ 中手指節関節のことで，metacaropophalangeal joint の頭文字をとって MP 関節と略称する．中手骨と基節骨の間の関節で，指の基部に位置する．

オクターブ
☞ 完全8度音程．2音間で振動数が1：2である音程で，極めてよく協和し，同音であるかのような印象を与える．鍵盤楽器におけるオクターブの演奏とは，たとえば「ド」のキーと，これより上または下の次の「ド」のキーを同時に打鍵することである．

ヴィブラート
☞「震えた」という意味で，音の高さの微々たる動揺のこと．弦楽器のヴィブラートは弦上の指の急速な振動によって得られる．声楽でもしばしば用いられる．

パッセージ
☞ 経過句とも言い，独立した楽想をなさず単に旋律音の間を急速に上行し下行する経過的な音符群．

フレーズ
☞ 楽句のこと．旋律線の自然な区分を言い，散文における節ないし分に相当するもの．

■第4章　誤用と使い過ぎ

反射性交感神経性ジストロフィー（RSD）
☞ Reflex sympathetic dystrophy の略．外傷の大小にかかわらず神経や軟部組織の外傷が通常の治癒過程をたどらない疾患．症状は原因と思われる外傷から予想される程度を超えた疼痛と運動障害であり，早期治療の時期を逃すと非常に難治性となり，障害のため失うものは大きい．近年，complex regional pain syndrome（CRPS）という名称も用いられる．

■第6章　手術の適応，計画，手技

ビエール（Bier）ブロック
☞ 四肢の手術のための静脈内局所麻酔法．1908年，Bier により初めて行われた手術部位が含まれる四肢で末梢静脈を確保し，エスマルヒ駆血帯にて同肢を阻血，空気止血帯にて中枢側駆血を確実にしてから，確保した静脈針からリドカインなどの局所麻酔薬を注入することにより，止血帯より末梢の麻酔効果を得る方法．

デュピュイトラン（Dupuytren）拘縮
☞ 手掌腱膜の結節形成と，それに続く瘢痕性収縮により手指の伸展障害を生じる疾患．1831年に Dupuytren が本症の正確な記載と手術による治療法を報告した．

手根中手こぶ（carpometacarpal boss）
☞ 第2・3CM 関節症．CM 関節（手根中手関節）に外傷や繰り返されるストレスが加わり関節症に陥り，第2・3CM 関節背側に特徴的な骨性隆起を認める．この骨性隆起を言う．

ばね指
☞ 弾発指．母指から小指の MP 関節掌側にある靭帯性腱鞘（A1-pulley）を屈筋腱が通過する際，何らかの機械的刺激により炎症を惹起し，疼痛を引き起こし，炎症が持続すると肥厚による腱鞘内腔の狭小化や腱滑膜の肥厚により屈筋腱の滑動性が障害され，ばね現象やロッキングを起こす疾患．

PIP 関節
☞ 近位指節間関節のことで，proximal interphalangeal joint の頭文字をとって PIP 関節と略称する．指の基節骨と中節骨との間に存在する関節．

Zone 2
☞ Zone とは Verdan による手指屈筋腱損傷部位の区分である．手の掌側を7つの Zone に分けたうち，Zone 2 は中手部の近位手掌皮線と遠位手掌皮線の尺側を結んだ直線から，指の基節全体と中節基部に至る部分である．この部位では浅指屈筋腱と深指屈筋腱の2本が走っており断裂した腱の修復は最も困難である．No man's land とも呼ぶ．

DIP関節
☞遠位指節間関節のことで，distal interphalangeal jointの頭文字をとってDIP関節と略称する．指の中節骨と末節骨の間に存在する関節．

ボタン穴変形
☞PIP関節高位における伸筋腱損傷により生じ，PIP関節は屈曲し，DIP関節は過伸展を呈する変形．変形の原因となる，左右に滑った側索の間から基節骨骨頭が顔を覗かせる様子が，ボタンの穴からボタンが出てくるように見えるためこう呼ばれている．

手首皮線
☞手首の掌側面に横走する2～3本の皺のこと．

ベネット（Bennett）骨折
☞第1中手骨基部の脱臼骨折．母指に長軸方向の軸圧がかかると，第1中手骨基部に剪断骨折を生じ，強靭な前斜走靭帯が付着する掌尺側の三角骨片は転位せずに第1中手骨が近位に脱臼する．第1中手骨橈側に停止する長母指外転筋腱とMP関節尺側種子骨に停止する内転筋により第1中手骨は内転，さらに近位へ転位する．

Eフラット
☞変ホ音のこと．

■第8章　デュピュイトラン拘縮

開放療法
☞デュピュイトラン拘縮に対する治療法として，McCashが1964年に提唱した治療法で，手掌に横切開を入れて腱膜切離を行い，創は開放のまま自然に閉鎖されるのを待つ方法．

Z形成術
☞瘢痕拘縮組織を伸ばす，あるいは緊張の方向を90°回すための形成外科手技．Z字形の中央の線を緊張や収縮の最も強い線に沿って作り，三角形の片を2つの両端の反対側まで持ち上げて置き換える．

■第9章　絞扼性神経障害

手根管
☞手掌近位中央，母指球と小指球との間にあるトンネルのことをこう呼ぶ．掌側には屈筋支帯，背側には，大・小菱形骨，有頭骨，有鉤骨の手根骨列に囲まれて構成されている．横手根靭帯がトンネルの天蓋をなす．この骨と靭帯に囲まれたトンネルの中を正中神経と屈筋腱群が走行する．

ギヨン管（Guyon canal）
☞有鉤骨と豆状骨との間にあるトンネルで，ここを尺骨神経と尺骨動脈が通過する．掌側手根靭帯がトンネルの天蓋をなす．尺骨管，尺骨神経管とも呼ぶ．

ダブル・クラッシュ（double crush）
☞1973年，Upton & McComasが提唱した．末梢神経幹レベルで2箇所以上の障害が加わると，個々の障害は軽微であっても増強された神経障害が発生する．1箇所の障害によって神経易損性が亢進するために発生する．double lesion neuropathyとも呼ぶ．

感覚異常（dysaesthesia）
☞自発的異常知覚．刺激に対して正常な知覚とは異なった知覚を生じる状態．刺激がないのに経験する異常な感覚．

感覚異常（paraesthesia）
☞しびれる，ちくちくする，やけるような感じがする，むずむずする，などの異常な皮膚感覚．

ティネル（様）徴候
☞ティネル徴候は末梢神経の損傷と再生を示す徴候で，障害部位を指先などで軽く叩くと，それより末梢に神経に沿ってビリビリした痛みが放散する．ティネル様徴候は絞扼性神経障害において絞扼点を軽く叩くと末梢に痛みが放散する徴候である．たとえば手根管症候群の場合，手根管で正中神経の絞扼が起こっているから，この部を叩くと指先へ放散する痛みがある．

内在筋
☞ 手の内に筋肉の起始と停止を有する比較的小さい筋群を示す．これらの筋群は指の機能的な位置を決定し制御すると共に，さらに微妙な協調運動を司っている．手内筋とも言う．

外在筋
☞ 前腕に筋腹を有する筋群．手外筋とも言う．

プーリー
☞ 靭帯性腱鞘の一部が肥厚した部分を言い，腱を正しい位置に保持するための機構である．

フローゼのアーケード（Frohse's arcade）
☞ 回外筋浅頭の線維性腱弓を示し，その深層を橈骨神経の深枝である後骨間神経が潜る．この部位における絞扼性神経障害を回外筋症候群と呼ぶ．

胸郭出口
☞ 胸郭の上方にあり，第1肋骨，鎖骨および周辺の筋群（前斜角筋，中斜角筋）により形成される部分を指す．この部位を腕神経叢および鎖骨下動脈が走行する．

■第10章　音楽家の外傷に対する特別な外科的治療

槌指
☞ 指の尖端の関節（DIP関節）の自動伸展ができずに屈曲位にある指の変形．マレット・フィンガー（mallet finger）とも呼ぶ．この変形は終止伸筋腱の断裂または終止伸筋腱の停止部における骨折に伴って起こる．終止伸筋腱の力が末節骨に及ばなくなるとDIP関節は深指屈筋の力によって屈曲し，この変形を呈する．

近位手根列背側回転型手根不安定症（DISI）
☞ DISIはdorsal intercalated segment instabilityの略称．手根不安定症のひとつで，舟状骨骨折や月状骨周囲の靭帯断裂が起こると，月状骨は掌側または背側に異常回転する．月状骨が背側に回転する場合を背側不安定型と呼ぶ．

SLAC
☞ scapholunate advanced collapseの略称．変形性手関節症の一型で1984年にWatsonらによって提唱された．原因は舟状骨骨折，舟状月状骨解離，橈骨遠位端関節内骨折などの外傷後，二次的に起こるものが大部分である．その進行パターンは，まず橈骨茎状突起の尖鋭化，次に橈骨舟状骨間の間接裂隙の狭小化，ついには有頭月状関節にも関節症変化をきたす．進行の程度によりstage I～IIIに分けられる．

■第11章　セラピストの役割

チューブグリップ（Tubigrip）
☞ チューブグリップとは英国の製品名で，圧迫を加えるための包帯．手袋状のものやサポーター状のものがある．

ライクラ指サック（Lycra finger stalls）
☞ ライクラというポリウレタン弾性素材で作られている指サック（finger stalls）．

コーバン包帯（Coban wrap）
☞ コーバンとは英国の製品名で，弾性包帯を利用した圧迫法．自着性があり，包帯どうしはよくくっつき合う．圧迫固定に適し，持続的な圧迫が可能となる．

ドレープ
☞ 温めると非常に柔らかくなり，手の上に置くと素材自体の重みで垂れるように形作ることのできる素材．

ガントレット・スプリント（gauntlet splint）
☞ ガントレットは防護用の手袋や篭手（こて）を意味し，手を包み込むように覆うが取り外しも可能な熱可塑性プラスチック・スプリントのこと．布の手袋を利用した「グローブ・スプリント」とは区別される．

治療用パテ
☞ セラプラストなどのような，スプリントや自助具の成形に使う粘土状の特殊な素材．

固有受容覚性神経筋促通法（proprioceptive neuromuscular facilitation：PNF）
☞ 生体組織を動かすことによって人体に存在する感覚受容器を刺激し，神経・筋などの働きを高め，身体機能を向上

させる方法．熟練したセラピストによって正しい刺激と操作を加え，正常な生体反応を引き出す治療法．

等尺性収縮（アイソメトリック，isometric）
☞静止姿勢を保ち関節位置を動かさずに筋を意識的に収縮させること．

等張性収縮（アイソトニック，isotonic）
☞負荷が一定に保たれたまま筋の張力は変化させずに伸び縮みさせること．たとえば鉄アレイを手に持ち一定の力を入れたままゆっくりと肘を曲げたり伸ばしたりする運動のこと．

■第12章　特異的な外科的疾患

FPL
☞長母指屈筋（flexor pollicis longus）．橈骨中央1/2部掌面および骨間膜の一部より起始し，母指末節骨掌側面に停止する．

FDP II
☞深指屈筋腱（flexor digitorum profundus）は尺骨近位2/3部の尺側面，掌側面および骨間膜の掌側面から起始し，前腕遠位端に至って4つの腱に分かれ，示指，中指，環指，小指の末節骨の掌面全体に停止するが，その中で示指に行く腱をFDP IIと呼んでいる．

FDS
☞浅指屈筋（flexor digitorum superfucialis）は前腕掌側全体を筋腹で覆い，尺骨と橈骨頭から起始し，深指屈筋腱と交叉して，示指，中指，環指，小指の中節骨に停止する．

指背腱膜腱帽（expansion hood, extensor hood）
☞骨間筋腱の背側から出て，指背の中央に位置する指伸筋腱に停止する腱膜で，MP関節の側面から背面を覆う．矢状索（sagittal band）と共に指伸筋腱を指背中央で固定し，同時に骨間筋腱が掌側にずり落ちないように保持している．

■第13章　楽器のインターフェースの調整

Bフラット
☞変ロ音のこと．

メジャー・コード
☞長音階のこと．

マイナー・コード
☞短音階のこと．

ドミナント・コード
☞属和音のこと．主和音，下属和音とともに和声上最も重要な構成和音のひとつで，属音（主音に次いで重要な，調を支配する音）の機能をもつ和音を指す．

ディミニッシュ・コード
☞減和音のこと．2音のうち上の音が半音下げられるか下の音が半音上げられるかして，2音の幅が半音狭くなったものを減音程と言い，減音程を含む和音が減和音である．

五度圏
☞ある音から上方または下方に完全5度ずつとってゆくと，12音全部を一巡する．これを円形に書き表したもの．

フロッグ（Frog）
☞ヴァイオリンの糸受け（指板の上に取り付けた細長い枕），もしくは毛留め（弓の下端で毛の張り具合を調節するネジ）のこと．

■第14章　ジストニア

幻肢痛
☞切断後に失われた四肢があるように感じることを幻肢と言い，疼痛を伴う場合に幻肢痛と言う．

プラッキング
☞弦楽器の弦を指先で弾いて演奏すること．
アルペジオ
☞分散和音とも言い，和音構成音が同時ではなく順次に弾かれる和音．
ブロークン・オクターブ
☞分散オクターブのことで，1オクターブ離れた2音を同時ではなく順次に弾くこと．
ダブル・ストップ
☞弦楽器または鍵盤楽器で，同時に多くの音を奏すること．
アンブシュール
☞管楽器を吹く際の唇のつくり方のこと．
シークエンス
☞音の連続のこと．

■第15章　音楽家の気質
プルト
☞ドイツ語で譜面台のことでデスクと同じ意味．転じて，同じ譜面のパート譜を見る仲間の意味で使われる．

■第16章　演奏心理学と音楽家の手
アレクサンダー・テクニック
☞FM Alexanderを創始者とする体全体の調整法，健康法の理論．身体の使い方の調整により緊張のない心身の調和を図るもの．身体の解剖生理学に基づいた意識づけ（ボディ・マッピング）とともに語られることが多い．
フェルデンクライス・テクニック
☞M Feldenkreisを創始者とする方法．動きによる気づきを促すグループ・レッスンと機能的統合を促す個人レッスンからなる．発達段階で培われた身体運動のパターン化された無駄や無理を見直し，緩やかで単純な動きによって「動きと感覚」への注意を導き，機能的で不必要な緊張のない動き方を学んでいくというもの．
オステオパス（osteopath）
☞疾病を患部の局所的な問題のみと考えず，身体のさまざまな箇所のゆがみや制限が関連し合って起こると理解する．そのゆがみや制限を解きほぐすことで人間がもつ自然治癒力を回復させる治療法．
タブ譜
☞五線譜によらない，数字，アルファベットなどで記された楽譜のことで，ギター演奏などに使用される．
コード
☞和音のこと．

監訳者あとがき

　本書は1998年に初版が刊行された『The Musician's Hand：A Clinical Guide』の日本語訳である．編者のDr. WinspurとDr. Wynn Parryはともにロンドンの Devonshire 病院に勤務する医師であり，Dr. Winspurは手の外科クリニックで，Dr. Wynn Parryはリハビリテーション部で診療している．この2人は早くから"音楽家の手"の治療に取り組んでおり，その成果が本書に結実している．

　執筆者には編者以外にDr. Tubiana, Dr. Amadioといった手の外科の大家や，Mr. Williamsのような世界的な演奏家が並んでいるが，医学的な内容の大半は編者の2人の医師によって直接書かれており，このことは"音楽家の手"という新しい分野への，彼らの並々ならぬ意欲を示している．

　音楽家は楽器演奏において高度な巧緻性を要求されるために，その手の障害と治療には専門的な知識と技術が必要である．この考えは実は19世紀後半に既に，欧州の医師によって提唱されたが，残念ながら20世紀に入ると医学界では忘れ去られた．むしろ音楽教師が医学を学んで手と演奏の問題に取り組んでおり，特にピアノ奏法理論の分野で生理学や解剖学を導入した著作が出版されている．この背景について，「まえがき」では，医師が音楽家の障害を精神的なものとして無視しただけでなく，音楽家も自らのキャリアを傷つけぬために障害について話したがらなかった事実が述べられている．

　1980年代になって，ようやく欧米の医師達によりこの特殊な分野が再認識され，以来整形外科，神経内科，リハビリテーション医学などの医療従事者が"音楽家の手"を含む芸術家の医療問題について議論するに至った．米国のPerforming Arts Medicine Associationや欧州のEuropean Congress on Musician's Medicine等の専門学会が設立され，前者はMedical Problems of Performing Artistsという学会誌も刊行している．

　最近，我が国においても音楽家の医学が注目され始めている．2004年には初めて「日本演奏家医学シンポジウム」が開催され，この事実は国内誌（日本醫事新報，No.4197：29, 2004）だけでなく，海外誌（Medical Problems of Performing Artists, 19：173, 2004）でも紹介された．このシンポジウムには整形外科医だけでなく，声楽家を診療する耳鼻咽喉科医や，管楽器奏者の障害に取り組む歯科医も参加して討議が行われ，さらには音楽家の生活保障にまで議論が及んだ．

　本書が今後の日本における音楽家医学の発展に貢献することを期待したい．

　我々はこの翻訳を数年前から企画していたが，今回の刊行にあたって協同医書出版社取締役編集部長の中村三夫氏をはじめ多くの方々の御協力を頂いた．『The Musician's Hand：A Clinical Guide』の翻訳は同社の理解と協力がなければ実現しなかったものであり心から御礼を申し上げたい．また，このきっかけを作られた菅生優先生（第11, 18章の翻訳を担当）にも御礼申し上げる．

2006年4月19日
監訳者　酒井直隆，根本孝一

索 引

（太字ページ番号は「用語解説」中にも解説あり）

[ア]

悪性腫瘍 66
顎当て 15, 21
アコーディオン 154
アドソン（Adson）テスト 95
アルコール 187
　——依存 8
アレクサンダー（Alexander）テクニック 8, 20, 27, 34, 127, **204**
意識的抑制 18, 19
インピンジメント症候群 138
ヴァーチャル楽器 155-156
ヴィブラート 21, **200**
ウォーミング・アップ 23, 156
うつ 8, 9, 189
エーラース・ダンロス（Ehlers-Danlos）症候群 70
遠位指節間関節（DIP 関節） 23, 49, 50, 55, 60, 114, 129, 130, **201**
[演奏者]
　ヴァイオリン奏者 1-3, 5, 9-11, 13, 15-22, 43, 55-60, 63-66, 67-69, 86, 87, 90, 96, 113-116, 128-130, 141, 142, 161-164, 174, 129
　ヴィオラ奏者 9, 20, 42, 43, 49, 50, 92, 128-130, 150, 162, 174
　オーボエ奏者 11, 45, 150, 160, 162
　ギター奏者 22-25, 43, 60, 68, 78, 88-90, 117-119, 143, 152, 153, 159, 160, 162, 163
　金管楽器奏者（コルネット奏者，サキソフォン奏者，トロンボーン奏者，ホルン奏者も見よ） 5, 67, 78, 96, 160, 168, 174-191, 192, 194
　クラリネット奏者 11, 47, 56-58, 101, 149, 164
　弦楽器奏者（ヴァイオリン奏者，ヴィオラ奏者，ギター奏者，チェロ奏者，ハープ奏者，バンジョー奏者，ベース奏者も見よ） 2, 3, 5, 7, 49, 50, 58-60, 68, 69, 79, 80, 161-164, 167, 168, 174
　鍵盤楽器奏者（ピアノ奏者も見よ） 5, 11, 62, 90, 154, 159-164
　コルネット奏者 194
　サキソフォン奏者 104, 160, 162
　チェロ奏者 5, 9, 11, 13, 24, 25, 58, 61, 96, 149, 159-163, 174
　ドラム奏者（打楽器奏者） 10, 45, 67, 162, 175
　トロンボーン奏者 78, 162
　ハープ奏者 13
　バグパイプ奏者 44-46, 75, 76, 105-108
　バンジョー奏者 160, 174
　ピアノ奏者 8, 9, 11, 13, 26-31, 43, 67, 67, 78-80, 91, 92, 108-113, 130, 144, 154, 159-164, 174
　ファゴット奏者 13, 43, 49, 54, 78-80, 162
　フルート奏者 14, 15, 144, 150, 151, 160
　ベース奏者 149, 162, 174
　ホルン奏者 160, 174, 191
　木管楽器奏者（オーボエ奏者，クラリネット奏者，バグパイプ奏者，ファゴット奏者，フルート奏者も見よ） 5, 11, 14, 15, 42, 43, 46-51, 55-60, 78, 105-107, 123-125, 129, 143, 144, 149, 160, 174
演奏心理学 173
　——者 176-178, 185
演奏不安 179
円背 135, 138
黄色腫（巨細胞腫を見よ）
オーケストラ 1
　——奏者 21
　——のストレス 1-3, 5-8, 34, 179-184
　——ボックス 2
オクターブ 11, **200**
音楽科学生 5-9, 14, 26, 33-36
音色づくり 18
温熱療法 123

[カ]

外傷 99-104, 127-130
　精神的—— 179
回内筋症候群 88
開放創 99-104, 113-116
カウンセリング 34, 170, 171
肩当て 15
肩の内旋制限 13
楽器支持用の支柱 150
滑膜炎 55, 56, 124
過度可動性 10, 127

――症候群　6, 70
――症候群のスコア・システム　71
カフェイン　189
亀背　134
感覚異常（dysaesthesia）　85, 87, 91, 94, **201**
感覚異常（paraesthesia）　85, 87, 90, 94, **201**
ガングリオン　8, 42, 66, 133
　滑膜性――　141
　屈筋腱鞘――　42, 67, 68
　手関節――　67
　不顕性――　144
関節炎　6
関節可動性　125
関節形成術　58, 60
関節拘縮　36
関節固定術　50, 51, 56-60, 111-116
関節内骨折　102-104
関節捻挫　127
関節リウマチ　53, 55
環椎後頭関節　135
完璧主義　178
義肢　191
　延長――　192
　装飾――　192
帰属エラー　181
拮抗筋群　127
胸郭出口症候群　8, 39, 53, 83, 94
鏡像効果　160
協調運動障害　159, 163
胸椎　61, 137, 138
巨細胞腫　66, 68
ギルラ（Gilula）線　110
近位指節間関節（PIP 関節）　23, 44, 49, 99, 124, **200**
　――の急性外傷　128
緊張の緩和　10, 11, 16, 18, 21, 22
筋電図（EMG）　85
筋の緊張と弛緩　18
筋力テスト　134
クーリング・ダウン　23

屈筋腱腱鞘炎　64, 88, 90
屈筋腱損傷　113-116
屈筋腱の破格　141
グラウンディング（grounding）　20
グリンダ（Grindea）テクニック　29
頚椎神経根症　39
頚椎捻挫　25
頚部脊椎症　8, 53
痙攣（ジストニアを見よ）
頚肋　8, 13, 53, **199**
外科的手技　50, 51
外科的評価　37-40
腱炎　63-66
腱間結合　143, 144
肩腱板　60
　――損傷　8, 14, **199**
腱交叉症候群　64
肩甲上腕リズム　14, 138
腱鞘炎　6, 8
腱鞘滑膜炎　63
腱の異常　141-145
腱膜切除術　76
抗うつ薬　9
拘縮解離　80
甲状腺疾患　8
咬創　117-120, 118, 119
絞扼性神経障害　6, 43, 83
コード　11
骨関節症　55-60
五度圏　154, **203**
ゴルフ肘　8, 63, **199**
固有感覚　135, 139
　――フィードバック　139
固有受容覚性神経筋促通手技（PNF）　126, **202**
誤用　126
　――使い過ぎ症候群　162, 176
コンタクト・スポーツ　23
コンピュータ　147

[サ]

再教育　163
　感覚――　126
　体幹の姿勢の――　139
　骨盤の姿勢の――　139
サポーター　11
サム・セイバー（thumb saver）　150
サム・ポスト（thumb post）　124
サロード（sarod）　10
指揮者　2, 3, 7, 61
ジグザグ切開　44, 46, 77
試験切開　44
自己イメージ　182
自己接着性プラスチック　124
ジストニア　6, 24, 39, 159, 175
　――の重症度分類　162, 163
姿勢アライメント　135
指節間関節（IP 関節）　21, 47, 58-61, 68, 101, 102, 128-130
指節骨折　102
指尖　100
　――切断　100
自動運動　123
自動制御　18, 19
司法心理学　176
社会的不安　180
尺側手根屈筋腱　91, 92
シャドウ・プレイ（shadow play）　122
舟状月状骨解離　111, 112
舟状月状骨靭帯損傷　108-113
手根管開放術　44, 51, 132
手根管症候群　8, 38, 43, 83, 86, 87-91
手根骨間解離　51
手根中手関節（CM 関節）　55, 124
　――症　58, **199**
　母指 CM 関節症　8, 58, 148
手根中手こぶ　42, 69, **200**
手術計画　44-50

手術適応　37, 38, 41-44
腫脹　66
絨毛結節性滑膜炎　68
上肢の痛み症候群　6, 33-36, 176-178
上腕関節運動　138
上腕骨外側上顆炎　61
植皮術　117-122, 130, 131
書痙　159, 162
伸筋腱亜脱臼　144
伸筋腱異常　143, 144
神経緊張テスト　135
神経血管関門　84
神経原性筋萎縮　13
神経伝導速度　85
心内不安　181
スチール・ギター　152
　　ペダル――　152
ステロイド関節内注射　55, 56, 58, 62, 65
ストラップ　11, 54
ストレス因子　182
ストレッチ　127, 133
スパン（span）　130
スプリント　123-125
　　――治療　123
　　外的支持――　123, 133
　　ガントレット（gauntlet）――　125
　　機能的――　125
　　静的伸展――　129, 131
　　静的――　129
　　動的屈曲――　129
　　動的――　129
　　筆記補助用――　127
　　保護――　124, 128
スポーツ心理学　167
SLAC　110, **202**
スワンネック変形　58, 144
精神的ストレス　174
正中神経圧迫　149, 150
脊柱後弯　10, 14
脊柱側弯　10, 14, 134
切断　100, 105, 106, 191

線維筋痛症　6
喘息　188
先天異常　191-195
先天性片麻痺　10, 14
先天性欠損　191
前腕の回内制限　13
早期リハビリテーション　38
Zone 2　46, 100, **200**
Zone 1　100
側索　128
即興演奏　155, 156
ソニック・モチベーター（Sonic Motivator）　155

[タ]

太極拳　27
大脳基底核　161
タップ・ダンス　155
タブラ（tabla）　10
ダブル・クラッシュ（double crush）　85, **201**
ダブル・ストップ　116, **204**
短橈側手根伸筋腱（ECRB）　61
チャンター（chanter）　44, 108
中手骨骨折　102
中手指節関節（MP関節）　21, 23, 105, 122, **200**
肘部管症候群　38, 43, 83, 86, 91, 92
虫様筋　127
重複神経障害（double lesion neuropathy）　85, **201**
治療用パテ　126
鎮静薬　187
使い勝手　147
使い過ぎ症候群　6, 176
槌指　101, **202**
ティネル（Tinel）（様）徴候　86, 91, **201**
手関節の骨折　102, 108-113
手首皮線　44, **201**
テニス肘　8, 43, 61, 93, **199**
手の変形　191-195

手への足指移植　105, 106
デュプュイトラン（Dupuytren）拘縮　42, 43, 45, 50, 75, **200**
　　――解離術　47, 77, 130
　　――の再発　78
デュプュイトラン素因　75, 78
テリー・トーマス（Terry Thomas）徴候　109
電気生理学的検査　39, 85
電子キーボード　154
ドイツ式弓　149
凍結肩　8
橈骨神経管症候群　43, 62, 63, 92
等尺性収縮運動（アイソメトリック isometric 運動）　125, **203**
等張性収縮運動（アイソトニック isotonic 運動）　125, **203**
疼痛性瘢痕　46, 48
糖尿病　8
ドケルバン（DeQuervain）病　8, 63, 64, 66, **199**
トリガー・ポイント（triger point）　126

[ナ]

内在筋　127, **202**
内視鏡手術　50
内軟骨腫　67
認知行動療法　170, 178
熱可塑性プラスチック　124, 131, 197
　　――スプリント素材　197
ノーマンズランド（no man's land）　114
ノック・オン（knock on）効果　113
ノンコンタクト・スポーツ　127

[ハ]

バーチャル楽器　155
ハーネス　11, 54
バイオフィードバック

(biofeedback) 151, 153
廃用性萎縮 36
パチーニ小体腫瘍 96
ばね指 8, 43, 64, 126, **200**
パラレル・ミュージカル・インターフェイス（parallel musical interface) 151
鍼治療 127
反射性交感神経性ジストロフィー（RSD）36, **200**
ハンドセラピスト 121
反復過労傷害（RSI）6, 176
反復性滑膜炎 51
ビエール（Bier）ブロック 50, **200**
肘外偏角 13, **199**
肘関節鏡 51
皮脂嚢腫 67
皮膚切開 44, 45
貧血 8
ファーレン（Phalen）テスト 87, 88, 90
不安 6, 7, 168-171, 179-185, 187-189
フィットネス 14, 34
フィボナッチ（Fibonacci）の数列 148
フィンケルシュタイン（Finkelstein）テスト 64
プーリー 114
フェルデンクライス（Feldenkreis）テクニック 8, 27, 34, 127, 161, **204**
フォーカル・ジストニア 4, 41, 43
フォルティッシモ 11
浮腫 123
舞台恐怖症 6, 168
　――の臨床像 169, 179
不良姿勢 134

フローゼ（Frohse）のアーケード 93, **202**
フロッグ（Frog）150, **203**
分娩麻痺 14
ベータ遮断薬 61, 118, 119, 121, 170, 171, 187
ベネット（Bennett）骨折 51, 99, 102, **201**
ヘバーデン（Heberden）結節 55, 56
ペレグレーナ（Pellegrina）149
変形性関節症 56-60
ボウイング（bowing）テクニック 18, 139
ボウラー（bowler）母指 96
ポータブル・デジタル・サンプラー（portable disital sampler) 156
ボーペップ・サム・サポート（Bopep thumb support）14
母指球筋 13, **199**
母指再建術 105-108
ボタン穴変形 49, 50, 101, 128, 130, **201**
ポップ音楽家 3
ボツリヌス毒素 162, 164

[マ]

麻酔 50
　局所―― 50
　静脈内―― 50
マッサージ 123
　瘢痕―― 123, 131, 133
慢性疼痛症候群 33
慢性有痛性滑膜炎 124
ミュージカル・インストルメント・デジタル・インターフェイス（musical instrument digital interface）151, 154

無形成 191-194
メンタル・リハーサル 19
モイスト・ヒート・パック（moist heat packs）123
燃えつき 182-184
モビライゼーション（mobilization）135, 137

[ヤ]

夜間スプリント 132
指神経圧迫 96
指伸展機構 128
ヨガ 27, 127

[ラ]

ラディカル・タップ（Radical Tap）155
理学所見 134
理学療法 121-139
　――士 8
リコーダー 149
リラクゼーション（relaxation）137
リンバーグ・コムストック（Linburg-Comstock）症候群 141
リンパ腫 67
冷水浴（氷による）123
ロッキング（locking）51
ロック音楽家 3

[ワ]

ワルテンブルク（Wartenburg）症候群 92
腕神経叢 94

音楽家の手：臨床ガイド　　　　　　　　　　　　　　　　　定価はカバーに表示
2006年4月19日　第1刷発行

著　者	Ian Winspur
	Christopher B Wynn Parry
監訳者	酒井直隆・根本孝一
発行者	木下　攝
印　刷	株式会社三秀舎
製本所	永瀬製本所
DTP	Kyodoisho DTP Station
発行所	株式会社協同医書出版社
	〒113-0033　東京都文京区本郷 3-21-10
	電話 03-3818-2361　ファックス 03-3818-2368
	郵便振替 00160-1-148631
	http://www.kyodo-isho.co.jp/　E-mail：kyodo-ed@fd5.so-net.ne.jp
	ISBN4-7639-0034-X

JCLS 〈(株)日本著作出版権管理システム委託出版物〉
本書の無断複写は著作権法上での例外を除き禁じられています．複写される場合は，そのつど事前に
(株)日本著作出版権管理システム (電話 03-3817-5670, FAX 03-3815-8199) の許諾を得てください．